JN203837

Embodied-Brain Systems Science and Rehabilitation Medicine

身体性システムと リハビリテーションの科学

1 運動制御 Motor Control

太田 順
内藤栄一 ── 編
芳賀信彦

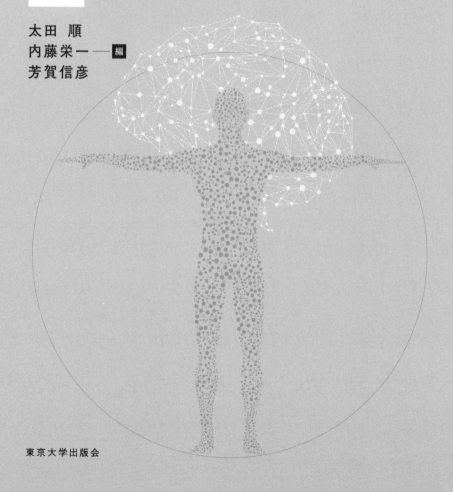

東京大学出版会

Embodied-Brain Systems Science and Rehabilitation Medicine
— Motor Control
Jun OTA, Eiichi NAITO and Nobuhiko HAGA, Editors
University of Tokyo Press, 2018
ISBN978-4-13-064401-3

本シリーズ発刊に寄せて

　本シリーズは，脳と身体の関わりについて，システム工学的な方法論を用いて，リハビリテーションを対象として考えよう，という趣旨で刊行された．このテーマは，今日迎えている超高齢社会において非常に重要なトピックであり，さまざまな議論がなされているものの，これまでそれに 100% 適合した学問分野がなかった．このような問題意識より，文部科学省新学術領域研究「脳内身体表現の変容機構の理解と制御（略称：身体性システム）」が 2014 年から 5 年計画で発足し，脳科学，リハビリテーション医学，システム工学という 3 つの分野の研究者が緊密なタッグを組んで「身体性システム科学」なる学問体系の確立を目指して研究を遂行している．本書は，その領域の成果の 1 つの集大成となる書籍である．ここでは，各執筆者が，各々の学問分野をベースとして，全体として共通して進む方向性を意識しつつ，執筆している．本書は脳科学，リハビリテーション医学，工学の学際領域に興味がある大学生以上の読者をターゲットとしている．

　人の運動は，自身の（自身が認知している）身体を，うまく動かす（適切に運動制御する）ことで成り立つ．そのような観点から，本シリーズは 2 巻構成をとっており，1 巻が運動制御（脳を使って身体をうまく動かすしくみ）について，2 巻が身体認知（自身と自身の身体を認知するしくみ）について扱っている．また，本シリーズは，全体像，理論的基礎，応用事例というトップダウンな記述を目指している．まず 1 巻の序で，1，2 巻に共通した内容である「身体性システム科学」に関する概要を述べている．1，2 巻とも，前半の第 I 部（第 1〜4 章）で理論的な背景（概論，脳科学，システム工学におけるモデル）と重要トピック（1 巻では歩行・姿勢制御，2 巻ではマーカー＝脳内で身体を表す信号）について議論している．後半の第 II 部（第 5〜7 章）では，応用編として，I 部で扱った内容の応用事例（1 巻では，先天性無痛症，脳損傷，局所性ジストニアの 3 つ．2 巻では VR・クラウドリハ

ビリシステム，運動観察リハビリテーション，身体失認・失行症のリハビリテーションの3つ）について説明している．

　本書は，リハビリテーションの具体的な方策についても触れているが，それ以上に，リハビリテーションや脳・身体相互作用に関する新しい考え方を述べたものである．領域が始まってまだ5年足らずであり，まだまだ発展途上の研究分野であるが，本書の著者全員がこの分野の重要性を確信している．当該シリーズの内容について，広く読者の方々からさまざまなご批判をいただけると幸いである．

2018 年 10 月

太田　順（編者を代表して）

はじめに

　人の身体は，約200の骨，数百を超える骨格筋，無数の感覚受容器で構築されている．人は，かくも複雑な身体を，100億を超える細胞から成る脳により制御し，さまざまな環境下で，立つ，座る，歩く，走る，等の運動を実現している．人が健康なときには，このような運動をいとも簡単に実現しているように思え，なかなかその困難さがわからない．しかしながら，ひとたび病気や怪我等で脳や身体に不具合が起きると，時にはそのような運動がおぼつかなくなり，改めて，いかに健康な人が精緻な運動制御を行っているかがわかるのである．さらに，人は一度脳や身体に不具合が生じた場合でも，適切なリハビリテーションにより，失われた運動制御機能を取り戻すことができる．1回数十分程度のリハビリテーションの繰り返しにより，数週間〜数か月後に運動機能が回復するが，これは，人が有する適応機能のなせる業といえよう．

　本書は，上記のメカニズム，すなわち，身体性システム科学の運動制御的側面について現在までにわかったこと，現在取り組んでいることをまとめたものである．

　まず序論では太田が，身体性システム科学全般についての説明を行う．その概念，進むべき方向性，適用対象等について述べる．これは，1，2巻に共通する事項である．

　次に第Ⅰ部で，運動制御とリハビリテーションの理論について述べる．

　第1章では，芳賀が，運動制御の概要について述べる．具体的には運動における感覚の役割やそれが障害されたときの運動異常について述べる．

　第2章では，内藤，関が脳科学的側面から運動制御について述べる．運動制御時の，体性感覚等の感覚系や脳内の処理について述べる．

　第3章では，井澤，舩戸が，運動制御時の数理モデルについて述べる．筋シナジーの概念，学習理論等，モデル的側面につき説明する．

　第4章では，高草木，千葉，青井が，運動制御でも特に重要なトピックで

ある歩行・姿勢制御について述べる．具体的にはその際の脳神経機構，モデル化について議論する．

第Ⅱ部では，第Ⅰ部の内容を踏まえた応用事例を扱っている．

第5章では，四津，大脇，舩戸が，先天性無痛症という疾患についての説明と，身体性システム科学的観点からのサポート方法について述べる．

第6章では，村田，肥後，井澤が，脳損傷後の行動と，その時に神経機構がどのようになっているか述べる．

第7章では，花川，古屋，濱田が，局所性ジストニアとその内容，更にはリハビリテーション応用について説明する．

本書は，運動制御とリハビリテーションについて，リハビリテーション医学，脳科学，システム工学の研究者が，各々の立場から多様な視点で書いたものである．本書の内容が，読者の運動制御・リハビリテーションのメカニズムの理解につながれば幸いである．

最後に，この書籍を作り上げる上で多大なる貢献をいただいた著者の方々，身体性システム科学の関係者の方々，本書の企画，編集，校正等々をしていただいた方々に心より御礼申し上げる．

2018 年 10 月

太田　順，内藤栄一，芳賀信彦

目　次

序章 身体性システム科学とは

1 はじめに

　本章では，身体と脳の長期的な関係を扱う新しい学問体系である，身体性システム科学の背景と学問的な構造，アプリケーション，期待される効果等について述べる．

1.1 背景

　超高齢社会を迎えた日本では，さまざまな疾患の患者が多数存在している．運動器疾患としては，身体の障害により移動能力が低下しているロコモティブシンドローム患者数が700万人に達しており（星野，2012），予備軍まで含むと4700万人存在するという調査結果もある（Yoshimura *et al.*, 2009）．一方，脳卒中の総患者数は約120万人に及んでいる（厚生労働省，2014）．言うまでもなく，これらの患者の生活向上のためにはリハビリテーションが必要である．これら2つの疾患は，身体と脳という異なる部位の疾患であり，一見関係が薄くみえるが，我々は，リハビリテーション成功のための共通のカギがあると考えている．

1.2 脳内身体表現

　そのカギとは，「脳内身体表現」である．この脳内身体表現とは我々が提案している用語の1つであるが，脳内における身体の表現，脳の中の身体を表象する脳内神経活動の実体を意味しており，古くから提唱されている身体図式や身体像の概念をも包括する．これについて図1を用いて説明する．我々人間は感覚器を介した感覚情報（視覚情報や体性感覚［皮膚感覚や固有

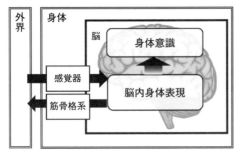

（a）構成図

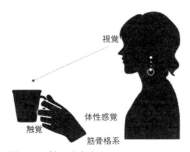

（b）カップをつかむ人　　　　　　　　　　　　　　**図1**　脳内身体表現と身体意識

受容器］情報など）により外界をとらえ，筋骨格系により外界にアクセスする（図1(a)）．ここで例として，腕を伸ばして近くのテーブルの上に置いてあるカップを取る動作を挙げる．このとき人間は，カップを見て（視覚情報の利用），腕を伸ばし（体性感覚情報や筋骨格系の利用），カップをつかみ（視覚，触覚，体性感覚情報や筋骨格系の利用．図1(b)），手元に持ってくる（体性感覚情報や筋骨格系の利用）という過程を踏むことになる．その実行のためには，自身の身体がどのような寸法であり，実行時にどのような姿勢をとっているかを自身の脳が何らかの形で「知っている」必要がある．これが脳内身体表現である．このような意味から，脳内身体表現は，運動生成時に感覚器からの情報に基づき筋骨格系への指令値を決定するために用いられる．また，これは，刻一刻の感覚器からの感覚情報や筋骨格系からの運動情報により更新される．

　話をさらに進めよう．この脳内身体表現から，自己身体に関する意識——

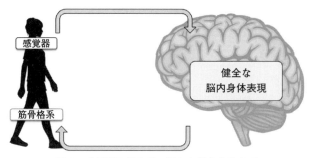

図2　感覚器筋骨格系の働きと脳内身体表現

身体意識——が生じる．この身体意識は，自身の身体が自分のものであるという身体保持感と，ある動作をしている主体が自分であるという運動主体感から構成される．図1(b) の例でいえば，図中の人が，カップをつかんでいる手は自身のものであるという意識が身体保持感であり，手や腕を動かしてカップを取りにいっているのが自分であるという意識が運動主体感である．この身体意識は感覚情報からの運動生成に大きな影響を及ぼす．リハビリテーションの観点からも，動作中の身体意識の所在はその効果に大きな影響を及ぼす（須藤他，2016）．

　図2に示すように，健全な身体では，脳内身体表現も健全であり，身体と脳の間の健全な情報の流れが運動を可能にしていると考える．しかし，先ほど述べたロコモティブシンドローム等，運動器疾患を有する患者では，身体と脳との間の健全な情報の流れが不全になり，脳内身体表現が機能不全に陥ると考えられる（図3(a)）．また，逆に脳卒中等の脳障害の患者では，脳内身体表現の不全が，情報の流れに伝播し，ひいては運動機能が不全になると考えられる（図3(b)）．このことは，身体が変われば脳が変わり，脳が変われば身体が変わることを意味する．

　我々は，リハビリテーションというものを，脳内身体表現に介入し正常化する（図4）という視点から考えている．この視点に立つと，ロコモティブシンドロームと脳卒中には共通性があると考えられる．加えて，リハビリテーション成功のためには，良好な脳内身体表現を長期間保つために必須となる脳内身体表現の変容メカニズムの解明が重要となる．これについては3.2項で詳細に議論する．

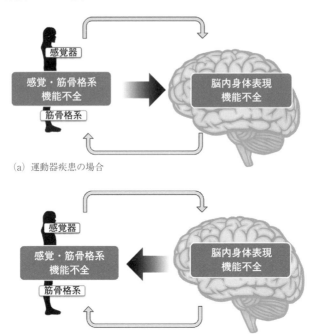

（a）運動器疾患の場合

（b）脳血管障害等の場合

図3　感覚器・筋骨格系の障害と脳内身体表現の不全

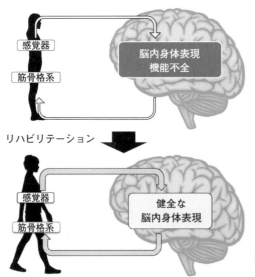

図4　脳内身体表現に介入し正常
　　　化するリハビリテーション

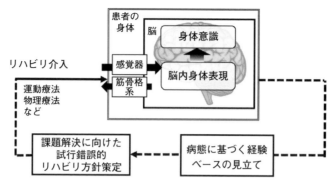

図 5　現状におけるリハビリテーション介入計画立案プロセス

2　新しいリハビリテーションと身体性システム科学

　本節では，まず従来のリハビリテーション手法を，次に脳内身体表現に着目した新しいリハビリテーション方策（モデルベーストリハビリテーション）を述べる．その後，モデルベーストリハビリテーションを確立するために必要となる学問体系（身体性システム科学）について議論することとする．

2.1　リハビリテーションの現状

　現状でのリハビリテーション手法として，運動療法，物理療法等，さまざまな介入法が提案されている（金田，2013）．リハビリテーション介入計画を立案するプロセスを図 5 に示す．治療者は患者の病態に基づきリハビリテーション方針を策定し，到達目標達成に向けて介入計画を立てる．この際，治療者の経験に基づいた見立てにより，計画が試行錯誤的に行われている側面が存在する．すなわち，各介入法の選択基準や治療メカニズムが必ずしも明確にはなっていない問題が残されている．

2.2　モデルベーストリハビリテーション——新しいリハビリテーション

　この問題に対して，我々はモデルベーストリハビリテーションと呼ぶ新しい方法を提案している．図 6 にモデルベーストリハビリテーションに基づくリハビリテーション介入計画立案プロセスを示す．患者の状態を判断するた

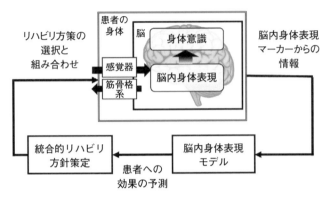

図6　モデルベーストリハビリテーションにおけるリハビリテーショ
　　　ン介入計画立案プロセス

めに，脳内身体表現の変容状態を定量的に表す生理的指標である「脳内身体
表現マーカー」を選定する．その情報を用いて脳内身体表現モデルを用いる
ことで，現状での患者の内部状態（患者が現在どのような状態で，リハビリ
テーションがどの程度進んでいるか）を推定する．これにより，患者の将来的
な状態の予測が可能となる．そしてそれらの情報を用いて統合的リハビリテ
ーション方針の策定を行う．技術的なポイントは，脳内身体表現マーカーの
選定，脳内身体表現モデルの構築，モデルに基づくリハビリテーション方針
策定の3つとなる．
　身体性システム科学との関連研究分野，関連プロジェクトについて述べて
おく．スイスを中心としたヨーロッパで，認知ロボティクスや神経科学など
の研究者がニューロリハビリテーションを対象とした学際研究を遂行してき
ており（MIMICS プロジェクト）（MIMICS, 2010），これは現在では Human
Brain Project（HBP）（Human Brain, 2017）の一部として展開されている．
また米国では University of Washington を中心に NSF の Engineering Re-
search Center の1つとして The Center for Sensorimotor Neural Engineer-
ing が作られている（CSNE, 2017）．これらのプロジェクトでは，VR（Vir-
tual Reality, 仮想現実感）システムや運動機能支援ロボットなどを積極的に
現場に導入するリハビリテーションを目指している．また，リハビリテーシ
ョンを計算的に扱うコンピュテーショナル・ニューロリハビリテーション

(computational neurorehabilitation) を提唱している研究グループも存在している（Reinkensmeyer, 2016）．このように当該の関連分野は，世界レベルでの人口高齢化に伴いニーズが増大している背景のもとで，興味を集めている．リハビリテーション応用の観点からの身体性システム科学の特徴は，脳内身体表現という概念を神経科学的な観点から定量化し，これをリハビリテーション評価に役立てつつ，リハビリテーション治療（計画やシステム設計）を考えるという点である．

　なお，ここで対象としている疾患は，すべてのリハビリテーションを含んでいるわけではないことに注意されたい．ここで扱っているのは身体と脳内身体表現の乖離に起因するものであり，脳内身体表現の不全により運動に障害が起きる疾患（ジストニア，先天性無痛症等）や身体不使用が生じる疾患（ロコモティブシンドローム，脳卒中後の片麻痺等），さらには感覚に障害が起き身体認知異常となる疾患（幻肢痛等）が中心となると考えている．

2.3　身体性システム科学

　上記の解決のためには学際研究が必要となるが，どのような学問体系が知見の解析やシステム構築に資するのだろうか？　脳内身体表現の解明には，ミクロ的・分析的な脳科学と，マクロ的・総合的なリハビリテーション医学が関与することは明らかである．しかしながら，これまでは，相互のギャップの大きさにより，脳科学の知見が十分に統合されてリハビリテーション効果を解明するという状況には至っていなかった．ここでは，システム工学における数理モデル化により，ミクロ的知見とマクロ的知見を統合的に記述することで脳内身体表現の変容を扱うことを目指している．このように我々は，脳科学，システム工学，リハビリテーション医学の統合による「身体性システム科学」なる新しい学問分野を提案している．この全体像を図7に示し，3つの分野の関係について述べる．まずシステム工学は脳科学，リハビリテーション医学の知見を用いて数理モデルを構築し，得たモデルについて脳科学，リハビリテーション医学それぞれから評価を受ける．脳科学はリハビリテーション医学に対して脳に関する知見や情報を，逆にリハビリテーション医学から脳科学へは主にリハビリテーションに関する臨床知識を提供する．このように3分野は相補的に機能し，統合される．さらに図6に示したモデ

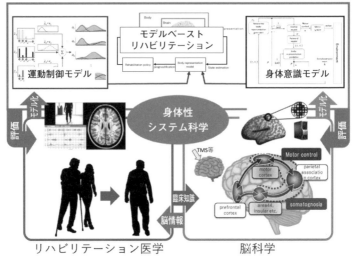

図7　身体性システム科学の研究構成図

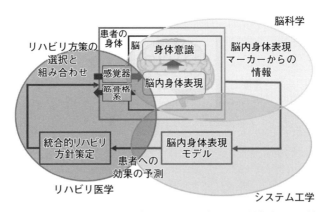

図8　モデルベーストリハビリテーションと3つの研究分野の関係

ルベーストリハビリテーションの枠組みで各分野の関係を議論すると図8のようになる．脳内身体表現マーカーの抽出については脳科学が，脳内身体表現モデル構成についてはシステム工学が，統合的リハビリテーション方針の策定についてはリハビリテーション医学が中心的に関与する．ここに示すように，モデルベーストリハビリテーションにおいては3つの研究分野のどれもが重要な役割を果たしていることがわかる．

3 身体性システム科学における対象と方法論

ここまで，身体性システム科学という学問体系と，それが目指すモデルベーストリハビリテーションについて述べた．本節ではその方法論について述べる．

3.1 脳内身体表現マーカー取得のための方法論

先に我々は，図1(a) において，(1)感覚器と筋骨格系をとりもつ脳内の身体モデル——脳内身体表現——と，(2)それを基盤として，自己身体に関して表出する意識——身体意識——について議論した．

過去の研究の蓄積により，これらの処理が，脳内のどの部位で行われているかについては一定の知見が得られている（図9参照のこと）．まず，(1)は，実際に多数の筋骨格系を動かすための運動プログラム生成と実際の運動制御に関わっている．これには，運動領野ネットワークと呼ぶ，第一次運動野，背側・腹側運動前野，補足運動野，帯状回運動皮質などの大脳皮質領域，大脳基底核や小脳などの皮質下領域が構成するネットワークが強く関与していることが知られている．次に(2)は，より高次の認知機能に関するものであり，多種類の感覚情報の統合により構成した空間情報と，運動企図に基づく運動の事前計画，さらに実行された運動のモニタリングを行っている．これは，前頭-頭頂ネットワークと呼ぶ，前頭葉にある運動関連領野と頭頂葉を結ぶ複数の並行した感覚運動制御の相互方向のネットワークが関与していることが知られている．

脳内身体表現マーカーについては図6で説明したが，当該マーカーの取得対象候補となる脳内の活動部位としては，上記の2種類のネットワークの構

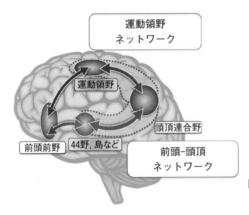

図9　運動領野ネットワークと前頭-頭頂ネットワーク

成要素が有力な候補となる．ここで，脳内身体表現マーカーには脳活動そのものを直接反映する直接マーカーと，身体を介して表出する間接マーカーの2種類が存在する．上記の2種類のネットワークの活動を，脳イメージング等による脳情報復号化（デコーディング，後述）などで抽出したものが直接マーカーに該当する．また，間接マーカーの候補としては，筋活動や床反力などの動力学パラメータで表現される姿勢変動や筋活動，そして表情筋活動や発汗・心拍数などの自律神経反応も含まれる．

3.2　脳内身体表現モデルの構築とそれに基づくリハビリテーション方針の策定

　前項の内容により適切な脳内身体表現マーカーが得られたとしても，多入出力系で構造が複雑な脳内身体表現モデルを構成し，リハビリテーション方針策定をすることは至難の業である．さらに従来の脳科学における方法論は，脳領域の神経活動間の相関関係の取得にとどまっており，モデルを構成するために必要な因果関係（原因と結果の関係）の獲得が困難であった．

　そこで，身体性システム科学においては，外部から能動的に介入することで因果関係を表した数理モデル化をより容易にする，介入による手法を採用する．以下その手法を説明する．

（a）介入神経科学手法

　人間の脳を傷つけることなく，その神経活動に介入し，さらにその介入の結果の神経活動をダイレクトに取得する方法を，ここでは介入神経科学手法

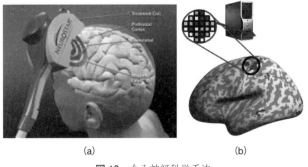

(a)   (b)

図 10 介入神経科学手法

と呼ぶ. 具体的には, 神経修飾法と脳情報復号化 (デコーディング) 法を指す.

神経修飾法は, 頭皮上の磁場を急激に変化させる経頭蓋磁気刺激 (Transcranial Magnetic Stimulation: TMS；図 10(a)), 頭皮に微小電流を加える経頭蓋直流電気刺激 (transcranial Direct Current Stimulation: tDCS), 末梢部周辺の皮膚上から微小電流を加える末梢電気刺激 (Transcutaneous Electrical Nerve Stimulation: TENS) などが存在する. これらの刺激は直接人間の脳や末梢神経の神経活動を変化させるものである. いずれも開頭などの外科手術を必要とせず, 頭皮上または皮膚上から与えることができる安全性の高い非侵襲的技術である.

デコーディング技術は, 機能的磁気共鳴画像法 (functional Magnetic Resonance Imaging: fMRI) などで計測された脳活動から, そこに埋め込まれている情報を解読する技術である (図 10(b)). 運動に関して言えば, 脳内には特定の運動の情報が特定の脳活動パターンとして表現されている. ここでは, 計測した脳活動を暗号とみなし, パターン認識などの分野で開発された数理工学的な手法を使って, 脳内情報の内容を解読している.

(b) 感覚への介入法

人間は運動や行動, 認知活動をする際に, 視覚, 体性感覚, 平衡感覚等々, さまざまな感覚情報を統合的に活用していることは言うまでもない. 運動行動時に, それら通常入力される感覚情報を遮断したり, 逆に賦活したり, 別の感覚情報を付与することで錯覚を与えることを感覚への介入と呼ぶ. 感覚

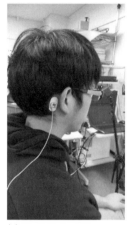

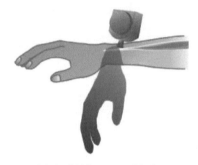

(a) GVS
（旭川医科大学医学部脳機能医工学研究
センター千葉龍介氏のご厚意による）

(b) 振動刺激による運動錯覚
（脳情報通信融合研究センター（NICT）
内藤栄一氏のご厚意による）

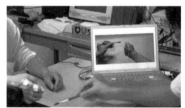

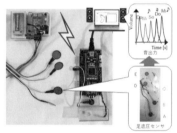

(c) 視覚と触覚の同時刺激
（東北大学大学院医学系研究科・医学部
肢体不自由学（肢体不自由リハビリテー
ション）出江紳一氏のご厚意による）

(d) 足接地の音への変換
（東北大学大学院工学研究科ロボティク
ス専攻大脇大氏のご厚意による）

図 11　感覚への介入法

へ介入した場合としない場合との運動や行動，認知活動を相互に比較するこ
とで感覚情報の果たす役割等を理解することができる．たとえば人間が起立
状態を保っている際に，前庭系に微弱電気刺激（Galvanic Vestibular Stimu-
lation: GVS）を加えることで平衡感覚を阻害できる（図 11(a)）．また適切な
振動刺激を四肢の腱に施すことで，実際には筋肉は動いていないのにもかか
わらず，その筋肉を伸ばす方向に四肢の運動錯覚が経験される現象が存在す
る（図 11(b)）．また別の事例として，麻痺腕を有する患者に対して，その

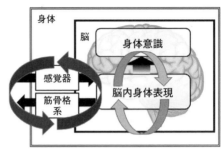

図 12　身体性システム科学におけるファ
　　　ストダイナミクスとスローダイナ
　　　ミクス

手を撫でるという感覚情報とその画像を患者に提示する視覚情報を同時に与
えることである種の錯覚を与えることが可能である（図11(c)）．更に，感覚
の賦活という観点からは，片麻痺患者が歩行をする際に，脚が接地したタイ
ミングで音を鳴らし，患者にフィードバックする（図11(d)）試みも行われ
ている．

　このように人間に与える感覚情報をうまく制御することで，脳内身体表現
モデル化への貢献や新しいリハビリテーション提案に役立てることが期待で
きる．

(c) モデルの構造――ファストダイナミクスとスローダイナミクス

　身体性システム科学では，運動生成時に2種類のダイナミクスを重視する．
図12にその詳細を示す．1.2項で述べた内容と関連するが，第1は，脳内身
体表現に基づき，脳と身体に相互連関が生じるというもので，これをここで
はファストダイナミクス（fast dynamics）と呼ぶ．これはリハビリテーシ
ョンの文脈ではリハビリテーション行為に相当する．第2は，そのファスト
ダイナミクスに基づき脳内身体表現自身もまた変容する現象を表しており，
これを，ファストダイナミクスより周期の長いダイナミクスという意味でス
ローダイナミクス（slow dynamics）と呼ぶ．これはリハビリテーションで
は回復過程に対応し，このスローダイナミクスの解明こそがリハビリテーシ
ョン治療における鍵となる．すなわち，身体性システム科学では，ファスト
ダイナミクスに影響を受けるこのスローダイナミクスの部分を中心に扱う．
身体性システム科学の源流の1つであり，生物の感覚・行動連関，生物の適

応性について扱っている研究分野として「移動知」（淺間他編，2010; 土屋他編，2010; 伊藤他編，2010; 太田他編，2010）が存在するが，「移動知」研究が主にファストダイナミクスを中心課題としているのに対して，身体性システム科学では，スローダイナミクスのメカニズム解明を中心に据えているところが特徴的である．

4　身体性システム科学研究の実際

　本節では，3節で述べた方法論を用いた身体性システム科学研究の実例について述べる．身体性システム科学においては，主に 3.1 項に示した2つの内容について扱っている．全体像を図 13 に示す．感覚器と筋骨格系を取り持つ運動制御については，運動領野ネットワークを中心に，多数の筋の協調のさせ方である筋シナジー制御と多種類の感覚統合に関する研究を行っている．身体認知，特に脳内身体表現により表出する身体意識の側面からは，前頭-頭頂ネットワークを中心に，身体保持感と運動主体感を中心的な研究対象として扱っている．

　以下2つの課題に対して現在取り組んでいるアプローチを述べるが，どちらの問題も脳科学，システム工学，リハビリテーション医学の知見を総合的に利用する必要がある．

4.1　運動制御における脳内身体表現の解明とリハビリテーション応用

　人間の身体には 600 以上の筋肉があり，人間が「歩こう」とか「止まろう」としたときの筋肉の動かし方は無数に存在する．そのような中から人間がどのようにして適切な動かし方を決めているかはベルンシュタイン問題（ベルンシュタイン，2003）と呼ばれている．筋シナジー仮説とは，その冗長問題を解決する仮説であり，人間の運動が，多数の筋活動の固定的な時空間パターンにより構成される筋シナジーの，少数個の組み合わせにより実現できている，と仮定するものである．

　当該内容の具体的な手順を図 14 に沿って述べる．運動領野ネットワークの解析により，脳内身体表現マーカーを探索している．得られたマーカー情報を用いた，筋シナジーベースでの運動のモデル化を行っている．筋活動は，

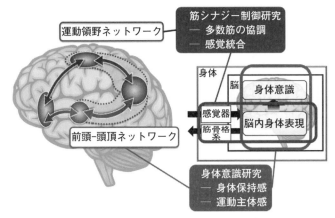

図 13　身体性システム科学で扱う主要トピック

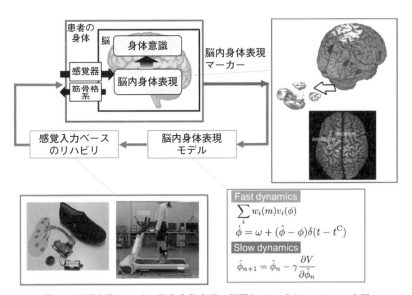

図 14　運動制御における脳内身体表現の解明とリハビリテーション応用

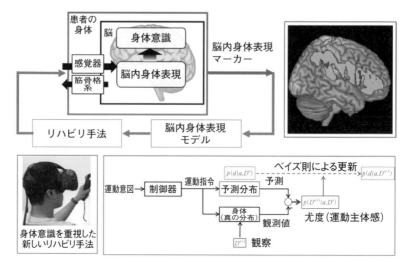

図 15　身体意識を反映する脳内身体表現の解明とリハビリテーション応用

ファストダイナミクスとして，複数の筋シナジーの和の形式で表現できる．さらにスローダイナミクスとして，各パターンの寄与率を変数としたモデルを構築する．感覚入力ベースの新しいリハビリテーションを提案し，前述のモデルを用いた先天性無痛症患者や片麻痺患者等のリハビリテーションに役立てる．

4.2　身体意識を反映する脳内身体表現の解明とリハビリテーション応用

　1.2 項で身体意識を構成する身体保持感と運動主体感について述べたが，これまでの研究により，それぞれは感覚情報に影響を受けることが知られている．身体保持感は，体性感覚と視覚の情報の統合により強化される．自身のものではない手を自身のものと錯覚するラバーハンド錯覚も感覚情報を用いている．一方，運動主体感には体性感覚や視覚情報，運動をするときに出される自身への運動指令や運動の意図を表現する信号が必要とされる．このように身体意識は感覚，運動情報と関連させて扱われるべきである．

　具体的な手順を図 15 に沿って述べる．fMRI を用いたヒトの自己身体像の知覚量に関する実験，サルを用いた電気生理実験，ヒトの fMRI デコーディング実験等における，前頭-頭頂ネットワークの解析により，脳内身体表

現マーカーを探索する．次に，これらの知見に基づき，身体意識のモデル化を扱う．運動時に得られる感覚情報の予測値と実際の観測値との違いを，尤度（観測結果を踏まえた元のモデルの確からしさ）という形式で表現したものを，身体意識と仮定する．これより，確率的手法の1つであるベイズ則を用いて，その変容を記述する．ここでのモデルを基盤として，たとえば幻肢痛（手か足を失った患者がその部位に感じる痛み．痛みの基が存在しないため治療が困難）患者を対象に，多感覚情報を用いて模倣対象に自己身体意識を付与することで，リハビリテーションの効果を検証できる．

4.3　ファストダイナミクスとスローダイナミクスから構成されるモデルの構成法

　上記の議論を踏まえて，ファストダイナミクスとスローダイナミクスからなるモデルの構成法をより一般的に論じる．我々のこれまでの知見から，人の動作や認知においては，身体や環境により規定された複数個の構造が存在すると仮定する．そのうえで，ヒトのファストダイナミクスは，各構造の時間発展関数ならびに空間発展関数，更には各構造の全体に対する貢献度合いの大きさ（重み）によって表現できると考えられる．たとえば運動制御時には，この構造が筋シナジーとなり，動作生成がなされる．

$$a(t, E) = F(\lambda_i(E), v_i(t, E), z_i(m, E))$$

　ここで，t：時刻，E：身体，環境，$a(t, E)$：動作，$\lambda_i(E)$：構造 i の重み，大きさ，$v_i(t, E)$：構造 i の時間関数，タイミング，$z_i(m, E)$：構造 i の空間関数，形態，である．

　スローダイナミクスは，尤度を基に動作を評価し，上記の構造，時間発展関数，空間発展関数を徐々に更新するものと考えることができる．

$$\tau_{\lambda_i} \frac{d(\lambda_i|v_i|z_i)}{dt} = \frac{\partial V(\hat{a}, a)}{\partial(\lambda_i|v_i|z_i)}$$

　ここで，$\hat{a}$：動作の観測値，$V(\hat{a}, a)$：尤度による動作の評価，である．

　ここまでが一般モデルであるが，適用対象に応じて関数系を適切に選定することで，統一的モデル化が可能となると考える．なお，ここまでファストダイナミクスとスローダイナミクスがそれぞれ1つずつであると仮定して定式化を行っているが，実際の人間においては相互に時定数の異なるダイナミクスは3以上存在すると考えられる．実際，いくつのダイナミクスを仮定す

ることが妥当かについては，対象やアプリケーションをどう考えるかに依存する．

5　身体性システム科学により新しく期待される効果

ここでは身体性システム科学を基盤として効果が期待できるシステム，トピックについて述べる．

5.1　新しい VR リハビリテーションシステム

視覚情報を中心とする感覚変容をさせやすいという観点から VR はリハビリテーションにとって有力なツールとなりうる．従来から VR を用いたリハビリテーションシステムは存在していたが，あらかじめ作成してあった固定的動作映像を視覚情報として提示する方法が主流であった．身体性システム科学が目指す新しいリハビリテーションシステム（図 16 参照）においては，患者の脳内身体表現を，脳内身体表現マーカーを介して実時間で計測し，その変容状態に合わせて提示視覚情報を変更するアプローチを考えている．これにより，脳内身体表現の適正な変容が可能となり，さまざまな疾患のリハビリテーションへと展開可能である．また次項のデータベースのためのデータ蓄積システムとしての意義も大きい．

5.2　リハビリテーション履歴のデータベースシステム

身体性システム科学においては，図 17 に示すように，多様な条件，多様な種類の実験データ（生理データ，行動データ），リハビリテーション履歴，その他の情報を，上記の VR システムと連動した共有データベース上に格納し，身体性システム科学発展への貢献を目指す．近年の IoT（Internet of Things）時代という背景と，身体性システム科学におけるファストダイナミクスに影響を受けるスローダイナミクスの重要性を鑑みて，データ解析をするために良質のデータを長期的に確保することが必須である．たとえば，これらのデータと OpenSim（OpenSim, 2017）等の筋骨格シミュレータ，さらには機械学習等を統合的に用いることで，未知の疾患の人の動作データ，筋活動データ，病歴等から，その人の現在の状態や疾患箇所，その人に適した

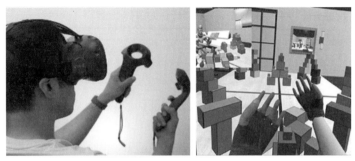

図16　新しいVRリハビリテーションシステム（国立情報学研究所情報学
　　　　プリンシプル研究系稲邑哲也氏のご厚意による）

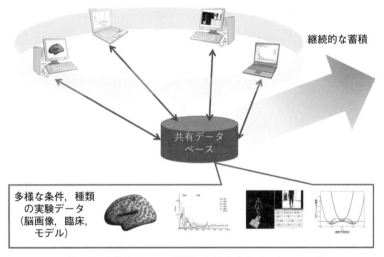

図17　身体性システム科学における共有データベース化

リハビリテーション計画を出力する疾患推定システムを構築できる可能性も
ある.

5.3　身体認知と運動制御の統合

　身体認知と運動制御は明らかに相互に関係するものの，それぞれの問題の
構造が複雑であるというのもあり，別個に研究がなされていた．さらに身体
性システム科学においても，現状では，身体認知と運動制御については別個

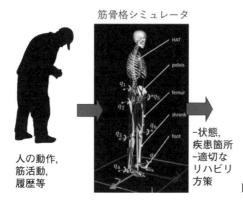

筋骨格シミュレータ

人の動作,
筋活動,
履歴等

−状態,
疾患箇所
−適切な
リハビリ
方策

図 18　疾患推定システム

に研究を遂行している．今後はその両者を支える脳内身体表現の，長期的な変容過程に関する神経実体を明らかにすることが期待できる．これより，身体認知と運動制御の共通の計算原理に迫る（図 19 参照）ことが可能となる．運動をはじめとして，身体意識，さらにはより高次の自己意識にまでその関連を明示化できる可能性がある．

6　まとめと今後の展望

ここまでの議論を以下にまとめる．

- ・「身体性システム科学」なる学際的な研究領域は，超高齢社会で顕在化する運動器障害や脳障害による運動機能低下の問題への包括的な対処を目指している．
- ・経験を中心としたリハビリテーションから，脳内身体表現に介入するモデルベーストリハビリテーションへの展開を目指している．
- ・身体認知，運動認識という 2 つの側面から研究を進めており，前者においては，身体意識を考慮したリハビリテーション，後者においては筋シナジーベーストリハビリテーションを推進している．

　なお身体性システム科学に関する詳細には，本書以外にも，文部科学省新学術領域研究「身体性システム」の HP（身体性システム，2014），学会誌の

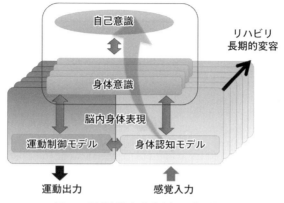

図 19　運動制御と身体認知の共通基盤

特集号やスペシャルイシュー，解説記事等（Neural Plasticity, 2016）（Neuroscience Research, 2016; Advanced Robotics, 2017; 計測と制御，2017; 日本ロボット学会誌，2017; Ota *et al.*, 2015; 太田，2017）に掲載されているので参照されたい．

　今後の身体性システム科学学問領域の推進方策として以下の方向性を考えている．

1）身体認知と運動制御という生存に不可欠な脳の重要機能の仕組みを記述し，これらに共通する脳の計算原理に迫る．
2）脳内身体表現の変容機構，スローダイナミクスを理解し，この制御を可能にする，良好なリハビリテーションを実現する技術の開発を目指す．
3）モデルベーストリハビリテーションの概念を広く社会に展開する．

参考文献

浅間　一　他編：適応行動生成のメカニズム（シリーズ移動知　第 1 巻 移動知），オーム社，2010.

ベルンシュタイン，ニコライ，A.／工藤和俊訳，佐々木正人監訳：デクステリティ　巧みさとその発達，金子書房，2003.

CSNE（Center for Sensorimotor Neural Engineering）Homepage, 2017. http://www.csne-erc.org/

星野雄一：ロコモティブシンドロームの概念と意義，Geriatric Medicine. **50**(9), 1017-

1021, 2012.

Human Brain Project Homepage, 2017. https://www.humanbrainproject.eu/en/

伊藤　宏 他編：内部表現と予測のメカニズム（シリーズ移動知　第3巻　環境適応），オーム社，2010.

金田嘉清：リハビリテーション，放送大学教材，2013.

厚生労働省，平成26年患者調査の概況，2014.

MIMICS project Homepage, 2010. http://www.mimics.ethz.ch/

文部科学省科研費新学術領域研究「身体性システム」HP, http://embodied-brain.org.

OpenSim Community Homepage, 2017, http://opensim.stanford.edu/

太田　順 他編：（シリーズ移動知）第4巻　社会適応 発現機構と機能障害，オーム社，2010.

Ota, J. *et al.*: Understanding brain plasticity on body representations to promote their adaptive functions —— embodied brain systems science. *Proceedings of World Engineering Conference and Convention (WECC2015)*, Kyoto, Japan, 2015.

太田　順：身体性システム科学が目指すもの，計測と制御，**56**(3), 163/168, 2017.

Reinkensmeyer, D. J. *et al.*: Computational neurorehabilitation: modeling plasticity and learning to predict recovery, *Journal of NeuroEngineering and Rehabilitation*, **13**(42), 2016.

Special issue "Body representation in the brain", *Neuroscience Research*, **104**(March), 2016.

Special issue "Embodied-brain systems science and adaptive intelligence", *Advanced Robotics*, **31**(1-2), 2017.

Special issue "Neural plasticity on body representations: advancing translational rehabilitation", *Neural Plasticity*, 2016(2016).

須藤珠水 他：一人称視点による模倣運動を利用した運動・感覚リハビリテーション，高次脳機能研究，**36**(3), 426-431, 2016.

特集「身体性システム科学」，日本ロボット学会誌，**35**(7), 2017.

特集「身体性システム科学の展開」，計測と制御，**56**(3), 2017.

土屋和雄 他編：歩行運動の神経機構とシステムモデル（シリーズ移動知　第2巻　身体適応），オーム社，2010.

Yoshimura, N., *et al.*: Prevalence of knee osteoarthritis, lumbar spondylosis, and osteoporosis in Japanese men and women: the research on osteoarthritis/osteoporosis against disability study, *Journal of Bone and Mineral Metabolism*, **27**(5), 620-628, 2009.

第 I 部

身体性システム科学とリハビリテーションの理論

第1章 感覚と運動の統合

1.1 感覚と運動の関係

感覚は，古くからの五感（視覚，聴覚，触覚，味覚，嗅覚）に代表される，ヒト（を含む生物）が受け取る心的現象と理解される．一般的に感覚は運動と直接的な関係がないと思われるかもしれないが，実際には，身体の動きには感覚が大きく関与している．そこで本章では，感覚・運動系の機能というものを，感覚機能が欠けている状況や疾患という側面から議論することで，感覚機能の意味を明らかにする．

1.2 感覚の運動における役割

1.2.1 ヒトの感覚

ヒトの感覚の分類にはいくつかの考え方があるが，大きく体性感覚，内臓感覚，特殊感覚に分ける考え方を図 1.1 に示す（Bear *et al.*, 2007）．体性感覚は表在感覚と深部感覚に分けられ，表在感覚には触覚，圧覚，温度覚，痛覚があり，深部感覚には位置覚（position sense）や運動感覚（kinesthesis）がある．内臓感覚には，内臓痛覚とその他の臓器感覚があり，後者には空腹感，尿意，性感覚などが含まれる．特殊感覚には視覚，聴覚，味覚，嗅覚，平衡感覚がある．これらの中で運動に関係すると考えられる感覚は，体性感覚，視覚，平衡感覚が主体であり，聴覚も一定程度関与すると考えられる．本章では体性感覚と運動の関係を中心に述べる．まず，以下に体性感覚について詳しく述べる．

表在感覚のうち触覚と圧覚には深い関係があり，「触圧覚」という言葉で

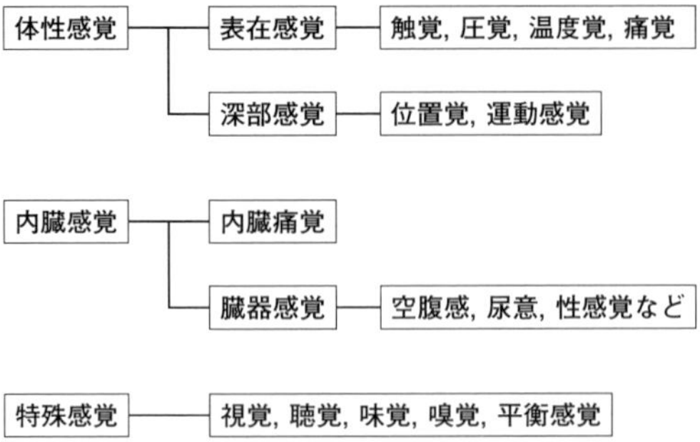

| 体性感覚 | 表在感覚 | 触覚, 圧覚, 温度覚, 痛覚 |
| | 深部感覚 | 位置覚, 運動感覚 |

| 内臓感覚 | 内臓痛覚 | |
| | 臓器感覚 | 空腹感, 尿意, 性感覚など |

| 特殊感覚 | 視覚, 聴覚, 味覚, 嗅覚, 平衡感覚 |

図 1.1　ヒトの感覚の分類

まとめることもある．触圧覚は，皮膚のメカノレセプター（mechanorecep-
tor：機械受容器）が「曲げられる」「伸ばされる」などの物理的な歪みを感
受する．皮膚のメカノレセプターは，表皮と真皮に存在し，パチニ小体
（Pacinian corpuscle），ルフィニ終末（Ruffini's ending），マイスネル小体
（Meisner's corpuscle），メルケル盤（Merkel's disk）などがある．これらに
加わる刺激の頻度，圧力などを複合的に受容することにより，触覚や圧覚を
感じ，これは末梢神経のAβ線維により伝導される．触覚に関係する感覚に，
2点識別覚がある．これは，離れた2点を同時に刺激した際に，それを別な
刺激として認識する感覚であり，2点間の最小距離で示す．指先の2点識別
覚はもっとも短く3〜6 mm，手掌や足底は15〜20 mm，手背や足背は30
mm 程度，背中はもっと長いとされている．
　温度覚は，皮膚にある温受容器であるルフィニ終末（Ruffini's ending），冷
受容器であるクラウゼ小体（Krause's end bulb）で受容され，これらの受容
器は温度受容器（thermoreceptor）と総称される．冷受容器は温受容器より
数が多く，より皮膚の表面近くに分布する．温受容器は末梢神経のC線維に，
冷受容器はC線維とAδ線維に接続する．
　痛覚は，無髄神経の自由神経終末である侵害受容器（nociceptor）と関係
する．侵害受容器は組織損傷を引き起こすような刺激により活性化され，そ
の一部が，末梢神経のC線維とAδ線維，自由神経終末で痛みに変換される．
　前述のように深部感覚には位置覚や運動感覚があるが，この他に抵抗覚や
重量覚を含める場合もある．固有受容感覚（proprioception）という言葉も
ある．これらの関係性は整理されていないが，相対的な関節位置，運動，筋

張力，そして空間における方向性に関連した，身体内部からもたらされる感覚情報の集合を固有受容感覚としており，位置覚を含む運動感覚とほぼ同義語と考えてよい．

　深部感覚の受容器は，大きく3つの部位に存在する．1つ目は，ほとんどの骨格筋の深部にある筋紡錘（muscle spindle）であり，伸長受容器（stretch receptor）とも呼ばれ，筋の伸長を検知する．2つ目は，筋と腱の移行部にあるゴルジ腱器官（Golgi tendon organ；ゴルジ終末とも呼ぶ）であり，筋の張力を検知する．3つ目は関節にある受容器であり，関節包や靭帯を包む線維性組織の中にさまざまな固有受容感覚を伝える感覚神経が存在する．体のある部位の空間内における位置や，関節の角度や動きは，関節の受容器からの情報と，筋紡錘やゴルジ腱器官，さらには皮膚の受容器からの情報を組み合わせて得られている．これらの役割については第2章でより詳細に説明する．

1.2.2　感覚入力と運動出力

　ヒトの運動には，感覚入力が関係する．感覚情報，特に深部感覚の情報は，運動コントロールにおいて多くの異なった役割を果たしている（Dietz, 2002）（図1.2）．

　まず脊髄レベルでは，感覚入力はさまざまな反射的な動きを引き起こす（表1.1）．急激な筋の伸長は，筋紡錘からの感覚入力から伸張反射（stretch reflex）と呼ばれる脊髄レベルでの反射を介して同じ筋の収縮を引き起こす．膝蓋腱を医療用のハンマーで叩くと膝が伸びるのは伸張反射の一種である膝蓋腱反射（patellar tendon reflex）である．逆にゴルジ腱器官は，筋に加わる強い張力を検知すると，逆伸張反射（reverse stretch reflex）と呼ばれる脊髄レベルでの反射を介して同じ筋を弛緩させる．これらの他に，脊髄レベルでは，相反性抑制（reciprocal inhibition）と呼ばれる，たとえば肘を屈曲する上腕二頭筋に強い収縮が生じた際には，肘を伸ばす筋肉である上腕三頭筋を弛緩させ，滑らかな肘の屈曲が行えるようにするメカニズムがある．また足の裏で釘を踏むといった侵害受容器からの強い感覚入力があった際には，足を引っ込めるように同側の股関節，膝関節などに屈曲が生じ，屈曲反射（flexor reflex）や逃避反射（withdrawal reflex）と呼ばれる．この場合，そ

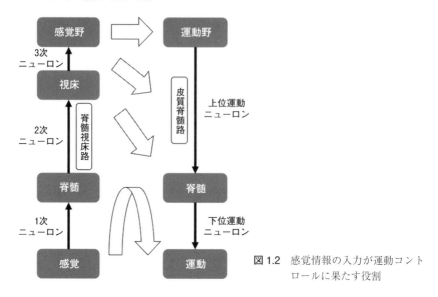

図 1.2 感覚情報の入力が運動コント
ロールに果たす役割

表 1.1 歩行との関連が考えられる固有受容感覚による反射 (Dietz, 2002 より引用改変)

適切な刺激	受容器	求心路	反射	考えられる機能
動的な筋の伸長 (小さい電位)	筋紡錘 (核嚢線維)	I 群	単シナプス伸張反射	地面の不整に対する代償; 走行, ホッピング (?)
筋の伸長 (大き い電位;静的)	筋紡錘 (核鎖線維)	II (III) 群	多シナプス脊髄反射	歩行の動揺に対する代償
体重心の変化	ゴルジ腱器官	Ib 群	多シナプス;収束脊 髄介在ニューロン	体重心のコントロール
関節の動きと 位置	関節周囲の筋;関 節包の機械受容器	I, II 群	多シナプス;収束脊 髄介在ニューロン	歩行パターンへの影響 (股 関節);局所的な代償 (他 の下肢関節)
皮膚の変形	皮膚の機械受容器	II (III) 群	多シナプス;収束脊 髄介在ニューロン	実際の地面の状況への適応
侵害刺激;圧	自由神経終末;パ チニ小体	III, IV 群	脊髄介在ニューロン (CPG);屈曲反射	逃避反射

CPG:中枢パターン発生器

のままでは転倒してしまうが，交差性伸展反射（crossed-extensor reflex）と呼ばれる反射が生じ，反対側の下肢の屈筋が抑制され伸筋が興奮することで，立位の支持性が保たれる．これらの屈曲反射や交差性伸展反射も，脊髄レベルでの反射である．

　また感覚入力からの情報は，後述するように脊髄の中枢パターン発生器の活動による運動出力をも修飾する．さらに感覚情報は，より高位の神経中枢からの指令による運動を，脊髄レベルで修飾する．感覚がこれらすべての運動を調節できるのは，運動ニューロンに感覚受容器からの情報が集まるためである．

　より上位のレベルでは，感覚入力からの情報は上行路を介して，より複雑な運動コントロールに寄与する．末梢受容器で入力された体性感覚情報は，脊髄内の伝導路を上行し，小脳と大脳皮質に至る．この上行路からの情報は視床を通過し，さらに視床は，基底核や小脳を含む脳の他部位からの情報を受けるため，視床は脳の主要な情報処理中枢と考えられる．体性感覚皮質では，関節の受容器，筋紡錘，皮膚受容器などからの情報が統合され，身体の特定の部位に関する情報をヒトに与える．さらに側頭葉，頭頂葉，後頭葉に存在する連合皮質において，知覚から活動への移行，認知・知覚の統合が行われ，感覚と運動の統合に関与する（Shumway-Cook and Woollacott, 2007）．

　運動出力に対して，感覚入力による情報がどのように機能しているのかを概念化するための基本的なモデルとして，閉回路制御（closed-loop control）システムがある（Schmidt, 1994; Rosenbaum, 2012）（図1.3）．このシステムでは，出力である運動が行われるまでに，感覚情報が負のフィードバックを働かせ，これを比較器において最適な運動と比較し，実行システムが修正の決定を行い，効果器系の修正が行われる．このフィードバック機構が必要に応じて複数回働き，最適な運動が出力される．図1.4はヒトのパフォーマンスの拡大概念モデルである（Schmidt, 1994）．実行システムから脊髄における運動プログラムに指令が送られ，この運動プログラムが下位中枢に対する指令を作成し，最終的には筋収縮や関節運動が引き起こされる．また同時に，正確な運動の感覚特性を定義するために，正確さに関する基準（予測）が作られる．運動が生み出すさまざまなフィードバックは，反応産出フィードバック（response-produced feedback）と呼ばれる．筋の収縮は筋力や筋長に

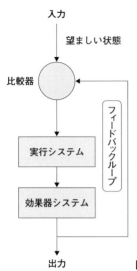

図 1.3　閉回路制御システム（Schmidt, 1994 より改変）

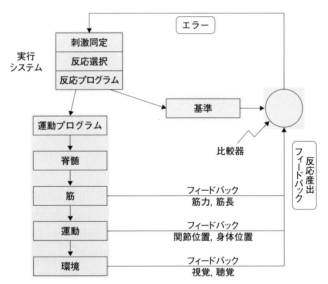

図 1.4　感覚情報の入力が CPG を含めた運動コントロールに果たす
　　　　役割

関するフィードバックを，筋収縮によって生じた運動は関節や身体の位置に
関するフィードバックを，運動によって生じた環境内の変化は視覚や聴覚な
どのフィードバックを生み出し，これらが比較器において基準状態，すなわ
ち予測された状態と対比され，その差異が実行システムに返還される．しか
しこの閉回路制御の情報処理速度には限界があり，素早い運動の制御には必
ずしもこのシステムが使われているわけではない．

1.2.3 中枢パターン発生器

　ヒトのリズミカルな歩行には，脊髄レベルに存在すると考えられる中枢パ
ターン発生器（Central Pattern Generator: CPG）が関係している．CPG は
外部からの入力なしにリズミカルな運動出力パターンを形成する回路の総称
であり，歩行だけでなく，嚥下，眼球運動など自動性の強い運動にも関係し
ている．たとえば嚥下運動の CPG は，延髄に存在すると考えられている．
ヒト以外の生物にも CPG は存在すると考えられ，脊椎動物では魚類の泳動
などに，また無脊椎動物ではバッタの飛翔，クリオネの泳動などを制御して
いる．

　歩行と関係した CPG に関するはじめての記述は，20 世紀初めの Brown に
よるものである（Brown, 1911）．彼は中枢神経系への感覚入力を遮断したネ
コの脊髄を胸髄レベルで切断した後に，後肢の足関節にリズミカルな屈曲・
伸展の運動がみられることを報告した．その後，歩行に関係する CPG に関
して脊椎動物を用いて精力的な研究が行われ，その局在が下位胸髄から上位
腰髄にかけての腹側にあることが示唆されている（Kiehn and Butt, 2003）．
近年ではこれらの研究から，脊髄に損傷のある場合に脊髄を電気刺激するこ
とで下肢のリズミカルな動きを引き出すことも可能になっている（Minassian
et al., 2017）．CPG のほとんどは興奮性ニューロンと抑制性ニューロンから構
成され，前者はリズムを形成する駆動力に，後者は出力の時間的・空間的パ
ターンを形成する役割を担っている（Kiehn and Butt, 2003）．CPG によるリ
ズミカルな動きの出力は，外部からのリズミカルな入力なしに作られるが，
その活動は上位中枢によって制御され，感覚入力からの情報で修飾を受けて
いる（図 1.5）．これは後述する，感覚入力に障害のある状態における歩行の
異常からも類推される．

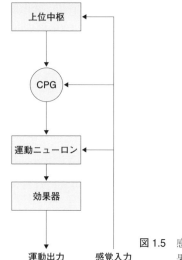

図 1.5　感覚情報の入力が CPG を含めた運動コントロールに
果たす役割

1.3　体性感覚障害と運動の異常

1.3.1　深部感覚障害と運動の異常

　深部感覚障害の代表である脊髄後索障害では脊髄性運動失調を生じる．具
体的には，開眼して両足を揃えて立っている状態では体幹が動揺しない被検
者が，閉眼すると身体の動揺が著明になるという現象を示し，これを Rom-
berg 徴候陽性と呼ぶ．日常生活では，洗面時に身体がふらつき，身体をか
がめて前方に倒れかかる「洗面現象（Waschbeckenphänomen）」がみられる．
これは視覚による代償性入力が失われることによる失調の悪化を示している．
頸椎症性脊髄症の患者を検討した報告では，Romberg 徴候陽性の患者は，
歩行時にも体幹の動揺や歩行の不安定性を示すことが多く，Romberg 徴候
陰性の患者の一部にも，同様の所見がみられた．また Romberg 徴候陽性の
患者は，陰性の患者よりも 30 m 歩行時間が長いが有意な差ではなく，特徴
として歩き出しと最後のストップに困難さを伴い，この間の歩調（cadence）
や歩行速度は保たれていた（Findlay *et al.*, 2009）．
　近年は膝関節の十字靭帯における関節位置覚が運動に及ぼす影響が研究さ

れている．十字靭帯とは，大腿骨と脛骨を連結し膝関節の安定性に関与する靭帯であり，前十字靭帯と後十字靭帯がある．前十字靭帯は，サッカー，バスケットボールなどのスポーツで損傷（断裂）することが多く，適切な治療が行われないとスポーツ活動の継続に影響するだけでなく，関節の軟骨が変性する変形性膝関節に至ることがある．前十字靭帯が断裂すると，靭帯と周囲滑膜のメカノレセプター，すなわち靭帯の動きや伸張を感知する機械受容器が減少し，約 1 年で消失するとされている（Denti et al.,1994）．このため前十字靭帯を損傷した膝では，非損傷側の膝と比較して固有知覚が低下することがメタアナリシスで明らかになっており（Kim et al., 2017），関節の運動感覚に比べて特に関節の位置覚の低下が著しい．この固有知覚の低下は，膝の不安定性，バランスの障害，片足ホップ（one-leg hop）における低いパフォーマンスと関係している（Cronström et al., 2017）．主に加齢に伴う膝関節軟骨の変性によって生じる変形性膝関節症では，後十字靭帯や前方関節包におけるメカノレセプターの数が減少しており，これが固有受容感覚の低下を通じて関節症の発症や進行に関係している可能性がある（Çabuk et al., 2017）．病状が進行し症状が強い変形性膝関節症の治療として，人工膝関節置換術が行われる．この手術は，関節の表面にある軟骨とその下層にある骨の一部を切り取り，金属などでできている人工の関節に入れ替えるものである（図 1.6）．従来はこの手術をする際に，前十字靭帯と後十字靭帯の両者を切除する術式が採用されていたが，近年は後十字靭帯，更には前・後両者の十字靭帯を温存する人工膝関節手術が行われるようになっている．変形性膝関節症に対して人工膝関節置換術を受けた患者のバランスや転倒に関するシステマティックレビューでは，手術後に立位バランスや転倒不安感，転倒頻度が改善すると報告されているが，改善が不十分な理由の 1 つとして固有受容感覚低下の残存が考えられている（Moutzouri et al., 2017）．近年，前・後十字靭帯を温存する人工膝関節では従来型と比較して歩行が安定するという報告も出てきているが（Tomite et al., 2016），システマティックレビューでは固有受容感覚に関して従来型との差が認められていない（Osmani et al., 2017）．

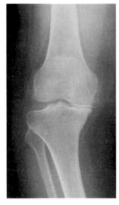
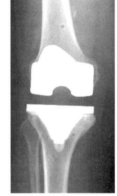

　　a：手術前　　　　　　b：手術後

図 1.6　変形性膝関節症に対する人工
膝関節置換術

1.3.2　表在感覚障害と運動の異常

　表在感覚が選択的に障害される疾患は極めて少ないが，実験的に表在感覚
障害を作り，運動への影響を調べた報告がある．局所麻酔薬で脛骨神経をブ
ロックして足底の感覚低下を作った研究では，前方へ転倒しそうな状態から
足を踏み出す際に，ヒラメ筋の筋電が減少し，床反力の垂直方向成分も低下
していた（Thoumie and Do, 1996）．足底のみを局所麻酔薬により麻酔した
研究では，開眼での両足起立のバランスは麻酔前と変わらないが，片脚起立
および閉眼での両足起立での体幹動揺は麻酔前よりも増加していた（Meyer
et al., 2004）．また足底を氷水に浸すことで足底の感覚低下を作った研究では，
感覚低下があると歩行時の足底の荷重移動に変化を生じ，前足部中央から外
側の圧が大きくなる一方で，踵部と足趾の圧が減少し，踏み切りの際の足趾
での push-off が消失していた（Eils *et al.*, 2002）．

　足底に感覚障害を示す末梢神経障害の患者を対象とした研究においては
（Zhang and Li, 2013），足底の中で母趾部や中足部に感覚障害がある患者で
は，立位時に母趾部と踵部の荷重が大きいが，歩行時の荷重は影響を受けて
いないことから，立位では歩行時と比べ触覚のフィードバックが関係し，歩
行はフィードフォワード制御が優位であることが示唆されるとしている．

　全身の温痛覚障害を先天的に示す先天性無痛症は，日本人とイスラエル人
に比較的多い稀少難病である（第 5 章も参照のこと）．遺伝性感覚・自律神

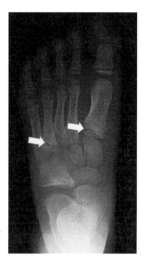

図 1.7　先天性無痛無汗症に伴う中足骨骨折（矢印の 2 ヵ所
に骨折を認める）

経性ニューロパチー（Hereditary Sensory and Autonomic Neuropathy：
HSAN）に含まれ，HSAN の IV 型は先天性無痛無汗症とも呼ばれ，全身の
温痛覚消失に，全身の発汗低下または消失，さまざまな程度の精神発達遅滞
を示す．HSAN の V 型は全身の温痛覚消失を示すが発汗低下や精神発達遅
滞を伴わない疾患である．いずれも常染色体劣性遺伝形式を示し，*NTRK1*
（Neuropathic Tyrosine Kinase Receptor Type 1）や *NGFB*（Nerve Growth
Factor Beta）の遺伝子変異があり，病理学的には末梢神経の A δ 線維およ
び C 線維の減少が報告されている．日本人に比較的多い HSAN の IV 型では
温痛覚の障害だけでなく，触圧覚，振動覚，位置覚も健常者より劣ることが
わかっている（Iijima and Haga, 2010）．いずれの疾患も運動神経の麻痺を伴
わない．

　先天性無痛症では，口腔内，眼，皮膚などに無痛に伴う症状を示す他，下
肢を中心に骨折，脱臼，骨壊死などさまざまな骨関節病変を引き起こすこと
が多い（Zhang and Haga, 2014）．痛覚消失のため患者や家族が気づかない
うちに受傷，発症していることもあり（図 1.7），適切な治療が行われずに
Charcot 関節と呼ばれる関節破壊に至ることがある（Haga *et al.*, 2015）（図
1.8）．下肢に多いこれらの病変には，感覚フィードバックの減少による歩行
の異常が関係する可能性があると考え，筆者らはビデオを用いた歩行解析を

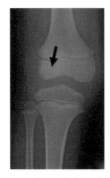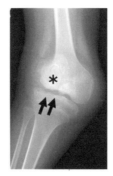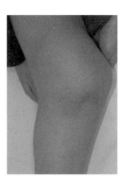

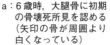

a：6歳時，大腿骨に初期　　b：10歳時，膝関節の破壊が　c：10歳時の臨時所見
　の骨壊死所見を認める　　　進行しCharcot関節となる　　著しい変形と腫脹
　（矢印の骨が周囲より　　　（＊部分の骨が吸収され，
　白くなっている）　　　　　矢印の骨表面は不整）

図 1.8　先天性無痛無汗症の膝に生じたシャルコー（Charcot）関節

行った．その結果，年少の患者では健常児と比較して歩幅が大きく歩行速度
が速いこと，また踵が地面に接地してから足底全体が接地するまでの heel-
rocker と呼ばれる足の動きの際，足の角速度が大きいことを見出した
（Zhang *et al.*, 2013）（図 1.9）．歩幅が大きく歩行速度が速いことは，股関節
などの屈曲・伸展方向の可動域が広いためである可能性があり，先天性無痛
症では関節の制動に関与している痛覚が欠如していることとの関連が示唆さ
れる．足の角速度が大きいことは，踵接地時に足が受ける衝撃が大きいこと
を示唆しており，痛覚障害や固有受容感覚の障害が運動制御に影響している
と考えられる．先天性無痛症における運動制御の異常は，上肢にも認められ
る．立方体を把持して持ち上げ，一旦静止して元に戻す動作を観察した研究
では（Kawashima *et al.*, 2012），把持動作中の把持力と把持している物体の
動揺が健常者と比較して大きく，感覚フィードバックの減少が上肢運動の異
常にも関係していることが示唆されている．

　血糖コントロールが不十分な糖尿病患者では末梢神経障害がみられ，先天
性無痛症に類似した下肢の障害を示すことがある（図 1.10）．糖尿病に伴う
神経障害の特徴は，特に下肢の遠位から末梢神経に軸索変性を生じるもので，
感覚神経のみならず運動神経にも障害は及ぶ．糖尿病では末梢神経障害に加
えて，血流障害，AGEs（Advanced Glycation Endproducts：終末糖化産物）
が足部の各組織にさまざまな影響を与え，糖尿病性足病変と呼ばれる皮膚潰

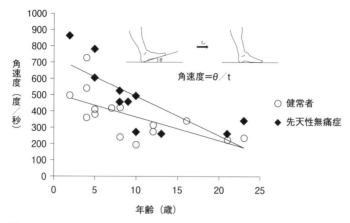

図 1.9　先天性無痛症患者の歩行における踵接地時の足の角速度（Zhang, 2013 より改変）（角速度 = θ/t）

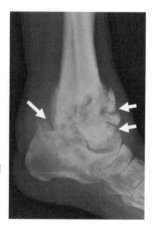

図 1.10　血糖コントロール不良の糖尿病患者の足関節側面 X 線像
矢印の部分の骨が著しく変形しシャルコー（Charcot）関節となっている.

瘍や足部変形を生じ，重症例では関節破壊を生じることもある.

　糖尿病患者のバランス障害の程度をみるために，ファンクショナル・リーチ・テストと呼ばれる，立位で前方に手を伸ばせる距離を計測するテストを行った研究では（Lin *et al.*, 2010），足底の感覚障害の程度とファンクショナル・リーチ・テストの結果が相関し，感覚障害が軽いほどより前方に手を伸ばすことができていた．糖尿病患者の歩行の特徴に関するレビューでは，踵接地に際しては感覚入力低下による足関節・膝関節における筋活動の遅れが

あり，足底全体が接地してから踵が離れるまでの間では，感覚入力低下が片脚支持と歩行の不安定性に影響するとされている（Wrobel and Najafi, 2010）．これらの結果，糖尿病患者の歩行では，歩行速度は低下し，歩隔が拡大し，両脚支持期時間が長くなる．また足底にかかる圧は，前足部・中足部・後足部，いずれも高くなるが，その他の特徴は報告により異なり，一定していない（Fernando *et al.*, 2013）．

1.4　今後への期待

　本章では，体性感覚と運動の関係について概説した後，体性感覚の障害と運動の異常の関係について，実験モデルや実際の疾患を通じて，深部感覚と表在感覚の障害に分けて述べてきた．

　体性感覚障害による運動制御の異常の中で最も顕著な例は，19 歳のときにウイルス感染により頸部以下のすべての触覚と深部感覚を失った Ian Waterman という男性である（Cole, 1995）．彼は運動麻痺がなかったにもかかわらず，当初ベッドの上で身体を動かすことができなくなった．やがて深部感覚を視覚で補うことで徐々に身体を動かすことができるようになったが，感覚障害は回復しておらず，彼の上肢の動きはぎこちなく，歩行も滑らかではない．彼の歩行の特徴として，健常者に比べ，踵接地直前から立脚相の間，膝を伸展位で保持し，立脚相において体幹の前傾が強い．また健常者より歩隔が広く，上体が荷重肢の足部に乗っている．これらの特徴は，体性感覚のフィードバック減少に対する視覚での代償が不十分であり，関節運動と体重心の移動を安全に行うために身に着いた工夫であると考えられる．

　本章で紹介したような先天性無痛症や Ian Waterman など稀少な病態における研究の結果は，より頻度の多い疾患，たとえば変形性関節症や糖尿病の診療に役立つ示唆を与えてくれる．更に日本は超高齢社会に突入しており，加齢に伴うバランス障害や歩行障害の治療にも役立つ可能性がある．序章の冒頭でも紹介したように，近年，運動器の障害による要介護の状態，あるいは要介護リスクの高い状態をロコモティブシンドロームと呼ぶようになり，ロコモティブシンドロームに該当する日本人は 700 万人との報告もある（星野，2012）．ヒトの神経機能は，神経伝導速度の低下に代表されるように，

加齢に伴い低下することが知られており（Palve *et al.*, 2018），体性感覚障害がロコモティブシンドロームにどのように影響を与えるかを解明することは，ロコモティブシンドロームに対する適切なリハビリテーションの開発につながる可能性がある．近年，閾値下のランダムノイズを足底に与えることにより，足底皮膚のメカノレセプターの感受性を改善させようとする試みが行われており，システマティックレビューでは糖尿病患者や高齢者のバランスや歩行パラメータを改善するとされている（Cham *et al.*, 2016）．より簡便な方法で体性感覚入力に介入することで加齢に伴う運動障害を改善することができれば，ロコモティブシンドロームの診療に大きく貢献すると考えられる．

参考文献

Bear, M.F., Connors, B.W. and Paradiso, M.A.（加藤宏司・後藤薫・藤井聡・山崎良彦 監訳）：神経科学——脳の探求，193-372，西村書店，2007.

Brown, T.G.: The intrinsic factors in the act of progression in the mammal, *Proc R Soc Lond B Biol Sci*, **84**, 308-319, 1911.

Cham, M.B., Mohseni-Bandpei, M.A., Bahramizadeh, M., Kalbasi, S. and Biglarian, A.: The clinical and biomechanical effects of subthreshold random noise on the plantar surface of the foot in diabetic patients and elder people: a systematic review, *Prosthet Orthot Int*, **40**, 658-667, 2016.

Cole, J.: *Pride and a Daily Marathon*, MIT Press, 1995.

Cronström, A., Roos, E.M. and Ageberg, E.: Association between sensory function and hop performance and self-reported outcomes in patients with anterior cruciate ligament injury, *Open Access J Sports Med*, **8**, 1-8, 2017.

Denti, M., Monteleone, M., Berardi, A. and Panni, A.S.: Anterior cruciate ligament mechanoreceptors. Histologic studies on lesions and reconstruction, *Clin Orthop Relat Res*, **308**, 29-32, 1994.

Dietz, V.: Proprioception and locomotor disorders, Nat Rev Neurosci, **3**, 781-790, 2002.

Eils, E., Nolte, S., Tewes, M., Thorwesten, L., Völker, K., Rosenbaum, D.: Modified pressure distribution patterns in walking following reduction of plantar sensation, *J Biomech*, **35**, 1307-1313, 2002.

Fernando, M., Crowther, R., Lazzarini, P., Sangla, K., Cunningham, M., Buttner, P. and Golledge, J.: Biomechanical characteristics of peripheral diabetic neuropathy: A systematic review and meta-analysis of findings from the gait cycle, muscle activity and dynamic barefoot plantar pressure, *Clin Biomech*, **28**, 831-845, 2013.

Findlay, G.F., Balain, B., Trivedi, J.M. and Jaffray, D.C.: Does walking change the Romberg sign?, *Eur Spine J*, **18**, 1528-1531, 2009.

Haga, N., Kubota, M. and Miwa, Z.: Hereditary sensory and autonomic neuropathy types

IV and V in Japan, Pediatr Int, **57**, 30-36, 2015.

星野雄一：ロコモティブシンドロームの概念と意義, *Geriat Med*, **50**, 1017-1021, 2012.

Iijima, M. and Haga, N.: Evaluation of nonnociceptive sensation in patients with congenital insensitivity to pain with anhidrosis, *Childs Nerv Syst*, **26**, 1085-1089, 2010.

Kawashima, N., Abe, M.O., Iwaya, T. and Haga, N.: Abnormal capacity for grip force control in patients with congenital insensitivity to pain, *Exp Brain Res*, **218**, 579-588, 2012.

Kiehn, O. and Butt, S.J.: Physiological, anatomical and genetic identification of CPG neurons in the developing mammalian spinal cord, *Prog Neurobiol*, **70**, 347-361, 2003.

Kim, H.J., Lee, J.H. and Lee, D.H.: Proprioception in patients with anterior cruciate ligament tears: a meta-analysis comparing injured and uninjured limbs, *Am J Sports Med*, **45**, 2916-2922, 2017.

Lin, S.I., Chen, Y.R., Liao, C.F. and Chou, C.W.: Association between sensorimotor function and forward reach in patients with diabetes, *Gait Posture*, **32**, 581-585, 2010.

Meyer, P.F., Oddsson, L.I. and De Luca, C.J.: The role of plantar cutaneous sensation in unperturbed stance, *Exp Brain Res*, **156**, 505-512, 2004.

Minassian, K., Hofstoetter, U.S.,, Dzeladini, F., Guertin, P.A. and Ijspeert, A.: The human central pattern generator for locomotion: Does it exist and contribute to walking?, *Neuroscientist*. 2017 Mar 1: 1073858417699790.

Moutzouri, M., Gleeson, N., Billis, E., Tsepis, E., Panoutsopoulou, I. and Gliatis, J.: The effect of total knee arthroplasty on patients' balance and incidence of falls: a systematic review, *Knee Surg Sports Traumatol Arthrosc*, **25**, 3439-3451, 2017.

Osmani, F.A., Thakkar, S.C., Collins, K. and Schwarzkopf, R.: The utility of bicruciate-retaining total knee arthroplasty, *Arthroplast Today*, **3**, 61-66, 2017.

Palve, S.S. and Palve, S.B.: Impact of aging on nerve conduction velocities and late responses in healthy individuals, *J Neurosci Rural Pract*, **9**, 112-116, 2018.

Rosenbaum, D.A.（関屋昇：監訳）：動作の仕組み――からだを動かす原理の探求, 30-39, 三輪書店, 2012.

Schmidt, R.A.（調枝孝治：監訳）：運動学習とパフォーマンス, 47-64, 大修館書店, 1994.

Shumway-Cook, A. and Woollacott, M.: *Motor Control――Translating Research into Clinical Practice (3rd ed)*. Lippincott Williams & Wilkins, Philadelphia, 52-62, 2007.

Thoumie, P. and Do, M.C.: Changes in motor activity and biomechanics during balance recovery following cutaneous and muscular deafferentation, *Exp Brain Res*, **110**, 289-297, 1996.

Tomite, T., Saito, H., Aizawa, T., Kijima, H., Miyakoshi, N. and Shimada, Y.: Gait analysis of conventional total knee arthroplasty and bicruciate stabilized total knee arthroplasty using a triaxial accelerometer, Case Rep Orthop, 6875821, 2016.

Wrobel, J.S. and Najafi, B.: Diabetic foot biomechanics and gait dysfunction, *J Diabetes Sci Technol*, **4**, 833-845, 2010.

Zhang, S. and Li, L.: The differential effects of foot sole sensory on plantar pressure distribution between balance and gait, *Gait Posture*, **37**, 532-535, 2013.

Zhang, Y. and Haga, N.: Skeletal complications in congenital insensitivity to pain with anhidrosis: a case series of 14 patients and review of articles published in Japanese, *J*

Orthop Sci, **19**, 827-831, 2014.

Zhang, Y., Ogata, N., Yozu, A. and Haga, N.: Two-dimensional video gait analyses in patients with congenital insensitivity to pain, *Dev Neurorehabil*, **16**, 266-270, 2013.

Çabuk, H., Çabuk, F.K., Tekin, A.Ç., Dedeoğlu, S.S., Çakar, M. and Büyükkurt, C.D.: Lower numbers of mechanoreceptors in the posterior cruciate ligament and anterior capsule of the osteoarthritic knees, *Knee Surg Sports Traumatol Arthrosc*, **25**, 3146-3154, 2017.

第2章 運動制御の脳科学

2.1 運動制御に深く関わる体性感覚

　体性感覚は，身体運動制御や自己身体認知にとって本質的な役割を果たしている．脳が手や足などの運動を目的通りに正確に制御するためには，脳は手や足の状態，たとえば，その現在位置や大きさ，重さ，形などを把握しておくことが大切だからである．しかし体性感覚は自己の身体に由来するため，視覚や聴覚とは異なり，通常他者とは共有しにくい．この特性のため研究アプローチが難しく，上記のような役割の重要性にもかかわらず，他の感覚系に比べて研究が進んでいない．

　表1.1に示したように，体性感覚は，身体に無数に存在する体性感覚受容器によって感知された情報が中枢神経系に伝えられて生成される．第1章で，これらの情報を運ぶ求心性の末梢感覚神経のみが選択的に変性する疾患を罹患した患者 Ian Waterman（IW）の例を紹介した．第1章で紹介したように，この患者は，運動麻痺はなかったが，頸部以下のすべての触覚と深部感覚を失い，当初ベッドの上で身体を動かすことができなくなった．そこで手を使って起き上がろうと思ったが，手は動くがその動きはまったくコントロールできなかった．つまり，動きのスピードや方向はまったく意図したものと違うものになっていた．このような体験を通して，彼は体を動かそうとする試みはもはやまったく無駄だと悟り，身体を動かす努力をやめてしまったのである（学習性不使用；2.4.4項参照のこと）．その後，彼は驚異的なリハビリテーションの努力により，体性感覚なしに基本的な運動を行うことが可能になる．たとえば，ものをつかむ，平地を歩くなどの運動ができるようになった．しかし，これらを実行するためには，極度の集中力をはらって身体位置

を視覚で把握する必要があった（視覚による体性感覚の代償）．これらの事実は，健常人では無意識に（たとえば他のことを考えながら）行うことができる基本的な運動ですら，体性感覚を失うと実行が極めて困難になるということを示している．実行するためには，視覚に頼った尋常ならぬ努力と集中力が必要であり，集中力が低下すると運動はできなくなってしまう．

　IW のような患者の所見は，運動の遂行だけでなく運動の学習における体性感覚の役割を理解するうえで貴重な知見を提供する．たとえば，このような患者では，すぐ目の前のものに向かって手を伸ばす場合でも，正確に手の到達運動ができないことがある（Ghez *et al.*, 1995）．上述の通り，自分の手や腕の動きに関する視覚情報があれば，正確な到達運動を行うことができるようになるが，それは通常の運動学習とは異なる．なぜなら，自分の手の視覚情報を遮断されてしまうと，わずか 1 分後には乱れ始め，数分後にはまた軌道を大きくはずれる．通常，学習して体得した運動においてはこのようなことは起こらない．つまり，健常人は視覚が遮断されても正確な運動を行うことができる．これは，通常の運動学習において体性感覚が重要なことを示す好例である．到達運動だけでなく，手指の巧緻運動においても同様な報告がある（Rothwell *et al.*, 1982）．このように，IW のような体性感覚のない患者は，運動を正確に遂行できないだけでなく，運動の学習も困難になることがわかる．実際，第一次体性感覚野を破壊されたサルでは，新規運動の習得が困難になることが示されている（Pavlides *et al.*, 1993）．これらの事実は，運動学習における体性感覚の重要性を示している（Dimitriou, 2016）．

　我々が手や足を動かすためには，手や足の位置などを伝える体性感覚情報が必須である．一方で，その体性感覚情報に基づいて行われた運動は，逐次新たな体性感覚を生んでいる．このように，「体性感覚」と「運動」は切っても切れない関係にある．そのため，これまで両者の関係性を科学的に証明することが難しかった．上述した IW のような特異な患者の所見は，この関係性に関して大きな示唆を与えるが，このような疾患は極めて稀であり，また症状も患者によって異なる．したがって「体性感覚」と「運動」の関係性を定量的に証明するためには基礎研究が必須である．そこで，本章では，この基礎研究の背景と現状について概説する．2.2 〜 2.3 節では，動物実験に基づいた感覚信号と運動指令の相互作用の神経メカニズムについて解説する．

まず，2.2 節では体性感覚の受容と中枢伝達経路について概説した後，2.3 節では運動指令による体性感覚の制御について解説する．2.4 〜 2.5 節では，ヒトを対象とした実験を基に，運動領野における体性感覚情報処理（2.4 節）と体性感覚の自己身体認知への関わり（2.5 節）について解説する．

2.2　体性感覚の受容と中枢伝達経路

2.2.1　体性感覚の受容器

　第 1 章で述べたように，視覚の受容器は眼球，聴覚の受容器は内耳にあるのと同様に，手や足の体性感覚の受容器は手や足に存在する．しかし，19 世紀においては，まだこの体性感覚に特異的な受容器が存在することはわかっていなかった（Tuthill and Azim, 2018）．この時代には，運動神経と感覚神経をはじめて分離的に定義した Chrles Bell が「筋感覚」という概念を提唱したが（Bell, 1826; 1833），この筋感覚の起源は不明であった．たとえば，筋感覚の末梢受容器は存在せず，それらは運動コマンドを中枢内でモニターすることによって形成される，完全に中枢起源の感覚であるという仮説も提唱されていた．19 世紀の終わりから 20 世紀にかけて，Charles Sherrington らによって，末梢の感覚神経には筋由来のものがあり，これが運動や姿勢の制御に使われていることが証明された．彼は，このような自己の動きをモニターするような感覚を固有受容器感覚（proprioception）と定義し，たとえば皮膚感覚のような身体表面の機械受容器による感覚（表在感覚）や臓器由来の感覚（内部感覚）と区別する概念を提唱した（Sherrington, 1913）．シェリントンによるこの定義は現在でも用いられている．前節で説明したように運動に必要な自己身体の状況を感知する感覚器は固有受容器と呼ばれ，それによって形成される感覚は固有受容器感覚（proprioception）と呼ばれる．運動感覚（kinesthesia）という用語も用いられているが，ほぼ同義と考えてよい．

　第 1 章でも述べたが，現在では，この固有受容器感覚は主に筋紡錘・ゴルジ腱器官と呼ばれる，筋や腱の内部に存在する紡錘状の感覚受容器によって最初に受容されることがわかっている．したがって，これらが固有受容器感覚の中心的な受容器といえる．皮膚に存在する皮膚受容器なども運動に伴う

皮膚変位を感知することで，固有受容器感覚の形成に貢献しているが（Edin and Abbs, 1991），本章では，筋紡錘やゴルジ腱器官からの情報を起源とする固有受容器感覚を中心に解説する．

　第1章で紹介した筋紡錘やゴルジ腱器官の構造や機能に関して，以下でより詳細に紹介する．まず，筋紡錘は骨格筋の内部に散在している．骨格筋は錘外筋と錘内筋から構成されるが，この筋紡錘は錘内筋の中に存在する．錘外筋の機能は中枢神経系からの運動指令により，収縮して筋張力を発揮することである．一方，錘内筋の機能は錘外筋の現在の長さおよび変位を感知することであり，そのために筋紡錘が用いられる．つまり，錘内筋の長さ変化は筋紡錘を介して活動電位のインパルス頻度に変換され，求心性神経（Ia線維およびII線維）を通って中枢神経系に伝達される．一方，ゴルジ腱器官はコラーゲン状のメッシュ構造をしており，腱にかかる張力（つまり筋張力）を受容している．つまり，この張力がゴルジ腱器官においてインパルス頻度に変換され，求心性Ib線維を通して中枢神経系に運ばれる．

　以上をまとめると，筋紡錘は筋の伸張とその速度に関する情報を，一方で，ゴルジ腱器官は筋にかかる張力を中枢神経系に伝えており，前者は手や足の位置・運動情報を，後者は力覚情報を伝えるのに適している．これらの固有受容器が視覚と比べて特徴的なのは，物理的な動きが受容器の形を変化させ，これに伴ってインパルスを発生する点である．これが，体性感覚受容器が機械受容器と呼ばれる理由である．

　注意したい点は，筋紡錘は通常筋の伸張に応答するため，力を発揮するために錘外筋が短くなれば，筋紡錘はたるんでしまい，感覚受容器として機能しにくくなるということである．しかし，錘内筋は，錘外筋と近似した運動指令を中枢神経系から受けることによって張力を保ち，錘外筋が短くなる（収縮する）運動中においても，絶え間なく固有受容器感覚を中枢神経系に伝えることができる．これは，アルファガンマ（a-γ）連関と呼ばれている（Hunt and Kuffler, 1951）．

2.2.2　体性感覚の中枢伝達経路——上行路

　求心性神経（Ia, Ib, II群線維）によって伝えられる固有受容器感覚情報（インパルス頻度）は，脊髄と脳幹において，中枢神経系ニューロンに伝達

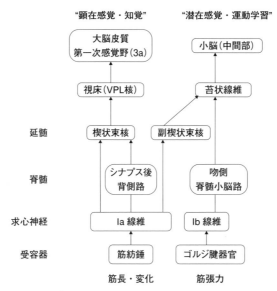

図 2.1 上肢の固有感覚の主な伝達経路（本文参照）

される．この伝達された情報は，これらのニューロンの投射先を手がかりに
考えると，主に2つの機能を持っていると考えられる．第1に，脳幹におけ
る中継ニューロンはその多くが，直接・間接的に大脳および小脳に伝達され
るため，主として体性感覚を上位中枢に伝えるための機能を想定できる．第
2に，脊髄における中継ニューロンには，同様に感覚上行路として機能して
いるものと，脊髄反射回路を経由して直接運動を変化させるニューロンが存
在するため，体性感覚を上位中枢に伝えるだけでなく，反射運動を引き起こ
す機能も考えられる．ここではまず，体性感覚を上位中枢に伝える経路，
「上行路」について解説する．なお，固有受容器感覚の上行路は，上肢と下
肢でその特徴が異なるので，以下では別々に解説を加える．

　上肢の固有受容器からの求心性神経は，脳幹ではまず延髄の楔状束核に投
射する．楔状束核は主核と外核から構成される（図2.1）．主核には，視床に
投射し，固有受容器感覚の知覚（顕在感覚）の形成に関わる経路（内側毛体
路）に属するニューロンが存在する．一方で，外核には，小脳中間部に投射
するニューロン（苔状線維）が存在し，これらは潜在的な運動制御に必要な

固有受容器感覚情報を提供する（楔状束小脳路）．脊髄においては，上肢からの固有受容器感覚は，シナプス後背側核経路（postsynaptic dorsal column pathway）や吻側脊髄小脳路ニューロンに伝達され，それぞれ楔状束核（主核）および小脳（主に虫部）に投射することが知られている．したがって脊髄においても，顕在感覚（知覚）に関わる経路と潜在感覚に関わる経路は，初期から分離している．小脳への上行経路には，楔状束核と脊髄を経由する経路が存在し，前者は主としてIa線維が，後者は主としてIb線維が投射していると考えられている（たとえばOscarsson, 1965）．

　下肢に関連する固有受容器からの求心性神経は，上肢と同様に延髄および脊髄で中継される．延髄においては，楔状束核の内側にある薄束核で中継され，これらは皮膚感覚経路とともに内側毛体路を形成する．一方で，小脳への経路はすべて一旦脊髄を経由する．第二腰髄から第一胸髄までの固有受容器感覚を伝えるI群求心性神経は脊髄後角基部の背核（クラーク核）に投射する．クラーク核のニューロンは背側脊髄小脳路を経由して，小脳中間部に投射する．他方，第二腰髄以下の固有受容器感覚は，脊髄前角の辺縁にある脊髄境界細胞と呼ばれる細胞に投射する．その後，脊髄境界細胞は腹側脊髄小脳路の一部を形成して，小脳虫部（反対側）に投射する．

　さて，それぞれ上肢および下肢から楔状束核（主核）および薄束核に伝えられた固有受容器感覚は，その後さらに視床VPL核において，大脳皮質に投射するニューロンに伝達される．第一次体性感覚野が主な投射先であるが，その一部は直接第一次運動野に投射するとする報告もある．体性感覚野においてはまずブロードマンの3a野に投射し，その後主として2野に投射する．一方，小脳虫部や中間部に伝達された固有受容器感覚は，意識にのぼらない運動制御や運動学習に関わる小脳内神経回路において処理される．

2.2.3　体性感覚の中枢伝達経路──脊髄反射回路

　固有受容器感覚に関わる求心性神経（Ia, Ib, II線維）は脊髄反射経路にも投射し，直接運動を変容させることができる．従来，それぞれの求心性神経は独自の反射反応を引き起こすと考えられてきた．Ib線維は筋収縮に伴って活動するが，収縮した筋を支配する運動ニューロンを抑制する介在ニューロン（抑制性介在ニューロン）に投射し，その筋収縮を抑制するという機能を

担う．II 線維は筋の伸張に応じて活動し，屈曲反射などに関わると考えられている．また，Ia 線維は筋の伸張とこの変化速度に応じて活動し，伸ばされた筋を支配する運動ニューロンを興奮させて，その筋を短縮させる（伸張反射）．これと同時に，拮抗筋を抑制する介在ニューロンにも投射して，主働筋-拮抗筋の筋シナジー（Takei *et al.*, 2017）を作り出す．

　これらが従来の定説であるが，近年の研究から例外も多く見つかっている．たとえば，Ib 線維は，麻酔下の動物では確かに抑制性介在ニューロンに投射するが，無麻酔状態ではむしろ興奮性ニューロンに投射して，筋収縮を高進させる（McCrea *et al.*, 1995）．また，多くの脊髄ニューロンは Ia, Ib, II のうち，複数種類の感覚神経から入力を受けている．加えて，たとえば随意運動時には，このような脊髄ニューロンは脊髄下降路によって異なった制御を受けている（Baldissera, 1981）．したがって，感覚神経と脊髄ニューロンの単純な入出力パターンから推定される異なった反射経路が，実際の運動時に個別に機能している可能性は低い．これらの反射経路が随意運動制御中にどのように作動しているのかを明らかにするためには，複数の固有受容器感覚や下降路指令がどのように脊髄で統合されているのかについて，さらに詳細に調査する必要がある．

2.3　運動指令による体性感覚の制御

2.3.1　「知る」ために「動く」ということ

　次に実際の生活環境（リアルワールド）における体性感覚の影響を考えてみる．リアルワールドでは実験室の環境と違って多くの刺激に満ちている．その中で，体性感覚が他の感覚，たとえば視覚や聴覚と大きく異なるのは，体性感覚でものを感じる場合には，基本的に「運動」が必要なことである．たとえば，開眼していれば眼球を積極的に動かさなくても，目の前に何があるかはわかる．一方，上肢を用いて同様のことを行う場合，積極的に腕を動かして目の前の物体に働きかけ，そこから生まれる触覚や固有受容器感覚を脳内で統合した結果，外部環境の特徴が認知される．手の運動の場合，このことをアクティブタッチ（詳しくは岩村，2001）と呼び，また最近では運動を用いた外部環境の認知の概念全体をさして「移動知」と呼ぶ場合もある

（詳しくは，浅間他，2010）．

　このように運動は体性感覚を生み，またその体性感覚自体が我々が運動しているという主観（運動感覚）の源となっている．また，我々は体性感覚と運動の干渉を日常的に経験している．たとえば，他人に手のひらをくすぐられる場合と自分自身でくすぐる場合とでは，自分自身でくすぐった方が「くすぐったさ」が抑制されること，また自分自身でくすぐった場合でも，より早く皮膚を刺激した方が感覚の抑制が大きいことなどを，我々は経験的に知っている（Blakemore *et al.*, 1998）．さらに，統合失調症の患者ではこの抑制が少ない（自分がやっても他人がやっても同じように感じる）ことから病態の診断への応用を検討する研究もある（Blakemore *et al.*, 2002）．これらの例は，中枢神経系のどこかで，運動指令が感覚入力に影響を与えていることを強く示唆している．しかしながら，このような自分の運動による感覚入力の違いはなぜ起こるのか？　その神経メカニズムについてはまだ不明な点が多く，現在多くの研究がなされている．それらの多くは，中枢神経系の中で，たとえば手の運動のコマンドを送る中枢が，それと同時に感覚中枢の活動をどのように変えているのかについて研究している．そこで次項では，中枢神経系内での体性感覚の中継地点である，脊髄，延髄，大脳皮質においてどのような感覚と運動の相互作用が起こっているのか説明する．

2.3.2　皮質下レベルでの制御

　前項で概説したように，固有受容器感覚は特定の末梢受容器で感知され，その情報は神経細胞のインパルス列に変換されて，まず延髄や脊髄に運ばれる．これらは感覚上行路を経由して，大脳皮質や小脳などに伝達され，顕在的な身体位置の認知や潜在的な手足や姿勢の制御に用いられる．一方，脊髄からは反射経路を通じて直接筋活動やそのパターンが作り出される．このような，脊髄や延髄における固有受容器感覚伝達の中継点（シナプス）の多くには，上位運動中枢（大脳皮質や赤核など）からのトップダウンの入力があることが古くから知られている．たとえば，脊髄上行路や反射回路の中継点である脊髄中間層は大脳皮質から脊髄の投射の80％以上が密集している（Morecraft *et al.*, 2013）．また楔状束核にも大脳皮質からの投射があることが知られている（Cheema *et al.*, 1985）．したがって，固有受容器感覚情報は

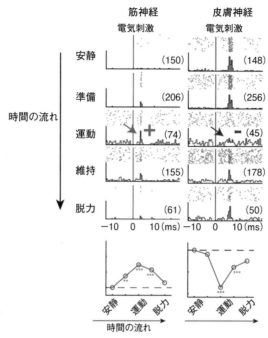

図2.2　手の運動中に皮膚感覚と筋感覚は異なった制御を受ける

　サルが手首を（1）安静，（2）運動準備，（3）手首運動，（4）力維持，（5）脱力している際に，筋神経（左）および皮膚神経（右）を刺激した際の脊髄細胞の反応．皮膚神経を刺激すると，安静時には大きな反応（ヒストグラムのピーク）が認められるが，運動中にはこのピークが消失する（−）．しかし，筋神経を刺激した場合は，逆に反応が大きくなった（＋）．求心神経入力は対象とする感覚の種類によって柔軟にコントロールされていることが明らかになった．

　大脳皮質に伝達される前に皮質下のこのような固有受容器感覚の中継核において，運動指令によってすでに修飾されている可能性が高い．

　一例として筆者らの研究を以下に紹介する（図2.2；Confais *et al.*, 2017）．サルに手首の曲げ伸ばし運動を行うよう訓練し，その際に皮膚神経や筋神経（主として Ia 線維）を人工的に刺激して，脊髄にある上行路や脊髄反射の中継細胞の活動を記録した．常に一定の中継細胞の活動が起きるように，刺激の強さを常に一定とした．このような条件にもかかわらず，運動中には中継細胞の活動が一定ではないことが明らかとなった．つまり，Ia 線維への刺激

脊髄の断面図

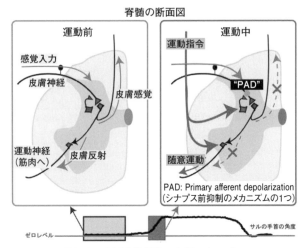

図2.3　末梢感覚制御の中枢メカニズム

　左：サルが運動を行ってないとき，皮膚表面への刺激は，大脳皮質に伝わって「皮膚感覚」が生まれ，同時に運動神経に伝わって「反射」が起こされる．右：運動を行う際，運動中枢は筋肉に指令を送ると同時に，皮膚神経端末にシナプス前抑制（PAD）を引き起こし，不要な皮膚感覚入力を抑制する．

効果は運動中に高進しており，一方で，皮膚感覚への刺激効果は運動中に抑制されていた．この事実は，上記の「移動知」を作り出すメカニズムが体性感覚処理の初期段階，つまり脊髄の中継細胞においてすでに作動していることを示している．また筋由来のIa線維と皮膚神経における反応性の違いは，運動中には固有受容器感覚のみが（他の末梢感覚に比較して）より貢献度を増加させるような調節がなされていることを意味していると考えることができる．

　筆者らはさらに，これらの背景にある神経生理学的なメカニズムを探った（Seki *et al.*, 2003）．その結果，2つの新たな発見があった（図2.3）．1つは，皮膚感覚が「シナプス前抑制」によって抑制されていることである．末梢神経から中枢神経細胞への情報伝達の様式として，シナプス前機構とシナプス後機構がある．前者は，末梢神経が中枢神経細胞に伝達される前に，末梢神経自体の活動を変化させるものである．末梢神経の活動はすべてその神経細胞に伝達されるが，後者は，当該細胞自身の興奮性を変化させることによっ

て，末梢入力の影響を増幅・減弱させるメカニズムである．したがって，このシナプス前抑制が引き起こされていたということは，この運動時の感覚入力の抑制が，必要な感覚のみで選択的に行われていたことを示している．もう1つの発見は，このシナプス前抑制が運動開始前から始まっていることである．この事実は，「シナプス前抑制」が，実は運動を計画・実行する大脳皮質や赤核などからの脊髄下降路によって引き起こされている可能性を強く示唆する．つまり，大脳皮質が運動指令を送る際，ただ単に筋肉を収縮させて力を発揮させるだけでなく，感覚入力もシナプス前抑制を通して制御していることを意味する．言い換えると「移動知」を形成するため，脊髄のような中継核においては，意味のある感覚情報が強調され，一方，重要度の低い感覚入力は抑制されて，次の中継核や感覚皮質に伝達されていることになる．このような仕組みによって，大脳皮質は適切な体性感覚情報を用いて運動制御を行うことができる．

　ここでは，主に大脳皮質に伝わり我々が知覚できるような感覚経路に対する，トップダウンの感覚入力制御について述べてきたが，感覚上行路にはもう1つ，意識にのぼらない経路がある．つまり，楔状束核外核やクラーク核（Hantman, 2010）など脊髄小脳路を経由して小脳に体性感覚を伝える経路である．小脳は運動学習の中枢であり，この経路から伝えられた現在の自分の身体の位置などを基準に次の運動を調節している．もし，このような中継核にも上記のようなトップダウンの感覚入力制御が働いているなら，小脳には必ずしも体性感覚情報がそのまま伝わっていないことになり，このトップダウン入力も運動学習に関与する可能性が考えられる点で大変興味深い．

2.3.3　皮質レベルでの制御

　運動に伴う体性感覚情報の調節は，大脳皮質レベルでも行われている．近年特に齧歯類のヒゲ運動モデルを用いてさまざまな知見が得られているが，この知見に関しては他の総説を参照されたい．ここでは，筆者らの研究から，その機能を考察する．

　上記と同様の実験系を用いて，筆者らは大脳皮質（第一次体性感覚野，第一次運動野，腹側運動前野）の活動を記録した（図2.4；Seki and Fetz, 2012）．その結果，皮膚神経刺激に対する大脳皮質の反応は運動中に顕著に

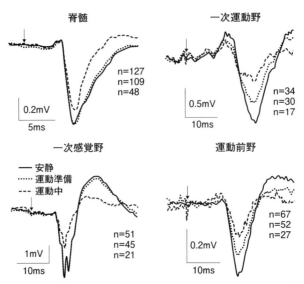

図2.4 皮膚神経刺激によって引き起こされた神経活動の運動時変化

　皮膚神経に電気刺激（↓）を同一の強さで刺激した際の脊髄，第一次運動野，第一次感覚野，運動前野の神経活動の大きさ（それぞれの波の最大振幅）．運動開始前（実線），運動準備期間（点線），運動中（破線）における皮膚感覚反応を脊髄と大脳皮質（3領域）で比較した．運動中（破線）は脊髄を含むすべての領域で神経活動が低下していた．このことは，運動時の感覚抑制が脊髄のレベルですでに始まっていることを示していた．さらに運動準備時間（点線）においては，運動野（第一次運動野と運動前野）のみ抑制が認められた．

抑制されていた．この反応は，上記の中継核におけるものと同様である．つまり，皮質下レベルでの皮膚感覚の運動指令による抑制は，結果的に皮質活動に影響を及ぼし，これらが触覚や運動の知覚などに影響を及ぼしうることが明らかになった．興味深いことに，このような運動中の感覚応答の抑制は，記録したすべての領野で観察された．一方で，運動開始前より顕著に認められる感覚応答抑制は，特に第一次運動野と腹側運動野のみで観察された．さらに興味深いことに，この抑制度合いが大きければ大きいほど，サルは素早い運動を行うことができることが明らかになった（図2.5；Seki and Fetz, 2012）．この結果は，たとえば，サッカーのプレー中に怪我をしても痛みを余り感じずにプレーを続行できるように，運動と直接関係しない感覚の抑制が，運動の準備中に運動の実行と一緒に準備されることを示唆している．こ

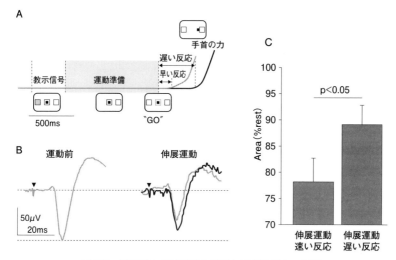

図 2.5 運動野の神経活動の抑制と反応時間との相関

A：サルは手首屈曲（左）または伸展（右）のどちらの運動を行うべきかの教示信号を PC ディスプレイ上で与えられる．その後の運動準備期間では手首屈曲または伸展の準備を行っている．その後の"Go"信号を合図にできる限り速く，手首を教示された方向に動かすことによって報酬が与えられる．多数の手首運動を反応時間（速い or 遅い）を基準に 2 つに分けた（黒とグレー）．B：運動準備時に，皮膚刺激によって誘発された運動皮質の神経活動は運動前（教示信号より前）に比べて低下しているが，その低下は速い反応において顕著であった．C：運動皮質の複数の記録箇所における感覚抑制（平均）．速い反応において抑制が有意に大きい．この結果は，素早い運動が行われるときほど，運動野における感覚抑制が大きいことを示している．

れは，霊長類では過去に報告されたことのない新しい感覚応答抑制のタイプであり，大脳皮質での感覚応答の抑制がより良い運動と関係していることを強く示唆している．

　第一次体性感覚野においては，皮膚感覚と固有受容器感覚の機能局在に明確な違いがある．皮膚感覚は 3b，1 野，固有受容器感覚は 3a，2 野という分類である．上述の筆者らの知見は皮膚感覚を対象としたものであり，感覚応答抑制は主として 3b，1 野において認められた．3a 野は大脳皮質への固有受容器感覚の入り口であり，脊髄で観察された固有受容器感覚の運動時の増強が同様に 3a でみられるのか，3b，1 野のみに限定された応答なのか，明らかではない．3a 野はヒトやサルでは中心溝の底部に位置する狭い領域で，

活動評価が難しいため，3a 野の感覚運動制御における機能に関する知見は
大変乏しい．しかし，近年，筆者らは覚醒動物における 3a 野を同定する方
法を確立し（Yamada *et al.*, 2016），3a 野においても Ia 神経刺激の反応が運
動中に変化しうることを確認しつつある．変化の詳細については現在解析中
であるが，皮膚神経同様，3a 野における筋固有感覚の神経表現も受動的なも
のでなく，運動指令によって調節されていると考えられる．

2.3.4　機能的意義

　これまで述べてきたように，我々は自己身体の動きを，多数の体性感覚受
容器からの求心性感覚信号（感覚フィードバック）によって認知している．
しかし，この感覚フィードバック自体は，トップダウンの運動指令によって
生成された運動と他動的な運動とを区別しない．つまり，能動でも受動でも，
結果として運動が同一であれば，脳は同一の運動として認識する．したがっ
て，感覚フィードバックのみでは運動主体感，つまり「自分が運動をしてい
る」という感覚は形成できない．運動主体感の形成には，感覚フィードバッ
クだけでなく，それが能動・受動のどちらに起因するのかに関する情報が必
要となる．このために最もシンプルな方法は，筋や身体を動かすための遠心
性運動指令と，その結果身体から帰ってくる感覚フィードバックを比較する
ことである．両者が等しいときは，運動指令で予想された運動が行われたこ
とになり能動運動と判断できる．一方で，両者が大きく異なる場合は受動運
動と判断できる．これまで述べてきた，運動指令信号による感覚入力の修飾
は，この自他の動きの識別，つまり運動主体感の形成に貢献するものかもし
れない．

　近年，Friston らは，自由エネルギー原理に基づく「能動的推論」という
考え方による，運動制御システムの捉え方を提案している（Adams *et al.*,
2013）．この場合，皮質や赤核から運動ニューロンへの下降路は随意運動に
おける「自己受容感覚予測」信号を運び，脊髄の神経回路が「感覚予測誤
差」を計算して，運動コマンドを作り，運動ニューロンに伝えると考えられ
ている．この新しい概念に基づけば，これまで解説してきた求心神経活動の
運動時の修飾は，感覚予測誤差の計算や，予測誤差の精度の定義に関わって
いる可能性もある．

2.4 運動領野で処理される固有受容器感覚

2.4.1 ヒトにおける運動感覚情報処理——運動錯覚を例にして

2.3 節までは，体性感覚が受容器から中枢神経系の各領域に伝達される仕組みと，それらが随意運動中にどのように扱われるかについて，主にサルを対象とした実験から得られた神経細胞レベルでの知見を紹介してきた．本節以降では，ヒトの脳における固有受容器感覚の情報処理過程に関する知見を紹介する．自分が感じている固有受容器感覚をサルに報告させる実験は大変困難である．一方で，ヒトを対象とした実験の場合は，このような顕在感覚を被験者に報告させることが可能である．以下では，手や足などの位置変化や姿勢などの固有受容器感覚の認知が生成される仕組みについて解説する．

2.2.1 項で述べたように，筋紡錘は基本的に筋の伸張時に活動する．これに加えて，筋紡錘は適切な周波数（80 Hz 付近）の振動刺激に対しても，神経活動を増加させる特徴がある（Goodwin *et al.*, 1972; Roll and Vedel, 1982）．この特性を利用すると，自ら運動せずともあたかも手や足が実際に動いているかのような明瞭な運動感覚（錯覚）を体験することができる（Goodwin *et al.*, 1972; Naito *et al.*, 2016）．たとえば，手首の伸展筋の腱に振動刺激を付与すると，あたかも手首が実際に屈曲しているかのようなリアルな運動錯覚を体験できる（図 2.6A および序章図 11）．この振動刺激は手首伸展筋の筋紡錘を活動させる．筋紡錘が脳に送る信号は，その筋が伸ばされたという情報である．したがって，この刺激中に，脳は手首伸展筋が伸ばされているという情報を処理することになる．その結果，被験者はあたかも手首が屈曲しているかのような体験をすることになる（図 2.6A）．この体験は，たとえば自分が積極的に運動したときに感じる「自分が手を曲げている」という感覚（運動主体感）や他人に自分の手を動かされたときに感じる「自分の手が曲げられている」という受動的な感覚とは異なる，「自分の手首が曲がっている」という純粋な感覚体験である．

運動錯覚中には実際に四肢が動いていないため，動いていない四肢に関する静的な視覚情報は，運動錯覚を有意に減弱させる（Hagura *et al.*, 2007）．したがって，実験は被験者が閉眼で行うことが多い．また，運動錯覚の実験

は，通常手首，腕，足首などを対象にすることが多い．いずれの場合も，実際には動いていなく，自ら動かそうと意図しないにもかかわらず，体験することができる点は身体部位に関係なく共通している．一方で，まったく同一の振動刺激を使った場合，足首の錯覚体験は，手首や腕よりも弱いことが多い．これは，足首の腱が，手首や腕よりも太く，振動刺激の効果が筋に伝わりにくいためと考えられる．一般に 20 Hz 以下の低い周波数や 180 Hz 以上の高い周波数では強い運動錯覚は体験しにくい（Naito *et al.*, 1999）．これは，Ia 求心性線維の活動様式が周波数によって異なるためと考えられている（Roll *et al.*, 1989）．Ia 求心性線維は振動刺激の周期に応答して調和的な活動を示す（図 2.6A）．このような活動パターンを示す Ia 求心性線維の数は，80 Hz 付近が最も多く，これよりも高いまたは低い周波数ではこのような線維の数は少なくなり，これが運動錯覚の体験に深く関係すると考えられている（Roll *et al.*, 1989）．

2.4.2　運動感覚情報処理における運動領野の重要性

　筆者らは，被験者が手や足の運動錯覚を体験している際の脳活動を，機能的磁気共鳴画像装置（functional magnetic resonance imaging: fMRI）を用いて測定する実験を行ってきた．fMRI は，脳内の血中酸素濃度依存性シグナル（blood oxygenation-level dependent signal: BOLD 信号）を計測している．これは，血液中の酸素化ヘモグロビンと脱酸素化ヘモグロビンの比率によって変化する MRI 信号で，脳の局所的な細胞を活動させるためのシナプス入力とよく相関する．

　このようなニューロイメージング研究を行うと，運動錯覚中には，第一次体性感覚野 3a 野や脊髄小脳などの体性感覚関連領野に加えて，第一次運動野，背側運動前野，帯状回運動皮質，補足運動野，大脳基底核，小脳皮質など通常随意運動など被験者が自分で運動を生成する際に活動する運動中枢が活動する（図 2.6B; Naito *et al.*, 2016）．一方で，これらの運動領野は，運動錯覚が惹起されない皮膚刺激条件では活動しない．つまり，随意運動の中枢が，実際の手足の動きや被験者の運動意図がないにもかかわらず，運動錯覚を体験するだけで活動する．運動錯覚中の運動領野の活動は筆者らの研究以外でも確認されている（Cignetti *et al.*, 2014 など）．

　上述の運動領野ネットワークの中でも，中心前回（第一次運動野と背側運動前野の一部を含む）の活動は，これまで筆者らが行った運動錯覚研究において常に一貫して有意な活動が認められた脳領域である．中心前回は運動指令を脊髄の運動ニューロンに送って四肢の運動を制御する，運動実行の中枢である．つまり，前述の結果は，運動野は実際の運動が行われていない状況でも，筋紡錘からの固有受容器感覚信号を受け取っていることを示している．実際，サルの電気生理学的研究より，3a 野のみならず，運動野（第一次運動野や背側運動前野）などの細胞には，筋紡錘由来と考えられる運動感覚信号が入力されることが報告されてきた（Porter and Lemon, 1993）．これら一連の結果は，筋紡錘由来の運動感覚信号は運動野を中心とする運動領野ネットワーク内に伝搬して，以下で述べるような運動感覚入力から運動出力への変換をしていることを示唆している．また，この事実は，受動運動など筋肉への介入は，実は，脳の運動領野への介入であることを意味している（Kawahira et al., 2010）.

　運動錯覚では実際の運動が伴わないため，運動野の活動は運動を実際に実行する場合に比べると弱くはあるが，実際の運動実行時にみられるように，錯覚を体験している四肢に対応した体部位再現部（ホムンクルス）に認められる．加えて，運動錯覚中の運動野の活動は，8 ～ 11 歳の子供ではすでに，成人と同様に観察できる（Naito et al., 2017）.

　筋肉と運動野は大脳皮質経由の長潜時反射回路を形成している（Cheney and Fetz, 1984）．これは，筋肉が伸ばされる場合に起こる伸張反射のうち，脊髄反射よりは，長い潜時（50 ～ 90 ms）を持つ反射回路である．この長潜時反射回路は，感覚情報を受け取って筋活動を生成できる点においては，よく知られている脊髄反射経路と同一である．しかし，大脳皮質を経由する反射経路であることから，随意性，つまり必要な状況に応じて異なったやり方で感覚‐運動変換を行うことが可能な経路といえる．実際，近年のサルの電気生理学的実験により，サルが随意的に腕の運動を行っている途中で，腕に外乱を与えて腕の運動の軌道を邪魔しても，運動野の細胞は極めて短潜時（50 ms）で，オンライン・フィードバックをかけ，元々目的としていた腕運動に修正できることが示されている（Pruszynski et al., 2011；第 3 章 3.1.7 項を参照のこと）.

　運動錯覚も，同じ運動野において反射回路の入力系を共有していると推定できる．一方で，その違いは，出力にある．長潜時反射の場合，伸ばされた筋肉を収縮するように，脳は運動感覚信号を変換して運動指令を出力する．これはいわば，感覚-運動系のネガティブ・フィードバックの回路といえる（Fetz *et al.*, 1980）．一方で，運動錯覚の場合，筋のリラックスが要求されるため，このような反射が起こりにくいように何らかの抑制機構が働いていると想定できる（Naito *et al.*, 2016）．リラックスできていない筋肉の腱に振動刺激を与えると，おそらく脊髄反射や長潜時反射と同様の経路の働きにより，その刺激された筋が収縮する方向への活動（持続性振動刺激反射）が生じる（Eklund and Hagbarth, 1966）．たとえば，リラックスしていない右手首の伸筋の腱を振動刺激すると，伸展筋の筋活動が顕著に観察される．この場合，右手の伸筋群を支配する左運動野の細胞が活動している可能性が高いと想定できる．一方で，運動錯覚を体験する場合には，長潜時反射や持続性振動刺激反射とは逆の運動野細胞の興奮性の上昇がみられる．たとえば，右手首の屈曲運動錯覚中に，右手を支配する左運動野の手領域に微弱な磁気刺激を与えて，運動野細胞の興奮性を調べると，錯覚中には手首の屈筋（＝運動錯覚の主動筋）を支配する運動野細胞の興奮性が上昇していることがわかる（Kito *et al.*, 2006）．これは，手首屈曲運動を実行する場合と同様の運動野の興奮性パターンである．実際，運動錯覚を長く体験する（振動刺激を長時間与える）と，主動筋の筋活動が生じることがある．

　この筋活動の存在自体は，運動錯覚を体験するための必要条件ではない（Amemiya and Naito, 2016）．しかし，このことは，ヒトが運動錯覚を体験する場合，運動野はあたかもその運動を行っているかのような内在性の神経活動（運動指令）を示すことを意味している．この信号は前節で紹介した「随伴発射」に相当する可能性がある．このような長潜時反射や持続性振動刺激反射とは逆の神経作用は，いわば，感覚-運動系のポジティブ・フィードバックの回路ということができる．このような回路は，たとえば，手首を曲げ続ける場合に，運動野が逐一その運動指令を生成して発動しなくとも，筋からの運動感覚信号を運動指令に変換して，より効率的に運動が実行できるための基盤となっているだろう．2.3.2項のサルの実験で紹介したように，運動中には固有受容器感覚入力が高進しているという事実がある．この事実

は，運動野が固有受容器感覚を巧みに利用して効率的に運動を制御している
可能性を示唆している.

2.4.3　運動感覚の知覚

　2.2.1 項で述べたように，実際に動いている四肢の動きの知覚には，筋紡
錘からの運動感覚信号のみならず，腱に存在し筋張力に応答するゴルジ腱器
官，関節に存在し関節にかかる圧に応答する圧受容器，さらには動きに伴う
皮膚の変位や圧に応答する皮膚受容器からの信号も貢献する．運動錯覚の場
合，四肢の実際の動きは伴わないので，これらの受容器からの運動錯覚体験
への貢献は少ないものと想定されている.

　他の受容器に比べると，筋紡錘からの Ia 求心性感覚線維は，筋の伸張時
に活動し，その伸張速度に応じて活動を増加することが特徴的である（Burke
et al., 1988）．つまり，筋紡錘からの運動感覚信号は，どの筋がどの程度の速
度で伸ばされたかに関する情報を脳に送っていることになる．したがって，
この情報は，四肢の動きの方向とその速度に関する脳の知覚に貢献している
はずである．この情報を他の大脳皮質領域に比べて比較的早い段階で受けと
っている運動野の活動には，四肢の動きの方向や速度に関する基本的な情報
が表現されている可能性が高く，この活動は四肢の運動感覚知覚にとって基
本的な役割を果たしていると考えられる.

　実際，運動野の活動と運動錯覚体験量の相関はこれまで複数の研究で示さ
れている．たとえば，運動錯覚を体験している手とは反対側の運動野への磁
気刺激によって運動野細胞の興奮性を調べると，手首の角度として報告され
た錯覚体験量が大きい人ほど運動野の興奮性が高まっている（Naito *et al.*,
2002a）．また，手首の運動錯覚中に，動いていない静的な手の視覚情報を見
ると錯覚が大きく減弱する現象を利用して，錯覚の減弱度合いに相関する脳
活動の変化を調査すると，手の左右にかかわらず，手と反対側の運動野の活
動が錯覚の減弱度合いとよく相関して減弱する（Hagura *et al.*, 2007）．さら
に，左運動野手領域を損傷した患者では，左手の運動錯覚は体験できるが，
右手の錯覚は体験しにくいことも明らかとなっている（Naito *et al.*, 2011）．
これらの事実は，運動野が，単に四肢の運動を制御する運動実行の中枢であ
るばかりでなく，四肢の筋肉から運動感覚情報を受け取り，この感覚処理

（感覚‒運動変換）における重要な位置にあることを示している．

　自分の四肢が動いているという感覚体験は決して一様ではない．固有受容器感覚による筋運動感覚体験もあれば，視覚誘導性の体験も存在する．したがって，自分の四肢が動いているという感覚体験に，常に運動野の活動が関与しているとは限らない（Kaneko *et al.*, 2015）．また，運動野が活動していること自体は，運動感覚の意識的体験にとって十分条件ではないかもしれない．しかし，上述の研究結果は，自分の四肢の動きに関する筋からの基本情報を表現しうる運動野の活動状態が，自分の四肢があたかも実際に動いているかのようなリアルな運動感覚の意識的体験にとって重要な基盤要素であることを示している．

2.4.4　運動錯覚を利用したリハビリテーション

　脳は，運動の体験を通して，自らの運動指令とその結果生じる身体動作や外部環境の変化との関係性を学習し，この関数関係を内部モデルとして獲得する．これが通常我々が考える運動の学習である．しかし，まったく別のタイプの学習も存在する．たとえば，比較的長時間身体をまったく動かさない状態が持続すると，脳は身体を動かさないことを学習してしまう．これは一般に，「学習性不使用（learned non-use）」と呼ばれる現象である．これは，脳が，ある運動を実行する過程を学習するのではなく，身体を動かさないことを定常状態として学習してしまう現象である．たとえば，右手首にギプスを装着し，5 日間，手首を動かせないまま生活する．この体験の前後で，右手首の屈曲伸展運動中の脳活動を計測すると，ギプス装着後には，運動野手領域などの活動が萎縮していることがわかる（Roll *et al.*, 2012）．この中枢性の萎縮が，「学習性不使用」と深く関係すると考えられている．

　学習性不使用は，たとえば，脳損傷などからの運動機能回復を目的としたリハビリテーションの際に，しばしば問題となる．なぜかというと，患者自身が手や足の動かし方そのものがわからないと訴えるため，リハビリテーションの遂行自体が困難になるからである．このような場合，脳が身体を動かす感覚を「忘れている」と考えてもよく，この感覚を誘導するリハビリテーションが有効となる．この運動感覚の誘導にはセラピストの手技による受動運動（Kawahira *et al.*, 2010），視覚映像による運動の提示（Kaneko *et al.*,

2015) や運動錯覚を惹起する方法など多様な方法がある．これらのうち，受動運動と運動錯覚は運動野を活性化する (Naito *et al.*, 2016)．特に，運動錯覚は実際の四肢の動きを伴わずに運動野を活性化できるので，ギブス装着期間の運動中枢への介入が可能である．実際，上述した手首のギブス生活に伴う運動野手領域の萎縮は，この期間中に手の運動錯覚を体験させることで，抑えることができる (Roll *et al.*, 2012)．

また，運動錯覚を感じるために被験者は四肢をリラックスしたり，運動感覚に意識を向ける必要がある．したがって，運動錯覚は四肢のリラックスや運動感覚への気づきなどのトレーニングとして用いることもできる．さらに，後述する病態（身体）失認患者が運動感覚（自己身体運動認知）の障害を伴っているかどうかの判定にも利用することが可能である（2.5.2 項参照）．

このような運動錯覚を用いたリハビリテーションは，運動野の活動を必要とするため，運動野自身を損傷している患者さんにおいては困難であると想定される．このような場合には，視覚映像による運動の提示が有効である．なぜなら，この方法は運動野の活性化をさせなくとも，自分の手が動いているかのような疑似体験をさせうるからである．このように，個々の介入方法が引き起こす脳内での異なった効果と，脳疾患や損傷の個人差に応じて，適切な感覚介入法を選択したり，これらを適切に組み合わせることがリハビリテーションにとって重要であると考えられる．

運動機能回復リハビリテーションの目的は，患者の随意的な運動制御を最大限に引き出すことである．この意味で，セラピストが患者の四肢を動かすような受動運動のリハビリテーションは一見，効果が薄いように感じられる．しかし，受動運動を事前に体験させることで，その後の能動運動の学習を促進できる可能性がある (Sakamoto and Kondo, 2015)．また，受動運動においてもある種の弁別課題を課すなど，脳が積極的に受動運動情報を処理しようとする状況を設定することで，受動運動はその後の能動運動の学習を促進させる (Darainy *et al.*, 2013; Vahdat *et al.*, 2014)．このように最近の研究においては，受動運動を能動的に処理するためのさまざまな工夫が提案されている．

前述した通り感覚誘導型のリハビリテーションは，実際の運動を誘導するように行う工夫が大切である．感覚誘導によって簡単に運動を表出できるよ

うになれば問題はないが，どうしても実際の運動を表出できない場合には，運動の意図と組み合わせることから始めるのが有効であろう．ヒトは，運動を意図し，この運動を脳内で想像する能力を有する．これは，一般に運動イメージ（メンタルシミュレーション）といわれ，実際には運動を表出しないが，意図をもってある運動を行おうとする内的な過程である．ヒトが運動をイメージすると，補足運動野や背側運動前野などの高次運動領野，小脳，大脳基底核や視床などの皮質下領域，さらには広範な前頭-頭頂ネットワークまでも，運動イメージ中に活動することがわかっている（Hetu *et al.*, 2013）．運動イメージ時には，運動錯覚で観察されるような，頑強な運動野活動は見られないが，運動イメージによって運動野の興奮性が高まることはよく知られている（Munzert *et al.*, 2009）．

　患者が自身の運動を想起（イメージ）することができれば，それは感覚の誘導と無理なく融合できるだろう．たとえば，被験者が右手の屈曲運動錯覚を体験している最中に，この手がさらに曲がっているかのようなイメージを意図的に付加する．すると，イメージを付加しない場合に比べて，より強い運動錯覚を体験することができる（Naito *et al.*, 2002b）．このように運動感覚体験と運動イメージの統合に線形性が認められるのは，手の運動錯覚と運動イメージが運動領野に共通の神経基盤を持つためと考えられる（Naito *et al.*, 2002b）．この例のように，ボトムアップ型で運動を運動錯覚で誘導しながら，運動イメージのようなトップダウン型で運動の意図とこの感覚体験を融合させていく方略は，その動かし方が「忘れ」られてしまった身体部位の随意運動制御を再建するための有効な方略であろう．

2.5　固有受容器感覚と自己身体認知

2.5.1　運動錯覚と右半球下前頭-頭頂ネットワーク

　身体認知は，前頭-頭頂ネットワークが主要な役割を果たす 2 巻のトピックであるが，ここでも身体認知について少し触れておきたい．というのは，筋肉に由来する運動感覚情報は，上述の運動領野ネットワークに加えて，前頭-頭頂ネットワークでも処理され，「自分の手が動いている」という身体意識に至ると想定できるからである（図 2.6C）．この事実は，身体と脳，運動

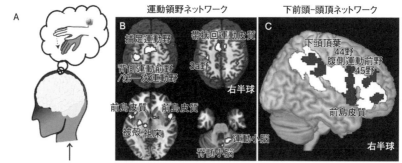

図2.6 右手首伸展筋の腱を振動刺激した場合にみられる筋紡錘からのIa求心性感覚線維の活動（A）と右手首の屈曲運動錯覚中に観察される運動領野ネットワーク（B）および右半球下前頭-頭頂ネットワークの活動（C）

A：Ia求心性線維は振動周期に調和して活動する．筋紡錘からのIa求心性感覚線維は，通常，筋の伸張時に活動するため，振動刺激によって動員される伸展筋からのIa求心性感覚線維の活動は，脳に伸展筋が伸びているという信号を送ることになる．この結果，手首の屈曲方向への運動錯覚が体験できる．B：運動錯覚中には，体性感覚領域に加えて，第一次運動野，背側運動前野，補足運動野，帯状回運動皮質，被殻，小脳などの運動領野ネットワークが活動し，この回路の中で潜在的運動指令が生成されている．C：運動錯覚中には，運動領野ネットワークの活動に加えて，上縦束第3ブランチネットワーク（白）に属する下頭頂葉，44野/腹側運動前野，45野などが右半球優位の活動（黒）を示す．また前島皮質にも両側性の活動が見られる．下頭頂葉や44野の右半球優位の活動は自己顔認知においても共通に観察できる．

と身体認知の密接な関係性を如実に示しているといえる．

　運動錯覚中には下前頭-頭頂領域も活動する（図2.6C）．この領域は，44野（腹側運動前野），45野，前島皮質，被殻，下頭頂葉などを含む．運動錯覚中のこれらの領域の最大の特徴は，右半球優位の活動を示すことである．これらの領域のうち，前島皮質は両側性の活動を示すが，44野や下頭頂葉などは，対応する左半球部位と比べると，右半球部位の活動が有意に高く，この事実は右利き成人の脳を対象とした研究により繰り返し確認されている（Naito *et al.*, 2005; Amemiya and Naito, 2016; Naito *et al.*, 2017）．運動錯覚においては，2.4.2項で述べたように運動野や小脳などには巨視的な体部位再現活動が見られるが，下前頭-頭頂ネットワークには巨視的な体部位再現はみ

られず，手足の相違，その左右によらず非常に類似した右半球部位が活動する（Naito *et al.*, 2007）．これらの領域は，運動錯覚を惹起しない，手足の皮膚への単なる振動刺激に対しては活動を示さない．手足の皮膚への振動刺激自体も十分に被験者の注意をひきつける．これらの領域が，この皮膚刺激中には活動しないことは，これらが，身体に付与される感覚刺激に対する単なる注意以上の機能を有することを示唆している．

　筆者らは，運動錯覚で右半球優位の活動を示す44野や下頭頂葉などは，上縦束第3ブランチという脳内神経線維で結合されたネットワークに属していることを明らかにした（Amemiya and Naito, 2016；図2.6C）．この神経線維は，腹外側前頭前野，44，45野，腹側運動前野，第二次体性感覚野，下頭頂葉を中心とした広範な下前頭-頭頂領域を結合し，頭頂間溝領域，高次体性感覚野や高次視覚連合野までもつないでいる可能性がある．44野，腹側運動前野や下頭頂葉に存在する細胞は，ミラーニューロンに代表されるように，多種感覚情報を処理できるマルチモダルニューロンである（Hyvarinen, 1982; Murata *et al.*, 2016）．したがって，上縦束第3ブランチネットワークは多種感覚情報の統合に適している．実際，被験者が右手の屈曲運動錯覚を体験している最中に，同時に右手が屈曲している映像を観察すると，右半球の44野や下頭頂葉領域に強い活動を観察できる．反対に，手が伸展している映像を同時に見せると，これらの活動は減弱する（Hagura *et al.*, 2009）．これは，運動感覚と視覚映像における手首の運動方向が一致しており2者間の情報統合が可能である場合には，右半球の下前頭-頭頂ネットワークの活動が増大するが，方向が不一致で統合が不可能な場合には，この活動が減弱することを示している．また，視覚と体性感覚（触覚）の統合によって生じるラバーハンド錯覚においても，マネキンの腕が自分の腕のように感じられる場合，44野に近接した腹側運動前野の活動が見られることも繰り返し報告されている（Ehrsson *et al.*, 2004; Grivaz *et al.*, 2017）．このように，上縦束第3ブランチネットワークは，多種感覚情報を統合して自己身体を認知することを可能にする．

　運動野の活動量が運動錯覚体験量とよく相関するように，右半球44/45野と下頭頂葉の活動も運動錯覚体験と密接な関係を示す．たとえば，右手首の屈曲運動錯覚中のこれらの活動は，手首の角度として報告された錯覚体験量

が大きい人ほど強いという関係がある（Amemiya and Naito, 2016）．また，
足首の運動錯覚を明瞭に体験できる人は，右半球 44 野と下頭頂葉がより活
性化している（Cignetti *et al.*, 2014）．さらに，ヒトの右半球の下頭頂葉への
電気刺激は手や足の運動錯覚体験を惹起する（Desmurget *et al.*, 2009）．こ
れら一連の研究は，上縦束第 3 ブランチで結合される右半球の下前頭-頭頂
ネットワークの活動が，運動錯覚で体験される四肢の動き（位置や形状変
化）という意識化される感覚体験に深く関係していることを示唆している．
実際，前述したラバーハンド錯覚において，マネキンの腕が自分の腕のよう
に感じられる身体保持感（sense of ownership）という意識化される感覚体
験と 44 野に近接した腹側運動前野の活動がよい相関を示すことも示されて
いる（Ehrsson *et al.*, 2004; Grivaz *et al.*, 2017）．

2.5.2 自己身体認知と右半球下前頭-頭頂ネットワーク

多くの臨床研究より，右半球の損傷は，片麻痺病態（身体）失認を引き起
こしうることが知られている（Moro *et al.*, 2016）．この症状は，右半球損傷
患者が自分の麻痺した手や足（主に左半身）の不自由さを無視したり，手や
足の存在そのものを無視したりする症状である．患者は自分にこれらの四肢
が存在しているという概念を保持していない場合や，麻痺した身体部位が
"石のようだ"と報告するなど，高次の自己身体認知の障害である．病態失
認の症状を示す患者の脳損傷部位を調べると，右半球の中でも，大脳基底核
や前島皮質を含む下前頭-頭頂ネットワークを主に損傷していることがわか
る（Berti *et al.*, 2005; Moro *et al.*, 2016）．このネットワークは主に上縦束第
3 ブランチによって形成されているので，右半球の中でも特にこのネットワ
ークが自己身体認知において極めて重要な役割を果たしているといえる．

上縦束第 3 ブランチには，ヒトの脳に特有の右半球優位な解剖学的特徴が
ある．たとえば，MRI を用いて右利き成人の脳の拡散強調画像を撮像し，
上縦束第 3 ブランチの容積を解析した研究から，右半球のこの容積は左半球
のそれに比べると有意に大きいことが明らかにされている（Thiebaut de
Schotten *et al.*, 2011; Hecht *et al.*, 2015; Budisavljevic *et al.*, 2017）．MRI で測
定した場合，脳内神経線維の容積が大きいという結果には，一般に，神経線
維の数が多い，太い線維のものが多い，線維がより髄鞘化しているなどの要

因があると想定できる．いずれの場合も，当該領域が高速度で情報伝達や情報処理を行うためには有利な解剖学的な特徴である．興味深いことに，このような上縦束第3ブランチの右半球優位な解剖学的特徴は，ヒトに特有で，チンパンジーでもみることができない（Hecht *et al.*, 2015）．このことは，ヒトの上縦束第3ブランチは，ヒトにおいて大きく進化した高次な機能を担っている可能性を示している．情報処理速度に優れた上縦束第3ブランチは，さまざまな身体部位から逐次送られてくる固有受容器感覚などをモニターしながらその予測をし，場合によっては，身体各部位からの情報を統合したり，視覚情報や運動指令のコピー（遠心性コピー＝随伴発射）などとも統合して，自己の身体図式を更新しながら自己身体像を認知するために適した解剖学的基盤ではないかと筆者は推測している．

　さらに興味深いことに，右半球の上縦束第3ブランチネットワークは，健常右利き被験者が自己顔を視覚的に認識する場合にも活動する（Morita *et al.*, 2017）．この活動は他者顔を認識する場合に比べて有意に強く，しかもその活動領域の多くは，運動錯覚と共通している．自己顔も自己身体の一部であるため，この事実は，自己身体認知機能における，右半球上縦束第3ブランチネットワークの重要性を裏付けているように見える．右半球の損傷に伴う症例として，ミラーサインという症状が知られている（Breen *et al.*, 2001）．これは鏡に映る自分の顔を見ても，それが自分の顔のようには思えないという症例である．上述の結果は，右半球下前頭-頭頂ネットワークの損傷は，自己顔認知の障害を引き起こす可能性を示唆する．また，この結果は，片麻痺病態（身体）失認患者のなかに，自己顔認知（ひいては自己認知）にも何らかの障害をもつ者が含まれている可能性も強く示唆している．

　運動錯覚と自己顔認知における右下頭頂葉の共通使用は，8〜11歳の小学生ではみられず，12〜15歳の中学生ではじめて見られるようになる（Morita *et al.*, 2018）．この事実は，自己身体認知機能に関わる脳内神経基盤が，中学生で成人様になってくることを意味している．自己顔は，自己身体の特徴を最もよく表す自己の象徴であり，他者とは異なる自己という存在を意識できること（自己意識）に深く関わっている（Gallup, 1982; Gallup *et al.*, 2014）．この意味で，右半球の上縦束第3ブランチネットワークは，自己意識にも密接に関与する脳内ネットワークなのかもしれない．加えて，このネットワー

クの機能が思春期に成熟してくることは，子供から大人へと移行する思春期に自己意識が高まることと関係している可能性も指摘できるだろう．

さらに興味深いことは，運動錯覚における右下頭頂葉の使用は小学生でも既に認められるが，自己顔認知との共通使用は中学生になってはじめて出現することである（Morita *et al.*, 2018）．これは，自己身体に由来する固有受容器感覚の処理に関わる脳内神経基盤が，より高次の自己認知（意識）のための神経基盤を提供しているかのようにも解釈でき，人間の発達における身体情報の重要性を示唆している．今後，右半球上縦束第3ブランチネットワークの身体認知や自己認知機能に関する新しい知見や腹側運動前野や44野と下頭頂葉の機能的相違や連携に関する重要な知見などがさらに明らかになるであろう．

2.6　運動制御と身体認知に深く関わる固有受容器感覚

固有受容器感覚は自己受容感覚とも呼ばれ，その英語である proprioception とはラテン語で one's own perception を意味し，古くから，この感覚が自己身体知覚の源と考えられてきた．視覚や聴覚とは異なり，この感覚は常に自分の身体に由来し，運動制御にとって不可分の存在である．したがって，この感覚は，運動制御にとって重要なものであるだけでなく，自分を他者や外界とは独立した機能的存在として認識することを可能にしており，自己身体認知を通して身体的な自己を体験することに深く関与する感覚である．

いまだに明確な定義は確立されていないが，身体像（body image）という概念は，意識に上る自己身体像で精神的・心理的要素をも包括する．一方で，身体図式（body schema）は，前意識的なもので，姿勢変化によって惹起される新鮮な感覚情報に基づき時々刻々と更新される自己の体位（姿勢）モデルのことを意味する（Head and Holmes, 1911）．したがって，運動制御や姿勢制御の対象となる脳内身体表現は身体図式と呼ぶべきであろう．このように考えると，運動錯覚中に動員される運動領野ネットワークで表現される脳内身体表現は身体図式と呼ぶにふさわしく（図2.6B），一方で，右半球下前頭-頭頂（上縦束第3ブランチ）ネットワークで表現される脳内身体表現は身体像に近いようにみえる（図2.6C）．

　第2章を通して，運動制御と身体認知に深く関わる感覚として固有受容器感覚の情報処理に焦点を当てて解説した．この感覚が運動制御と身体認知においていかに重要な役割を果たしているかを理解してほしい．

参考文献

Adams, R.A., Shipp, S. and Friston K.J.: Predictions not commands: active inference in the motor system. *Brain Struct Funct*, **218**(3), 611-643, 2013.

Amemiya, K. and Naito, E.: Importance of human right inferior frontoparietal network connected by inferior branch of superior longitudinal fasciculus tract in corporeal awareness of kinesthetic illusory movement. *Cortex*, **78**, 15-30, 2016.

浅間一・矢野雅文・石黒章夫・大須賀公一 編 (2010). 移動知　適応行動生成のメカニズム，シリーズ移動知　第一巻，オーム社.

Baldissera, F., Hultborn, H. and Illert, M.: Integration in spinal neuronal systems. In V. B. Brooks (Ed.), *Handbook of Physiology* (Vol. II, pp. 509-595). Bethesda, Maryland: American Physiological Society, 1981.

Bell, C.: On the nervous circle which connects the voluntary muscles with the brain. *Philosophical Transactions of the Royal Society*, **116**, 163-173, 1826.

Bell, C.: *The hand, its mechanism and vital endowments as evincing design* (Philadelphia,: Carey, Lea & Blanchard), 1833.

Berti, A., Bottini, G., Gandola, M., Pia, L., Smania, N., Stracciari, A., Castiglioni, I., Vallar, G. and Paulesu, E.: Shared cortical anatomy for motor awareness and motor control. *Science*, **309**, 488-491, 2005.

Blakemore, S. J., Wolpert, D. M. and Frith, C. D.: Central cancellation of self-produced tickle sensation. *Nat Neurosci*, **1**(7), 635-640, 1998. doi:10.1038/2870

Blakemore, S. J., Wolpert, D. M. and Frith, C. D.: Abnormalities in the awareness of action. *Trends Cogn Sci*, **6**(6), 237-242, 2002. doi: S1364661302019071[pii]

Breen, N., Caine, D. and Coltheart, M.: Mirrored-self misidentification: two cases of focal onset dementia. *Neurocase*, **7**, 239-254, 2001.

Budisavljevic, S., Dell'Acqua, F., Zanatto, D., Begliomini, C., Miotto, D., Motta, R. and Castiello, U.: Asymmetry and structure of the fronto-parietal networks underlie visuomotor processing in humans. *Cereb Cortex*, **27**, 1532-1544, 2017.

Burke, D., Gandevia, S.C. and Macefield, G.: Responses to passive movement of receptors in joint, skin and muscle of the human hand. *J Physiol*. **402**, 347-361, 1988.

Cheema, S., Rustioni, A. and Whitsel, B. L. Sensorimotor cortical projections to the primate cuneate nucleus. *J Comp Neurol*, **240**(2), 196-211, 1985. doi: 10.1002/cne.902400209.

Cheney, P.D. and Fetz, E.E.: Corticomotoneuronal cells contribute to long-latency stretch reflexes in the rhesus monkey. *J Physiol*, **349**, 249-272, 1984.

Cignetti, F., Vaugoyeau, M., Nazarian, B., Roth, M., Anton, J.L. and Assaiante, C.: Boosted activation of right inferior frontoparietal network: a basis for illusory movement awareness. *Hum Brain Mapp*. **35**, 5166-5178, 2014.

Cole, J. and Waterman, I.: Pride and a daily marathon, Cambridge, MIT Press, 1996.

Confais, J., Kim, G., Tomatsu, S., Takei, T. and Seki, K.: Nerve-Specific Input Modulation to Spinal Neurons during a Motor Task in the Monkey. *J Neurosci*, **37**(10), 2612-2626. doi: 10.1523/JNEUROSCI.2561-16, 2017.

Darainy, M., Vahdat, S. and Ostry, D.J.: Perceptual learning in sensorimotor adaptation. *J Neurophysiol*, **110**, 2152-2162, 2013.

Desmurget, M., Reilly, K.T., Richard, N., Szathmari, A., Mottolese, C. and Sirigu, A.: Movement intention after parietal cortex stimulation in humans. *Science* **324**, 811-813, 2009.

Dimitriou, M.: Enhanced muscle afferent signals during motor learning in humans. *Curr Biol*, **26**, 1062-1068, 2016.

Edin, B.B., Abbs, J.: Finger movement responses of cutaneous mechanoreceptors in the dorsal skin of the human hand. *J. Neurophysiol*, **65**(3), 657-70, 1991.

Ehrsson, H.H., Spence, C. and Passingham, R.E.: That's my hand! Activity in premotor cortex reflects feeling of ownership of a limb. *Science*, **305**, 875-877, 2004.

Eklund, G. and Hagbarth, K.E.: Normal variability of tonic vibration reflexes in man. *Exp Neurol*, **16**, 80-92, 1966.

Fetz, E.E., Finocchio, D.V., Baker, M.A. and Soso, M.J.: Sensory and motor responses of precentral cortex cells during comparable passive and active joint movements. *J Neurophysiol*, **43**, 1070-1089, 1980.

Gallup, G.G. Jr., Platek, S.M. and Spaulding, K.N.: The nature of visual self-recognition revisited. *Trends Cogn Sci*, **18**, 57-58, 2014.

Gallup, G.G. Jr.: Self-awareness and the emergence of mind in primates. *Am J Primatol*, **2**, 237-248, 1982.

Ghez, C., Gordon, J. and Ghilardi, M.F.: Impairments of reaching movements in patients without proprioception. II. Effects of visual information on accuracy. *J Neurophysiol*, **73**, 361-372, 1995.

Goodwin, G.M., McCloskey, D.I., Matthews, P.B.C.: Proprioceptive illusions induced by muscle vibration: contribution by muscle spindles to perception? *Science*, **175**, 1382-1384, 1972.

Grivaz, P., Blanke, O. and Serino, A.: Common and distinct brain regions processing multisensory bodily signals for peripersonal space and body ownership. *Neuroimage*, **147**, 602-618, 2017.

Hagura, N., Takei, T., Hirose, S., Aramaki, Y., Matsumura, M., Sadato, N. and Naito, E.: Activity in the posterior parietal cortex mediates visual dominance over kinesthesia. *J Neurosci*, **27**, 7047-7053, 2007.

Hagura, N., Oouchida, Y., Aramaki, Y., Okada, T., Matsumura, M., Sadato, N. and Naito, E.: Visuokinesthetic perception of hand movement is mediated by cerebro-cerebellar interaction between the left cerebellum and right parietal cortex. *Cereb Cortex*, **19**, 176-186, 2009.

Hantman, A. W. and Jessell, T. M.: Clarke's column neurons as the focus of a corticospinal corollary circuit. *Nat Neurosci*, **13**(10), 1233-1239, 2010. doi: nn.2637[pii]10.1038/nn.2637

Head, H. and Holmes, G.: Sensory disturbances from cerebral lesions. *Brain*, **34**, 102-254,

1911.

Hecht, E.E., Gutman, D.A., Bradley, B.A., Preuss, T.M. and Stout, D.: Virtual dissection and comparative connectivity of the superior longitudinal fasciculus in chimpanzees and humans. *Neuroimage*, **108**, 124-137, 2015.

Hetu, S., Gregoire, M., Saimpont, A., Coll, M.P., Eugene, F., Michon, P.E. and Jackson, P.L.: The neural network of motor imagery: an ALE meta-analysis. *Neurosci Biobehav Rev*, **37**, 930-949, 2013.

Hunt, C.C. and Kuffler, S.W.: Stretch receptor discharges during muscle contraction. *J Physiol.* **113**, 298-315, 1951.

Hyvarinen, J.: *The parietal cortex of monkey and man.* New York: Springer-Verlag, 1982.

岩村吉晃：タッチ，神経心理学コレクション，医学書院，2001.

Kaneko, F., Blanchard, C., Lebar, N., Nazarian, B., Kavounoudias, A. and Romaiquere, P.: Brain regions associated to a kinesthetic illusion evoked by watching a video of one's own moving Hand. *PLoS One*, **10**(8), e0131970. doi: 10.1371/journal.pone.0131970, 2015.

Kawahira, K., Shimodozono, M., Etoh, S., Kamada, K., Noma, T. and Tanaka, N.: Effects of intensive repetition of a new facilitation technique on motor functional recovery of the hemiplegic upper limb and hand. *Brain Inj*, **24**, 1202-1213, 2010.

Kito, T., Hashimoto, T., Yoneda, T., Katamoto, S. and Naito, E.: Sensory processing during kinesthetic aftereffect following illusory hand movement elicited by tendon vibration. *Brain Res*, **1114**, 75-84, 2006.

McCrea; Shefchyk; Stephens; Pearson Disynaptic Group I Excitation of Synergist Ankle Extensor Motoneurones during Fictive Locomotion in the Cat. *J Physiology*, **1995**, **487** (**Pt 2**), 527-539, 1995.

Morecraft, R. J., Ge, J., Stilwell-Morecraft, K. S., McNeal, D. W., Pizzimenti, M. A., & Darling, W. G.: Terminal distribution of the corticospinal projection from the hand/arm region of the primary motor cortex to the cervical enlargement in rhesus monkey. *J Comp Neurol*, **521**(18), 4205-4235. doi: 10.1002/cne.23410, 2013.

Morita, T., Saito, D.N., Ban, M., Shimada, K., Okamoto, Y., Kosaka, H., Okazawa, H., Asada, M. and Naito, E.: Self-face recognition shares brain regions active during proprioceptive illusion in the right inferior fronto-parietal superior longitudinal fasciculus III network. *Neurosci*, **348**, 288-301, 2017.

Morita, T., Saito, D.N., Ban, M., Shimada, K., Okamoto, Y., Kosaka, H., Okazawa, H., Asada, M. and Naito, E.: Self-face recognition begins to share active region in right inferior parietal lobule with proprioceptive illusion during adolescence. *Cereb Cortex*, **28**(4), 1532-1548, 2018 (in press).

Moro, V., Pernigo, S., Tsakiris, M., Avesani, R., Edelstyn, N.M., Jenkinson, P.M. and Fotopoulou, A.: Motor versus body awareness: voxel-based lesion analysis in anosognosia for hemiplegia and somatoparaphrenia following right hemisphere stroke. *Cortex*, **83**, 62-77, 2016.

Munzert, J., Lorey, B. Zentgraf.: Cognitive motor processes: The role of motor imagery in the study of motor representations. *Brain Res Rev*, **60**, 306-326, 2009.

Murata, A., Wen, W. and Asama, H.: The body and objects represented in the ventral stream of the parieto-premotor network. *Neurosci Res*, **104**, 4-15, 2016.

Naito, E., Ehrsson, H.H., Geyer, S., Zilles, K. and Roland, P.E.: Illusory arm movements activate cortical motor areas: A positron emission tomography study. *J Neurosci*, **19**, 6134-6144, 1999.

Naito, E., Kochiyama, T., Kitada, R., Nakamura, S., Matsumura, M., Yonekura, Y. and Sadato, N.: Internally simulated movement sensations during motor imagery activate cortical motor areas and the cerebellum. *J Neurosci*, **22**, 3683-3691, 2002b.

Naito, E., Matsumoto, R., Hagura, N., Oouchida, Y., Tomimoto, H. and Hanakawa, T.: Importance of precentral motor regions in human kinesthesia: A single case study. *Neurocase*, **17**, 133-147, 2011.

Naito, E., Morita, T. and Amemiya, K.: Body representations in the human brain revealed by kinesthetic illusions and their essential contributions to motor control and corporeal awareness. *Neurosci Res*, **104**, 16-30, 2016.

Naito, E., Nakashima, T., Kito, T., Aramaki, Y., Okada, T. and Sadato, N.: Human limb-specific and non limb-specific brain representations during kinesthetic illusory movements of the upper and lower extremities. *Eur J Neurosci*, **25**, 3476-3487, 2007.

Naito, E., Roland, P.E. and Ehrsson, H.H.: I feel my hand moving: A new role of the primary motor cortex in somatic perception of limb movement. *Neuron*, **36**, 979-988, 2002a.

Naito, E., Roland, P.E., Grefkes, C., Choi, H.J., Eickhoff, S., Geyer, S., Zilles, K. and Ehrsson, H.H.: Dominance of the right hemisphere and role of area 2 in human kinesthesia. *J Neurophysiol*, **93**, 1020-1034, 2005.

Naito, E., Morita, T., Saito, D.N., Ban, M., Shimada, K., Okamoto, Y., Kosaka, H., Okazawa, H. and Asada, M.: Development of right-hemispheric dominance of inferior parietal lobule in proprioceptive illusion task. *Cereb Cortex*, **27**, 5385-5397, 2017.

Oscarsson, O.: Integrative organization of the rostral spinocerebellar tract in the cat. *Acta. Physiol. Scand*, **64**, 154-66, 1965.

Pavlides, C., Miyashita, E. and Asanuma, H.: Projection from the sensory to the motor cortex is important in learning motor skills in the monkey. *J Neurophysiol* **70**, 733-741, 1993.

Porter, R., Lemon, R.N.: Inputs from the peripheral receptors to motor cortex neurones. Porter R, Lemon R.N.: *Corticospinal function and voluntary movement*. Oxford University Press, New York, 247-272, 1993.

Pruszynski, J.A., Kurtzer, I., Nashed, J.Y., Omrani, M., Brouwer, B. and Scott, S.H.: Primary motor cortex underlies multi-joint integration for fast feedback control. *Nature*, **478**, 387-390, 2011.

Roll, J.P. and Vedel, J.P.: Kinaesthetic role of muscle afferent in man, studied by tendon vibration and microneurography. *Exp Brain Res*, **47**, 177-190, 1982.

Roll, J.P., Vedel, J.P. and Ribot, E.: Alteration of proprioceptive messages induced by tendon vibration in man: a microneurograpic study. *Exp Brain Res*, **76**, 213-222, 1989.

Roll, R., Kavounoudias, A., Albert, F., Legre, R., Gay, A., Fabre, B. and Roll, J.P.: Illusory movements prevent cortical disruption caused by immobilization. *Neuroimage*, **62**, 510-519, 2012.

Rothwell, J.C., Traub, M.M., Day, B.L., Obeso, J.A., Thomas, P.K. and Marsden, C.D.: Manual motor performance in a deafferented man. *Brain*, **105**, 515–542, 1982.

Sakamoto, T. and Kondo, T.: Visuomotor learning by passive motor experience. Front Hum Neurosci doi: 10.3389/fnhum.2015.00279, 2015.

Seki, K. and Fetz, E. E.: Gating of Sensory Input at Spinal and Cortical Levels during Preparation and Execution of Voluntary Movement. *J Neurosci*, **32**(3), 890–902, 2012. doi: 32/3/890[pii]10.1523/JNEUROSCI.4958-11.2012.

Seki, K., Perlmutter, S. I. and Fetz, E. E.: Sensory input to primate spinal cord is presynaptically inhibited during voluntary movement. *Nat Neurosci*, **6**(12), 1309–1316, 2003.

Sherrington, C.S.: REFLEX INHIBITION AS A FACTOR IN THE CO-ORDINATION OF MOVEMENTS AND POSTURES. *Quarterly Journal of Experimental Physiology*, **6**, 251–310, 1913.

Takei, T., Confais, J., Tomatsu, S., Oya, T. and Seki, K.: Neural basis for hand muscle synergies in the primate spinal cord. *Proc Natl Acad Sci U S A*, **114**(32), 8643–8648, 2017. doi: 10.1073/pnas.1704328114.

Thiebaut de Schotten, M., Dell'Acqua, F., Forkel, S.J., Simmons, A., Vergani, F., Murphy, D.G. and Catani, M.: A lateralized brain network for visuospatial attention. *Nat Neurosci*, **14**, 1245–1246, 2011.

Tuthill J.C. and Azim E.A.: Proprioception. *Current Biol.*, **28**(5), R194–R203, 2018.

Vahdat, S., Darainy, M. and Ostry, D.J.: Structure of plasticity in human sensory and motor networks due to perceptual learning. *J Neurosci*, **34**, 2451–2463, 2014.

Yamada, H., Yaguchi, H., Tomatsu, S., Takei, T., Oya, T. and Seki, K.: Representation of afferent signals from forearm muscle and cutaneous nerves in the primary somatosensory cortex of the macaque monkey. *PLOS ONE*, **11**(10), e0163948–, 2016.

第3章 身体運動の変容に関するシステム理論

3.1 運動制御・学習の計算理論

　脳は組織や細胞などの最小構成要素が極めて複雑に相互作用を行う複雑系であるが，このような系に対する真の理解を達成するためには，現象の背景に存在するメカニズムの本質を，各々の事例の集積を超えて，可能な限りシンプルな形式で記述することが必要不可欠である．ニュートン力学が微分方程式によって統一的に記述されるように，脳機能は計算理論として記述されるべきである．このような意味で，脳や心に関する科学は最終的には計算論に帰着する．ニュートン力学が微分方程式の発展と不可分なように，運動に関する計算理論は，システム工学分野における制御理論・確率最適化・学習理論と不可分である．これは，熱力学が熱機関を最適化したように，運動制御・学習の計算理論がロボットの適応制御に有益な成果を生み出す可能性も示唆している．

　進化の過程を考えれば，運動と運動学習が脳の機能のうち極めて重要な部分を占めていること，そして，コミュニケーションや意思決定などの高次機能も，感覚入力に対して適応的に運動指令を出力するという意味で，身体運動を基盤としていることがわかる．このような意味で，脳の理解にとって身体性の問題は本質的な役割を担っている．

　本節では，運動制御・学習の計算理論に関して，過去四半世紀の発展の歴史を手短に振り返り，現代における運動制御・学習の計算理論を明確化し，今後の展望を得ることを試みる．

3.1.1　第一次運動野の情報表現

　脳が運動を生成するとき身体運動はニュートン力学の支配を受ける．したがって，脳が処理する"計算"には微分方程式の数値計算が必要だろう．一般には，微分方程式の解法アルゴリズムには逐次的な計算が含まれる．このような繰り返し計算を神経細胞単体で行うためには系列的な神経発火が必要となるが，神経細胞単体の活動のダイナミクスは遅く，運動開始までにせいぜい必要な反応時間（たとえば200 ms）に数回程度の活動が行われるだけである．これは，皮質に含まれる細胞を用いた逐次計算が困難であることを意味する（Sejnowski, 1986）．

　Georgopoulos ら，ジョンズ・ホプキンス大学のグループは到達運動において始点と終点を結ぶ直線を理想軌道（Td: desired trajectory），第一次運動野に表現された情報を用いて手先に実現される軌道を潜在軌道（Tp: potential target）とし，運動制御の問題は外部座標系で表現される理想軌道と，ある脳内身体表現の座標系で表現される潜在軌道のマッチングであるという仮説を立てた（Georgopoulos *et al.*, 1982）．この仮説が正しければ，脳神経-身体制御系が十分な学習を通じて2つの座標系のマッチング問題を解決した後には，第一次運動野は実現される運動軌道を表現するはずである．特に運動開始地点では，手先の運動方向と脳内運動表現が示す運動方向が一致するはずである．結果として，第一次運動野は運動方向に関するベクトルを表現するはずである．Georgopoulos らが，到達運動課題中に実際にサルの第一次運動野の神経活動を記録すると，神経細胞単体の発火頻度 D は運動方向 θ によって変化するが，ある特定の方向（至適方向 θ_0）に対してピーク （b_0+b_1）を持つコサイン関数状のパターン（$D=b_0+b_1\cos(\theta-\theta_0)$）を示した（図 3.1 (a), (b)）．したがって，第一次運動野の神経細胞は運動方向をコードするが，それぞれの神経細胞の活動がオーバーラップしながら集団として符号化している，すなわち集団符号化が明らかになった（図 3.1 (c)）．この結果から，Georgopoulos らは第一次運動野における運動方向の集団符号化が目標軌道 T_d の脳内表現を実現し，下降路を通じて脊髄ニューロンへ出力していることを示唆した．これは，脳が腕の動力学（順逆動力学）の数値計算を行い，目標軌道を実現するために必要なトルクや力を計算，第一次運動野が筋司令に変換して出力するような制御モデルは必ずしも必要ではないことを示して

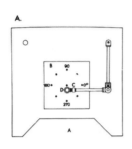

図 3.1(a)　マニピュラン
ダム（Georgopoulos *et
al.*, 1982）

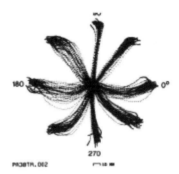

図 3.1(b)　手先軌道
中心が開始点．8方向のターゲット
に対する運動．

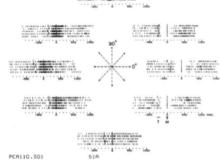

図 3.1(c)　神経細胞の発火頻度
各方向に対する神経細胞のラスタープロット．

いる．むしろ，第一次運動野が目標軌道を与え，脊髄と筋反射系がフィード
バック制御器を構成することによって，運動軌道を実現していることを示唆
している．

3.1.2　サーボ仮説——伸張反射系が担うフィードバック制御

　第一次運動野において目標軌道 T_d が表現されている場合，実現軌道 T_p と
のマッチングの機能は，第一次運動野よりも末梢の運動制御システムが担当
しなくてはいけない．慣性の影響が無視できない腕のダイナミクスを考えれ
ば，Georgopoulous らが指摘した座標変換の問題に加えて，運動制御系は筋

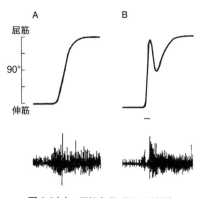

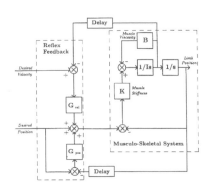

図 3.2(a)   関節角度（Bizzi, 1984）
A：外乱なし，B：外乱あり．

図 3.2(b)   理想軌道を実現する制御モデル
（McIntyre, 1993）

骨格系の非線形な動力学特性を考慮したマッチング問題を解くことが必要である．Bizzi と Hogan らの MIT グループは（Bizzi *et al.*, 1984），筋のバネ的特性に注目し，中枢神経が主動筋と拮抗筋の筋活動のバランスによって決まる平衡点を決定しさえすれば，腕の手先はその平衡点へ収束する性質を利用して運動制御系が閉ループ制御系を構築しているという仮説を立てた．そして，求心路を遮断したサルの前腕到達運動中に関節角度にインパルス状の外乱を与えた．外乱により関節角度は平均軌道から大きく乱れたが，数百ミリ秒後には元の軌道へ収束した．注意すべきは，終端点方向へ外乱を加えた場合においても，終端点へ速く収束するわけではなく，一旦平均軌道へ戻った後に，再び終端点への運動軌道が生成される点である．この実験より，①中枢神経への求心路に依存しないフィードバック制御ループによって運動制御が実現されている，②そのフィードバック制御ループの平衡点・目標角度は終端点に静的に固定されているのではなく，目標軌道上に設定された平衡点の時間系列として設定されている，③中枢神経の役割は末梢のフィードバック制御ループに対する平衡点を時系列として出力することである，という3点が示唆される．

　McIntyre と Bizzi は，脊髄反射と筋粘弾性の特性により素早く滑らかな軌道を実現することが可能なフィードバック制御メカニズムを提案し，シミュレーションを行った．そして，このような脊髄と反射系によって構成される

フィードバックループによる到達運動の実現には，仮想軌道として目標位置の系列と目標速度の系列が必要であることを確認した．

3.1.3 動力学を考慮した運動指令の生成

映画「ベイマックス」のオリジナルとなったソフトロボティクスの創始者として知られる Christopher G. Atkeson は，Bizzi 教授が主査を務めた博士論文 "Roles of Knowledge in Motor Learning, 1986" の中で，ロボット工学の観点から生体の運動制御・学習を考察し，素早く精度の高い運動軌道の実現のためには，脳が身体の動力学モデルを同定し表現する内部モデルが必要不可欠であることを結論付けた（Atkeson, 1987）．そして Atkeson は腕運動において整合性のある軌道を実現するためには，理想の手先軌道を実現する関節角度を計算する逆キネマティクスモデルと関節角度から実現する手先軌道を予測する順キネマティクスモデルに加えて，理想の関節軌道を実現するために必要な逆ダイナミクスモデルと関節トルクから実現する関節軌道を予測する順ダイナミクスモデルが必要であると考えた（Atkeson, 1989）．具体的には，運動制御系が予測的制御成分（Feedfoward Controller）とフィードバック制御器の 2 つの要素によって成り立つことを主張している．

$$\tau(t) = \tau_{ff}(t) + \tau_{fb}(t) \tag{3.1}$$

ただし，$\tau(t)$ 関節トルク，$\tau_{ff}(t)$ トルクの予測的制御成分，$\tau_{fb}(t)$ トルクのフィードバック制御成分である．

そして，予測的制御成分の中に，動力学モデルに基づく腕の動力学の補償メカニズムが含まれていることを主張している．

$$\tau_{ff_{corrected}}(t) = \tau(t) - \{ID[\theta(t), \dot{\theta}(t), \ddot{\theta}(t)] - ID[\theta_d(t), \dot{\theta}_d(t), \ddot{\theta}_d(t)]\} \tag{3.2}$$

ただし，ID は逆動力学（Inverse Dynamics）を意味し，$\theta_d(t)$, $\dot{\theta}_d(t)$, $\ddot{\theta}_d(t)$ は目標軌道の関節角度，関節角速度，関節角加速度である（Atkeson, 1989）．このような運動制御における内部モデルの必要性は当時すでに眼球運動では実証されていたが（Optican and Miles, 1985），Atkeson の提案は，生体の運動が繰り返し練習とともに徐々に上達していく学習の効果と，勾配法を通じた非線形システムに対する同定を結びつけた運動制御の計算論黎明期における重要な知見である．

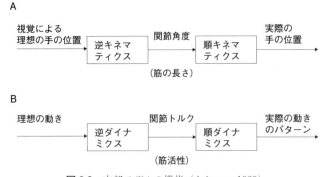

図 3.3　内部モデルの機能（Atkeson, 1989）
（a）順・逆キネマティクスモデル，（b）順・逆ダイナミクスモデル．

3.1.4　内部モデルの学習と運動記憶の脳内表現

　Bizzi 研究室で研究員を務めていた Reza Shadmehr は，Atkeson が提案した腕運動における内部モデルの性質を調べるために，ロボットマニピュランダムを用いた干渉粘性力場学習タスクを開発した．被験者がマニピュランダムのハンドルを握った状態で水平面上の到達運動を行う際に，マニピュランダムの関節へ取り付けられたエンコーダーが正確に手先位置，手先速度を計測する．そして，マニピュランダムの関節に取り付けたモーターによって手先の位置・速度に依存した力を手先へ呈示する．このロボットマニピュランダムを用いれば，任意の外力を被験者の手先に呈示することができるため，たとえば，新しい道具を持ったときや身体が成長したときなど新しい動力学的環境下における運動の適応過程を定量的に観察することができる．さらに，通常の環境や道具とはまったく異なる力学的環境を呈示することが可能であるため，これまでに学習したことのない新しい運動記憶の形成過程について観察することが可能である．たとえば，握りこぶしを風呂の中へ入れて到達運動を行うと手先に粘性力がかかる．この粘性力は手先の速度に比例し，その方向は運動速度と平行で反対の向きへ付加される．

　Shadmehr らは，粘性力ではあるが，力の方向が運動方向とは直行方向にかかる新奇な力場をロボットマニピュランダムで実現し，新しい記憶の形成過程を観測することに成功した（Shadmehr and Mussa-Ivaldi, 1994）．たとえば，ロボットマニピュランダムの手先が被験者の手先へ与える力を **f**，被

験者の手先運動速度を $\mathbf{v} = [v_x, v_y]^T$ とすると，力場は $\mathbf{f}_{robot} = \mathbf{B}\mathbf{v}$ と表すことができる．そして，通常我々が経験する粘性力場は $\mathbf{B} = \begin{bmatrix} -b & 0 \\ 0 & -b \end{bmatrix}$ であるが，干渉粘性力場は $\mathbf{B} = \begin{bmatrix} 0 & b \\ -b & 0 \end{bmatrix}$ として表すことができる．被験者がこのような干渉粘性力場を経験すると，手先軌道が直線から大きく乱れる．しかし，この軌道誤差のある運動経験を繰り返すと，徐々に誤差が小さくなり，100 〜 200回の練習後には手先軌道が直線的に回復する．このとき，被験者の手先はロボットが与えた外力を補償する力 $\mathbf{f}_{hand} = -\mathbf{f}_{robot}$ を出力することが必要である．そのためにはロボットが呈示する外力の推定値を運動の関数として，すなわち内部モデル $\mathbf{f}_{IM} = \mathbf{f}_{robot} = \begin{bmatrix} \hat{b}_{11} & \hat{b}_{12} \\ \hat{b}_{21} & \hat{b}_{22} \end{bmatrix}$ を記憶として形成する必要がある．もしも，Bizzi と Hogan が提案した筋のバネ特性と伸張反射メカニズムによるフィードバック制御系が働いており，バネ的要素を K とするならば，内部モデルの予測誤差によって生じる軌道誤差は $y_x = \dfrac{1}{K}\,(f_x^{Robot} - f_x^{IM})$ として表すことができる．また，学習後 $(f_x^{Robot} - f_x^{IM} = 0)$ にロボットマニピュランダムの出力を突然遮断すると手先軌道は $y_x = \dfrac{1}{K}\,(0 - f_x^{IM})$ に従って，学習初期に乱れた方向とは逆方向に軌道が乱れる．これを学習の残効（aftereffect）という．したがって，学習中の軌道誤差と aftereffect を観測することにより，運動記憶形成に関わるダイナミクスや時空間特性を調べることができる．

Shadmehr はその後 Georgopoulos の後任としてジョンズ・ホプキンス大学へ着任し，運動学習に関する研究を立ち上げた．運動記憶更新に関する数理モデルをヒトに対する干渉粘性力場を用いた実験で検証することで，定量的な運動学習メカニズムを明らかにした．

①運動記憶の座標系

被験者に干渉粘性力場 $\mathbf{f} = \mathbf{B}\dot{\mathbf{x}}$ を体幹に対して左側の作業空間で学習させる．学習後に右側の作業空間に等しい干渉粘性力場を呈示する．もしも，内部モデルが手先空間に張られたデカルト座標系で表現されているとすれば，すなわち内部モデルとして $\mathbf{f} = \mathbf{B}\dot{\mathbf{x}}$ を保持していれば，作業スペースをまたいで獲

得した記憶が汎化し，右側作業空間における軌道誤差が小さくなるはずである．一方，干渉粘性力場 $f = B\dot{x}$ を関節空間で記憶していたとすると，左作業空間で形成した記憶は，姿勢の影響を受けるため，そのまま右側作業空間で呈示すると，被験者が正しい内部モデルを使うことができずに，大きな軌道誤差を生じる．しかし，関節空間で整合性が保たれるように変換呈示した場合（すなわち

$$f = (J(q)^T)^{-1}W\dot{q},$$
$$W = J^T W J$$

(3.3)

ただし q 関節角度，J ヤコビ行列とする），左側作業空間で獲得した記憶が右側作業空間で使用することができる．Shadmehr らの実験結果は，関節座標系による表現を支持した（Shadmehr and Mussa-Ivaldi, 1994）．

②学習更新則と基底関数の性質

　Shadmehr は干渉粘性力場に対する制御システムを説明する制御工学的モデルを構築し，その中で誤差カーブを，記憶の更新に基づく指数関数として説明した（Bhushan and Shadmehr, 1999）．さらに，Thoroughman と Shadmehr は記憶の更新則を以下の差分方程式として記述した（Thoroughman and Shadmehr, 2000）．

$$z_{n+1} = az_n + bu_n$$
$$y_n = z_n + du_n$$

(3.4)

ただし，n は試行回数，u は力場を与えられたか（$u=1$）与えられないか（$u=-1$），z は記憶に依存する隠れ変数，y は観測する誤差である．

　このモデルを Opher Donchin が発展させた（Donchin *et al.*, 2003）．作業空間の中心にあるスタート地点から周辺のターゲットへ向かう到達運動において，ターゲット位置が8方向（0°，45°，90°，135°，180°，225°，270°，315°）ランダムに選ばれた方向へ運動する場合を考える．加わる外力の推定値を $F(x)$ とする．内部モデルが神経細胞の集団によって表現されていることを仮定したとき，各神経細胞は受容野を持つことが考えられる．これを一般化し，入力を受けた基底関数（basis function）が活動し，力の予測が既定関数の活性値の重み付けで決まるように求めた．

$$\hat{F}(\dot{x}) = W g(\dot{x})$$
$$g = [g_1(\dot{x}), L\ g_m(\dot{x})]^T$$

(3.5)

$$W=\begin{bmatrix} w_{x1} & L & w_{xm} \\ w_{y1} & L & w_{ym} \end{bmatrix}$$

また，重みの更新は外力の予測誤差が減少されるように行われる．

$$w_{ij}^{(n+1)} = w_{ij}^{(n+1)} - \eta \frac{\partial(\mathbf{F}-\dot{\mathbf{F}})}{\partial w_{ij}} \tag{3.6}$$

　Donchin は本モデルに従って，運動学習データの解析を行い，内部モデルを表現する規定関数が，方向をまたいだ学習の汎化パターンにどのように影響するかを明らかにした．推定した汎化関数は運動方向にピークをもつ関数であったが，学習方向から $+/-180°$ の方向にも小さなピークをもつ関数であった（図 3.4）．この 2 つのピークを持つチューニング関数は小脳のプルキンエ細胞の発火パターンと類似しており，脳内の基底関数の性質が記憶の汎化パターンを決定している証拠であるとともに，内部モデルの形成に小脳が関わっていることを示唆している．

③運動記憶の固定化・干渉

　それでは一旦獲得された内部モデルは，獲得後にどのような変化を辿るのだろうか．被験者に干渉粘性力場，ここで仮に力場 A（$\mathbf{f}=\mathbf{Bx}$, $\mathbf{B}=\begin{bmatrix} 0 & -13 \\ 13 & 0 \end{bmatrix}$ Nsm^{-1}）を呈示する．被験者が 150 回程度の学習を行った後，24 時間後に再度力場 A を学習させる（図 3.5）．学習の達成度（correlation coefficient of trajectory）は，1 日目の学習よりも大幅に高い．これは，一旦学習した記憶が保持（retention）されたことを示している．また，2 日目のトレーニング中も学習カーブが上昇しており，保持に加えて，追加学習の効果も認められる．しかしながら，力場 A を学習した直後に，異なるタイプの力場 B（$\mathbf{f}=\mathbf{Bx}$, $\mathbf{B}=\begin{bmatrix} 0 & 13 \\ -13 & 0 \end{bmatrix}$ Nsm^{-1}）を学習すると，24 時間後の力場 A の学習カーブには力場 A の記憶の保持効果が認められない（図 3.4）．すなわち力場 A と力場 B で記憶の干渉（interference）が生じている．興味深いことに，力場 A を学習してから 4 時間後に力場 B を学習した場合には，この記憶の干渉が認められない．したがって 4 時間を経ると記憶が固定化（consolidation）される．

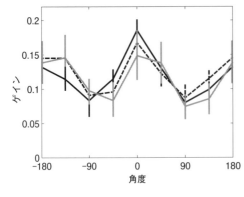

図 3.4　推定した汎化関数（Donchin *et al.*, 2003）

　今注目する運動試行の運動方向を 0 度とし，次の運動試行における運動方向を横軸へプロットし，注目する運動試行に形成された記憶が，次の運動試行にどの程度汎化するかの程度を縦軸にゲインとして示す．同じ方向（0→0）へ運動する場合が最も汎化の程度が高い．エラーバーは推定値の信頼区間を示す．

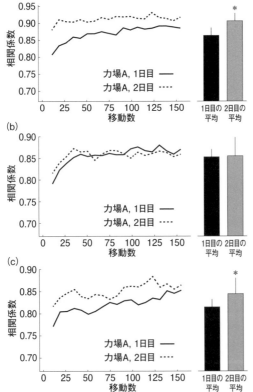

図 3.5　学習カーブ

　（a）対照群，（b）力場 A 学習直後に力場 B を学習したグループ，（c）力場 A 学習から 4 時間後に力場 B を学習したグループ．

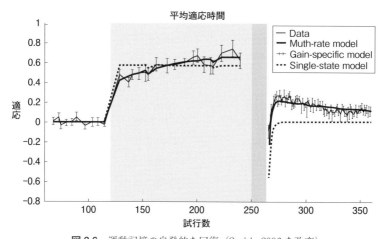

図 3.6 運動記憶の自発的な回復（Smith, 2006 を改変）
手先力から運動記憶を推定し試行ごとにプロットした単一状態モデル（Single-State
Model）と実データに乖離が見られる.

3.1.5 運動記憶のファスト・スローダイナミクス

前項で説明したような記憶の固定化を含む，長期的な記憶の変化をどのよ
うに捉えることができるのか？　工学的には記憶の更新則は式（3.6）に示し
たように1階の差分方程式として扱われる場合が通常であり，脳の計算論と
しても妥当性がある.しかし，このような1階の差分方程式では，忘却，保
持，固定化を含む記憶の多様なダイナミクスを説明することができない.
Maurice Smith と Shadmehr は運動記憶の更新と忘却は複雑なダイナミクス
が1階の差分方程式ではなく，少なくとも2階の差分方程式に従うのではな
いかと考えた（Smith *et al.*, 2006）.運動学習の2状態モデル（Two-state
model）は，更新のスピードが遅いが長期的に保持されるスローシステム x_s
と更新のスピードが速いが素早く忘却するファストシステム x_f という2つの
状態変数が共に感覚予測誤差によって同時並行的に更新される差分方程式に
よって記述される.

$$x_f(n+1) = A_f x_f(n) + B_f e(n)$$
$$x_s(n+1) = A_s x_s(n) + B_s e(n)$$
(3.7)

そして，運動記憶 x はファストシステムとスローシステムの和 $x = x_f + x_s$ とし
て表すことができる.

　Smith らは被験者に対して力場 A を学習させた直後に力場 B を学習させ，そのあとに引き手先軌道が直線を描くように強制的にロボットの出力で挟み込んだ状態で到達運動試行を行わせた．そして，その過程における手先力を力センサで計測し，力センサの値から学習の程度を推定した．図 3.6 に示すように，被験者は与えた力場 A を補償する内部モデルを形成した．引き続き力場 B を学習させた後，手先軌道を強制的に直線へ挟み込んだ環境を与えると，初期には力場 B に対する内部モデルが形成され，補償力が負の方向へ出力されていたが，自発的に力場 A の内部モデルが回復し，緩やかにこの記憶が忘却することが明らかにされた．この自発的な回復は，1 階の差分方程式による記憶の更新則ではうまく説明できなかった（図 3.6，実線）しかし，運動学習の 2 状態モデルを用いることで，きれいに説明することができる（図 3.6，破線）．これは，内部モデルの更新にはファスト，スローの 2 つのシステムが関わっており，運動記憶は 2 つのシステムが統合された形で形成されていることを示している．

3.1.6　到達運動軌道の分散と運動計画

　これまでの説明では，到達運動の目標軌道は作業空間に張られたデカルト座標系において直線であることを前提としていた．脳はどのように直線的でなめらかな軌道を計算するのだろうか．無限に存在する実現可能な軌道のなかから，ヒトは直線的で単峰性で対称的な速度波形を示す，なめらかな運動を選択する．このような軌道計画のプロセスは軌道の最適化問題として扱われる．

　マサチューセッツ工科大学（MIT）の Flash と Hogan は，このような直線軌道は脳内で躍度（加速度の微分）最小化する問題として最適化された結果であるという仮説を提案し，心理物理実験によって確認した（Flash and Hogan, 1985）．

　この躍度最小モデルでは，最小化する目的関数を

$$C = \frac{1}{2} \int_0^{t_f} \left[\left(\frac{d^3x}{dt^3} \right)^2 + \left(\frac{d^3y}{dt^3} \right)^2 \right] dt \tag{3.8}$$

とし最適化問題を解くと 5 次の多項式が得られる．図 3.7 に示すように，実際の運動軌道とモデルの予測に高い整合性が認められる．

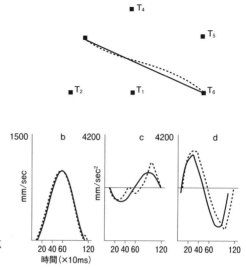

図 3.7　躍度最小規範による軌道生成
モデルと観測データ

　このように躍度最小規範は，手先軌道の特徴をよく説明する．しかし，い
ったいなぜ脳が躍度最小規範を採用したか，理由は判然としない．

　医師で生理学博士であった Daniel Wolpert は MIT で人工知能を研究して
いた Michael Jordan の下で内部モデルに関する研究を行い（1992 ～ 1995），
その後ロンドン大学で独立し，Harris とともに軌道プランニングにおける最
小分散理論（Minimum Variance Theory）を打ち立てた．

　運動ニューロン（motor neuron）の発火頻度には揺らぎが含まれているこ
とが知られている．発火頻度が高くなればなるほど，そこに含まれる揺らぎ
の成分も大きくなる．これは，運動ニューロンがコードする情報に，活動の
平均値に比例した大きさの標準偏差を持つノイズ，活動依存ノイズ（signal
dependent noise）が含まれていることを意味している．中枢が出力する運
動指令を u_t，付加されるノイズを w_t とすると，活動依存ノイズは $w_t \sim N(0,$
$ku)$ に従う．筋骨格系ダイナミクスを単純化し線形の状態方程式で記述すれ
ば $\mathbf{x}_{t+1} = A\mathbf{x}_t + B(u_t + w_t)$ となり，運動制御の目的は状態の全部もしくはすべ
ての期待値を運動目標へ収束させることである．また精度の高い運動が要求
された場合は，終端点における軌道分散が小さければ小さいほどよい．した
がって，中枢が解くべき問題は

$$E[\mathbf{x}_{t=t_{end}}] = \mathbf{x}_{target}$$

$$= A^t \mathbf{x}_0 + \sum_{i=0}^{t-1} A^{t-1-i} \mathbf{B} u_i$$

の拘束条件で終端点における状態（手先位置や眼球位置）の分散,

$$\mathrm{Cov}[\mathbf{x}_t] = k \sum_{i=0}^{t-1} (A^{t-1-i}\mathbf{B})(A^{t-1-i}\mathbf{B})^T u_i^2 \tag{3.9}$$

を最小化する最適化問題に帰着する.

　もしも状態方程式に筋活動のダイナミクスも含まれていれば，最小分散は力の微分値の累積を最小化することと一致するため，躍度すなわち加速度の微分値の累積を最小化することと実質的には一致する.

　たとえば，1自由度のリンク系（たとえば肘関節）を考えたとき，1リンクの運動方程式は

$$I\ddot{\theta} = \tau$$

である. 両辺の微分を取れば，$I\dddot{\theta} = \dot{\tau}$である. もしも運動司令がトルクの微分値に比例していれば，$I\dddot{\theta} = u$となり，運動指令の2乗の累積（式（3.9））を最小化する問題は，加速度の微分値（躍度）の2乗の累積の最小化と一致する. ここに躍度最小モデルと分散最小化モデルとの連続性を見出すことができる.

　言い換えれば，脳が躍度最小規範を採用したわけではなく，あくまでもタスク達成度を上昇させるための最適化を行った結果として，躍度最小が導かれたことがわかる.

3.1.7　最適フィードバック制御モデル

　Emo Todorov は Bizzi 研究室で学位を取得した後，Michael Jordan の下で，運動制御における最適フィードバック制御モデルを提案した（Todorov and Jordan, 2002）. Wolpert らの最小分散理論では，軌道の分散は運動ニューロンが生じるノイズの累積として表現されるため，終端点で最小分散化した場合には，分散が始点から終点まで単調に増加することが予想される.

　しかし，実際の運動の軌道は図 3.8（middle）に示すように，単調に増加するわけではなく，スタート地点とターゲット地点，すなわちタスクに関係

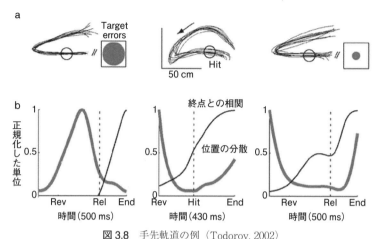

図 3.8　手先軌道の例（Todorov, 2002）

（a）手先軌道．左：理想軌道，中央：被験者の軌道データ，右：最適フィードバック
制御のシミュレーション結果．（b）軌道分散

する領域のみで分散が小さく，ターゲットに無関係な領域では分散が大きい．
したがって，最小分散理論が予測するように，分散が単調増加するわけでは
ない．これを説明するために Todorov らは，感覚フィードバックを用いた閉
ループ制御のメカニズムを仮定し，中枢が最適化しているのはフィードバッ
クゲインであるという仮説を提案した．実際に最適フィードバック制御でシ
ミュレーションを行うと，タスクに関連する領域では分散が小さいが，その
ほかの領域では分散が大きく求まる．

　最適フィードバック制御モデルのブロック線図を図 3.9 に示す．生体運動
制御における最適制御モデルは，タスクの目標を表現する精度コストと，運
動指令の過剰な出力にペナルティを与える運動コストからなる評価関数

$$J = w_p \left[(p_x - T_x)^2 + (p_y - T_y)^2 \right] + w_v [\dot{p}_x{}^2 + \dot{p}_y{}^2] + w_r (u_x{}^2 + u_y{}^2) \qquad (3.10)$$

を，筋骨格系に関する状態方程式

$$\mathbf{x}_{t+1} = A\mathbf{x}_t + B\mathbf{u}_t + \xi_t \qquad (3.11)$$

$$\mathbf{y}_t = H\mathbf{x}_t + \omega_t$$

を拘束条件に解き，最適フィードバック制御則

$$\mathbf{u}_t = -L_t \hat{\mathbf{x}}_t$$

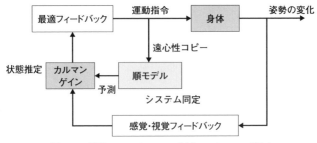

図 3.9 最適フィードバック制御　ブロック線図

とカルマンフィルタ

$$\hat{\mathbf{x}}_{t+1}=A\hat{\mathbf{x}}_t+B\mathbf{u}_t+K_t(\mathbf{y}_t-H\hat{\mathbf{x}}_t)$$

によって構成される．ここで，p_x, p_y は手先位置，$\dot{p}_x, \dot{p}_y$ は手先の速度，u_x, u_y は運動指令である．A, B, H はそれぞれ筋骨格系・環境に関するパラメータであり，y_t は観測される手先位置．ξ_t と ω_t はそれぞれ状態ノイズ，観測ノイズである．非線形なノイズを含む一般的な問題においては，カルマンゲインと最適フィードバックゲインは，数学的にはたとえば動的計画法を利用した方法で求まる（Todorov, 2005）．しかし，数学的には厳密なこの手法を，実際に脳が採用しているかどうかは明らかではない．

　さて，運動学習の最も一般的なモデルが最適フィードバック制御で表せ，タスクの精度に関わるコストと運動コストを，身体ダイナミクスを拘束条件として最適化しているとすれば，もしも手先に新しい力学的環境が呈示された場合は，身体-環境を含む新しいダイナミクスを拘束条件として，最適化を解く必要が生じるだろう．Shadmehr らは，環境の変化とともに生じる再最適化のプロセスが運動学習の中心的な問題であると仮定し，干渉粘性力場において最適な軌道を求めた（Izawa *et al.*, 2008）．その結果，運動コストを最小化する軌道は，干渉粘性力場下においては，もはや始点と終端点を結ぶ直線ではなく，むしろ，付加される外力を過剰に補償するようにカーブすることを発見した．そしてこの現象を過剰な補償（over compensation）と名付けた．ここで言う「過剰」は，従来型の逆動力学モデルをベースとするモデルでは，補償力を100％学習した際には，補償力によって外力を相殺するため，手先軌道は外乱を与える前の軌道（直線）に戻ることが予測されるが，

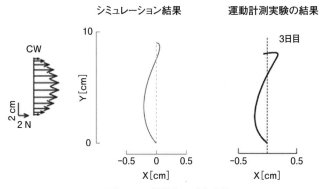

図 3.10 学習後の手先軌道
シミュレーション結果と実験結果.

ここで観測した外力にあがなうように膨らむ手先軌道は外力に対して100%
以上の補償力を出力していることを意味する．したがって，この「過剰な補
償」は逆モデルをベースとするモデルでは「過剰」である．しかし，最適制
御モデルが優れているのは，この「過剰な補償」には最適性があることを示
唆するところである．つまり，最適制御モデルにとっては最適な出力が，逆
モデルを仮定するモデルは「過剰」となる．生体が常に過剰な出力を学習す
ることは妥当ではない．しかし，実際に，被験者の手先に干渉粘性力場を加
えて，450試行の練習を3日間連続で行わせると，過剰な補償が練習を重ね
るごとに明確に発展した．これは，最適制御モデルの予想通り，新しい身
体-環境が拘束条件となり再最適化が行われた証拠である．

　この結果は，脳が環境の変化に対して再最適化を行っていることを示す以
上に以下の2点で計算論的研究として重要である．

　①これまで運動の計算論で前提となっていた，直線的な目標軌道が実は陽
には存在しない．目標軌道は環境の変化とともに変化する．

　②前述の最適制御理論の結果に基づけば，最適化問題を解く際には身体の
モデル $\mathbf{x}_{t+1} = A\mathbf{x}_t + B\mathbf{u}_t$ が必要であった．つまり，身体ダイナミクスに関する
パラメータ A が何らかの形で脳内に表現されている必要がある．もしも環境
の変化によってパラメータが変化し A' となった場合には，脳が変化したパ
ラメータを推定し $\hat{A}'$ を得なければ，再最適化による過剰な補償は生じない．

したがって，運動学習の結果新たな運動指令を獲得する計算論的問題には，新しい身体-環境の内部モデル $\hat{A}'$ の獲得と，$\hat{A}'$ に基づいた再最適化が同時に行われる必要がある．換言すれば，運動学習とは，身体や環境のパラメータを同定し，このモデルに基づいて最適フィードバックゲインの最適化を再び行う，同定と再最適化の二重プロセスである．

3.1.8　報酬予測誤差駆動型運動学習と大脳基底核——軌道の分散の新しい意味

最適制御理論が優れていたのは，目標となる運動軌道を陽に表現しなくても，タスクに埋め込まれたコスト関数が脳内に表現されていれば，最適な運動軌道を実現することが可能な点である．代表的なコスト関数は，タスクの精度に関するコスト関数であるが，これは，タスクの達成度（パフォーマンス）を最大化することに一致する．そもそも，生態学的に考えれば，我々はたとえば，りんごに手を伸ばしてつかむなど，報酬を得るためにタスクを行う．したがって，コストの最小化と報酬の最大化の関係は，人生観に関する違い（楽天的な AI エンジニアか悲観的な制御工学エンジニアか）はあるかもしれないが，数学的には等価である．実際，最適制御問題を解くアルゴリズムである動的計画法は，報酬最大化を実現する最適方策を求める強化学習アルゴリズムと等価であると考えてよい．理論的には強化学習は動的計画法を前向きに解く方法の1つである．井澤・近藤・伊藤は内部モデルを利用した強化学習による筋骨格系の学習制御モデルを提案，生物学的妥当性を検討している（井澤他，2003; Izawa *et al.*, 2004）．

Izawa と Shadmehr は，生体の運動学習における報酬の役割を調べるために，試行ごとの記憶の更新を最適制御問題として定式化した．図 3.11 に示すように，実験環境において，手先位置は運動指令によって変化するが，手先位置と視覚フィードバックに外乱が導入される視覚運動変換タスクを考える．このタスクにおいて外乱の存在は被験者に知らされていない．したがって被験者の脳内では，身体パラメータが手先位置の変化を生む生成モデルが成り立つ．すなわち，運動をプランニングする時刻 k においては，運動プランの遠心性コピー $u^{(k)}$ と身体パラメータの推定値 $\hat{p}^{(k)}$ を用いて，内部モデルが運動が終了した時刻 $k+1$ における手先位置を予測する．

$$\hat{h}^{(k+1)} = \hat{p}^{(k)} + u^{(k)}$$

Generative model of visuomotor learning

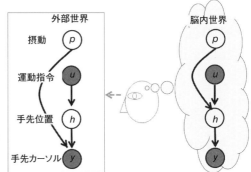

図 3.11 運動学習における生成モデル表現
　脳が仮定する生成モデル.

　現実の環境下においては，環境のダイナミクスは k 試行と $k+1$ 試行で連続である．したがって，被験者の脳には，試行 k と $k+1$ における身体パラメータに相関を仮定しているはずである．すなわち，

$$\hat{p}^{(k+1)} = a\hat{p}^{(k)} + n_p^{(k)}$$

ただし，$n_p^{(k)}$ は環境の揺らぎを意味するノイズである.

　このような脳内における身体パラメータに関する内部モデルは状態ベクトルを $\mathbf{x}^{(k)} = [p^{(k)}, h^{(k)}]^T$ とすると

$$\mathbf{x}^{(k+1)} = A\mathbf{x}^{(k)} + \mathbf{b}u^{(k)} + n_y^{(k)}$$

ただし，$A = \begin{bmatrix} a & 0 \\ 1 & 0 \end{bmatrix}$, $b = \begin{bmatrix} 0 \\ 1 \end{bmatrix}$, $\mathbf{n}_x \sim N(0, \Omega_x)$, $\Omega_x = diag(\sigma_h^2, \sigma_p^2)$ である．そして，手先の観測方程式は

$$y^{(k)} = C\mathbf{x}^{(k)} + n_y^{(k)}$$

ただし，$C = [0, 1]^T$ となる．上記状態方程式に対して，最適な運動指令を求めるためには，最適制御問題を解く必要があり，その結果，運動制御における最適制御則を時間軸から試行軸へ展開した

$$u^{(k)} = -L^{(k)}\hat{\mathbf{x}}^{(k)}$$

$$\hat{\mathbf{x}}^{(k+1)} = A\hat{\mathbf{x}}^{(k)} + \mathbf{b}u^{(k)}$$

$$\hat{\mathbf{x}}^{(k)} = \hat{\mathbf{x}}^{(k)} + K^{(k)}(y^{(k)} - C\hat{\mathbf{x}}^{(k)})$$

が得られる．これを最適学習者（optimal learner）モデルと呼ぶ.

　ここで導かれた最適学習者モデルは，運動学習が身体パラメータ $\hat{\mathbf{x}}$ の推定

と推定パラメータに基づいた最適な運動指令の決定 $u^{(k)} = -L^{(k)}\hat{\mathbf{x}}^{(k)}$ の2つの
プロセスであることを示唆する．前者は，感覚予測誤差によって駆動される
学習記憶（感覚予測誤差駆動形運動学習）であるのに対して，後者は前向き
に処理するためには報酬予測に基づく強化学習に準ずるアルゴリズムが必要
となる．

　Izawa と Shadmehr は，最適学習者モデルが報酬によって駆動される運動
記憶と，感覚予測誤差によって駆動される学習記憶の2つによって構成され
ていることに着目し，視覚運動変換タスクによる学習実験によって，これを
確認した（図 3.12）．被験者はロボットマニピュランダムを握った状態で水
平面上の到達運動を行う．この際，スクリーンで腕とロボットを隠し，直接
は見えないようにする．天井から吊るしたプロジェクターで，スクリーン上
に目標ターゲットを投影する．被験者はターゲットの中心を手が通過するよ
うに運動を行う．感覚予測誤差提示条件では，運動中に実時間で手先位置を
カーソルとして呈示した．そして，実際の手先位置とカーソルの関係に，始
点を中心として最大8度の回転を 300 試行程度の間に徐々に加えていった．
被験者は加えた外乱を補償するように手先運動方向を回転させた．報酬予測
誤差提示条件では，感覚予測誤差提示条件とまったく同じ外乱を加えたが，
カーソルを呈示しなかった．その代わり，カーソルがターゲットを追加した
ら，ターゲットの爆発と得点を与えた．報酬予測誤差提示条件においても，
外乱を補償するように手先運動を回転させた．すなわち，これら2つの条件
において同定との学習効果が認められた．しかし，感覚予測誤差提示条件で
形成された運動記憶と報酬予測誤差提示条件で形成された運動記憶の性質は
以下の2点で大きく異なった．

　1つ目は，内部モデルの学習の違いである．上記実験において，運動学習
後にカーソルもターゲットも提示しない状況で運動を行わせて，ロボットが
素早く手先を始点へ戻し，被験者に手先運動の軌跡の予測に関するレポート
をさせた．感覚予測誤差提示条件では，実際の手先の軌跡ではなく，呈示さ
れていないカーソル位置に相当する運動の軌跡が，自身の手先の軌跡である
と回答する傾向にあった．すなわち，学習の結果，手先位置の予測が，外乱
が加えられたカーソル位置の予測位置へ更新されたことを意味している．こ
れは予測に関わる内部モデルが更新されたことを示している．一方，報酬予

測誤差提示条件では，実際の手先の軌跡を回答する傾向にあった．したがって，内部モデルの更新は有意にはなされていなかった．

　この結果は，最適学習者モデルが最適方策と予測モデルの独立な2つの要素によって構成されることと符合している．

　さらに，運動学習後に，学習したターゲットとは別のターゲットへ到達運動を行い，記憶がどの程度，空間的に汎化するかを計測した．すると，これまでの報告通り，カーソルを提示した場合には広い汎化カーブを示した．これは，視覚回転タスクにおける内部モデルが広い基底関数の上に表現されていることの確認となっている．一方，報酬予測誤差提示条件においては，極めて狭い汎化特性を示した．これは，報酬によって駆動される記憶が，感覚予測誤差によって駆動される記憶とは異なる基底関数の上に表現されていることを意味している．すなわち，運動学習は感覚予測誤差によって駆動される運動記憶と報酬予測誤差によって駆動される運動記憶の2つによって構成されており，それぞれ異なる神経基盤の上に表現されていることが明らかになった．この汎化特性の違いは，最適学習者モデルが最適方策と内部モデルの2つの独立な構成要素によって構築されることと一致する．すなわち，運動学習は内部モデルの獲得と再最適化のプロセスであり，この2つの計算論機能は相互作用を行いながら学習を進めるが，それぞれ異なる脳部位が担っている可能性が示唆される．

　また，本実験で興味深いのは，報酬予測誤差提示条件において手先の分散が著しく上昇した点である．Harris と Wolpert が提案した最小分散理論は，軌道の分散の源を運動ニューロンに含まれる活動依存ノイズに求めた．しかし，実際の運動では，それ以外の分散が報酬と関連して制御されている．これは最適化問題を解く機械学習アルゴリズムである強化学習において，行動空間における探索ノイズが重要な役割を担っていることと符合する．Izawa は大脳基底核におけるドーパミンの生成に障害があるパーキンソン病患者の協力を仰ぎ，患者に対して報酬駆動型運動学習タスクを行った．その結果，パーキンソン病患者は同年代の健常者に比べて，軌道分散を報酬に依存して制御する能力が劣っていた（Pekny *et al.*, 2015）．この結果は，分散の制御に脳内報酬表現が深く関わっていることを示唆している．

　これに引き続き，Wolpert とジョンズホプキンス大学の Bastian からなる

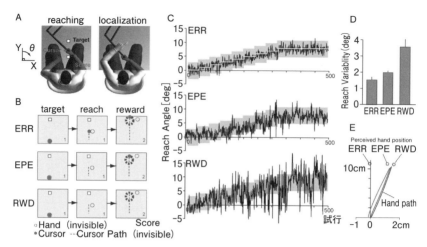

図3.12　報酬駆動型学習記憶に関する実験（Izawa, 2011）
　(a) 実験セットアップ．(b) ERR：常にカーソルあり，EPE：終端点でカーソルを呈示，RWD：カーソルなし，タスクの成功失敗を呈示．(c) 試行ごとの手先運動方向．(d) 手先のばらつき．(e) 感覚の変化．

　研究グループは，脊髄小脳失調症の患者に対して，同じ報酬予測誤差提示条件と同等な運動学習実験を実施し，その結果小脳患者においては探索ノイズの制御が健常であることを示した．一方，Izawa は，脊髄小脳失調症患者に対して感覚予測誤差提示条件と等しい実験を実施した．その結果小脳患者は外乱を補償するような運動学習の能力において健常者と同等の成績を示したが，学習に伴う感覚予測誤差の更新の減弱が認められた（Izawa *et al.*, 2012）．以上の結果により，小脳が感覚予測に関わる内部モデルの学習の神経基盤であり，大脳基底核は報酬駆動型運動学習の神経基盤であることが強く示唆されることになった．

　その後，報酬駆動型運動学習パラダイムを用いた実験が数多く行われてきた．たとえば，ジョンズホプキンス大学の Uehara, Mawase, Celnik のグループは，経頭蓋磁気刺激法（Transcranial magnetic stimulation: TMS）と経頭蓋直流刺激（Transcranial direct current stimulation: tDCS）によって神経モジュレーションを加えた状態で報酬駆動型運動学習パラダイムを実施し，報酬駆動型学習によって第一次運動野の可塑性が賦活することを示した（Uehara *et al.*, 2017）．さらに，ハーバード大学の Uchida グループは，ネズ

ミの到達運動実験によって筆者が提案した最適学習者モデルの検討を行い，第一次体性感覚野が報酬駆動型学習よりも感覚予測誤差駆動型学習にとって重要であることを示している（Mathis *et al.*, 2017）.

3.1.9 最適フィードバック制御の神経実装

Todorov が提案した最適フィードバック制御による運動制御モデル（Todorov and Jordan, 2002）は，生体がもつフレキシブルな軌道生成をよく説明した．そして筆者によって運動学習が身体-環境モデルの同定と再最適化であることが示された．それでは，フィードバックループを利用した制御メカニズムはどのように生体に実装されているのであろうか？

古典的な運動学習の計算理論では，運動制御はターゲットの知覚から運動のプランニング，運動指令の計算までの一方向のプロセスであると考えられてきた．たとえば水平面到達運動においてターゲット呈示から運動開始まではおおよそ 200 〜 300 ms の反応時間がかかる．この間に，脳はターゲットの知覚から運動軌道の生成，動力学の補償などの計算を行い準備が整った後で運動指令の系列を順次運動ニューロンへ送る．したがって，このような考え方では運動途中では運動指令は修正されることがない．

一方，Prablanc らに始まるフランスの研究グループは，一度実行された到達運動中にターゲットを突然左右にジャンプさせると（target jump task），意識下において自動的に運動がジャンプしたターゲット方向に修正されることを発見していた（automatic response）（Prablanc and Martin, 1992; Pisella *et al.*, 2000）．そして，このような自動的な運動修正メカニズムには後頭頂葉における運動プランニング表現の更新メカニズムが重要であることを解明した（Desmurget *et al.*, 1999）．このような自動的な修正の潜時は 110 ms 程度であり，運動開始の潜時よりも大幅に短い．これはシーケンシャルな運動プランニングに関わる脳内メカニズムをショートカットしたフィードバック制御メカニズムが後頭頂葉を介した背側皮質視覚路に構築されている可能性を示唆している．

それでは，このような自動的な視覚運動フィードバック制御メカニズムには，最適制御のような柔軟性が備わっているのであろうか？ 筆者はターゲットをジャンプさせる際に同時に視覚刺激のノイズのレベルを切り替えた

(Izawa and Shadmehr, 2008). もしも，理論が導くように脳における最適フィードバック制御メカニズムが最適制御則とカルマンフィルタとの組み合わせであるならば，ノイズレベルの変更はカルマンゲインに影響を与え，運動プラン修正のスピードに影響を及ぼすはずである．実験の結果，理論の予測と一致して，運動プランの修正に，ターゲットのノイズの変化が影響を与えることが明らかになった．

　一方，Scott は伸張反射メカニズムの最適性について論じている（Scott *et al.*, 2012; Scott *et al.*, 2015). 伸長反射には単シナプス反射に代表されるように脊髄レベルで処理がなされる短ループ反射（潜時 25 ～ 50 ms）と，皮質によって処理される長ループ反射（潜時 50 ～ 100 ms）が存在する．Scott らは，到達運動中に負荷した外力に対する伸張反射に伴う筋活動の変化を観測した（Nashed *et al.*, 2014). 条件 1 ではターゲットに対する到達運動を行わせ，条件 2 では始点と終点の間に避けるべき障害物を配置した．条件 1 において外力は運動軌道を見出し，到達運動のパフォーマンスを下げる．一方，条件 2 において外力（条件 1 と等しい）は結果として障害物を避ける方向へ働くため，到達運動のパフォーマンスを上げる．どちらの外力に対しても長ループ反射が明らかであったが，条件 1 よりも条件 2 のほうが，潜時 60 ms 以降の反射ゲインが低かった．次に，ターゲットが 1 つ提示される条件と，ターゲットが 2 つ提示される条件の比較を行った．ターゲットが 2 つ提示される条件では，外力はパフォーマンスを上昇させる方向へ働く．この場合，ターゲットが 2 つ提示された条件では，75 ms 以降の成分において，反射ゲインの減少が観測された．このような長ループフィードバックのゲインは，外部環境に対する学習とともに変化することも報告されている（Cluff and Scott, 2013). そしてこのような感覚運動系における"素早い"フィードバックゲインの調整には第一次運動野の活動が関わっている可能性が高い（Pruszynski *et al.*, 2011).

　このように，脳は視覚フィードバックと感覚フィードバックを受け取り，タスクパフォーマンスにとって最適な制御ゲインを調整し，運動指令を修正しながら生成する，フレキシブルなフィードバック制御系を構築している．これは，脳が真に採用しているコスト関数が何かという研究課題を保留しつつも，最適フィードバック制御メカニズムが脳内に実装されていることを示

唆している．このとき，生体が持つ感覚系と運動系のノイズや，観測に含まれる遅延は制御の安定性と最適性を著しく悪化させる．したがって，予測された状態を用いたフィードバック制御の構築による耐ノイズ性が，生体運動制御にとって必要不可欠であり，小脳が獲得する身体-環境の内部モデルによる感覚予測メカニズムの役割が重要となる（井澤他, 2003）．

3.1.10 最適制御獲得の結果としての機能的シナジーと拘束条件としての解剖学的特異性

伝統的に生体運動制御における最重要問題は，タスク空間に比して生体運動制御系が持つ冗長自由度の問題であると考えられてきた．一般に，タスク空間から運動指令空間までのマップは不良設定問題となる．どのように生体がこの冗長性の問題を解決しているかは計算論的運動制御の中心的な課題であるが，1つの伝統的な考え方は，多自由度行動空間における要素間の結合がタスクの実行へ機能的に貢献しているという概念であり，これをシナジー（Synergy）と呼ぶ．

ところで，解剖学的特異性（Anatomical Specificity）という概念は神経構造と運動機能の一対一対応として定義される．たとえば，単シナプス反射は，筋紡錘と運動ニューロンを結ぶ閉ループ構造が，1つの機能単位に対応している．つまり，単シナプス反射の機能は脊髄と筋における神経結合に埋め込まれており，筋間の協調運動はこの物理的結合によって決定されると考えられる．このような解剖学的特異性が，運動制御の多自由度空位間中で拘束条件として働き，空間を縮退させる効果を担っている可能性がある．

Bizzi が提案した筋シナジーの概念は，カエルの脊髄に埋め込まれた機能的な解剖学的特異性に関する観察から始まった（Giszter *et al.*, 1993）．Bizziらはカエルの脊髄を電気刺激し，その結果生成される後ろ脚が生成する力が，空間的にどのように変化するかを調べた．その結果，各電気刺激部位は，作業空間上の1点を収束点とした力ベクトルの場を表現していることが明らかになった．このような脊髄の神経細胞が生成する力ベクトル場を単位とする解剖学的特異性は，あたかも力ベクトル場を生成するピアノの鍵盤を押しながら任意の運動を生成するような，力場を生成する筋力の組み合わせ，すなわち筋シナジーに基づいた大脳皮質における運動符号化を示唆する．

　楽観的に考えれば，ヒトにおいてもこのような筋シナジーを単位とする運動の符号化によって，運動制御が行われているかもしれない．d'Avella らはヒトの到達運動中の筋活動データ行列の非負値行列因子分解を行い，5つの代表的な筋シナジーを抽出した．そして，脊髄レベルに埋め込まれた筋シナジーに対する重みベクトルを脊髄上位が制御するメカニズムを示唆した．しかし注意すべきは，このようなメカニズムは筋シナジーから導かれる可能性の1つにすぎないという点である．つまり，もしも解剖学的特異性を利用した皮質の運動符号化が行われているのであれば筋空間におけるシナジーが観測される必要があるが（必要条件を満たす），筋シナジーが観測されたからといって，それが必ずしも解剖学的特異性として生体に埋め込まれているわけではない（十分条件は満たさない）．特定のタスクにおける筋活動データの非負値行列因子分解から，早急に不変的な筋シナジーの存在を結論付ける研究（残念ながらこのような研究は散見される）の評価は，十分に注意を払う必要がある．

　実際，Todorov は多自由度質点系の到達運動に関する最適制御問題を解いた後，最適制御則 $u=Lx$ フィードバックゲイン行列を特異値分解，$L=KgH$ を行い，得られたランクについて議論した．たとえば 19 自由度の運動指令空間，40 自由度のセンサ空間を持つシステムの静的制御ゲインが4つの固有値によって表現されることを示した（Todorov and Jordan, 2002）．また，Bayati らは2関節6筋モデルの16方向の到達運動に対して最適制御則を求め，ゲイン行列の特異値分解を行い3つの支配的な筋シナジーを推定した（Bayati *et al.*, 2009）．以上の結果は，脳が直面するタスクにとって最適な制御則を学習によって獲得した結果として，最適制御ゲインの中に出現するパターンが筋シナジーとして観測されている可能性を示唆している．最適フィードバック制御の神経実装を考慮すれば，シナジーは運動学習の結果，視覚フィードバックループを構成する背側皮質視覚路や長ループ反射システムを担う第一次体性感覚野や第一次運動野に表現されている可能性があり，そしてシナジーそのものはタスクや学習によって最適に調整される柔軟性を持つ．これは，シナジーが解剖学的特異性に基づいた拘束条件として冗長自由度の問題を解決しているのではなく，最適化のプロセスが冗長性を巧みに利用した解を得た結果として筋空間に観測されるものであることを強く示唆してい

る．換言すれば，筋シナジーと呼ばれる現象は，脳内に表現される感覚運動
マップの最適化の結果として，それが筋空間に表出しているにすぎない．

　それでは，解剖学的特異性は筋シナジーの形成に関わらないのだろうか？
ここで思い出してほしいのは，最適制御の問題は身体–環境ダイナミクスを
拘束条件として（式（3.10））コスト関数（式（3.9））を最小化する運動司令
を求めるということである．したがって，最適解として求まる運動司令は，
拘束条件が作る超平面を常に満たしている．つまり，身体が有する解剖学的
特長は筋空間において拘束条件となるため，解剖学的特異性は筋シナジーの
構成要素となる．しかし，このような解剖学的特異性の最適解に対する拘束
条件が，解剖学的特異性の機能を意味するわけではない．解剖学的特異性に
は必ずしも機能はなく，学習を通じた最適化の結果作られた脳内に表現され
る感覚運動マップにこそ機能が埋め込まれている．

　最適制御理論に代表されるように，計算論は最適化を前提とする場合が多
い．このような生物に対する最適性の仮定は，しばし計算論に対する誤解を
招く．つまり，生物はある目的へ向かって進化するという目的論の一種とみ
なせるナイーブな誤解である．しかし，むしろ脳の計算理論において最適性
を仮定することの重要性は，これに基づいて規範モデル（normative model）
を構築し，これを用いて最適性と拘束条件を分離することである．つまり，
最適性を仮定することにより生物が直面しているタスクに対して脳が解かな
ければいけない問題と，最適性に拘束を導入する解剖学的拘束条件を切り分
けることにより，身体が有する解剖学的アーキテクチャの特徴と脳が有する
計算アーキテクチャを明確に区別して理解することが可能になる．ここに，
計算論が脳に対する研究を科学として成立させる前提条件となる根拠がある．

3.2　シナジーの数理とその応用

3.2.1　シナジーとは

　身体の構造的特徴は極端とも思えるその複雑性にある．ヒトの骨格は約
200 個の骨と 600 本以上の筋肉によって構成され，脳から筋に与えられた制
御指令によって骨格が動くことで運動が生成する．このようにたくさんの要
素によって構造が作られていることは，さまざまな状況に適応するためには

有効な戦略かもしれない．しかし制御指令を設計する際，つまり目的の運動
を達成するために各筋肉にどの程度指令を与えたら良いのかを考える際には，
筋肉の数が多すぎることが大きな問題となる．たとえば糸で吊られた操り人
形を想像してみよう．人形は糸の数が多いほどいろいろな姿勢をとることが
できる．しかし1つの人形に100本も200本も糸がついていたとすると，人
形を操るのは至難の技となる．では，このような制御指令の設計の問題に，
ヒトはどのように対処しているのであろうか？

　構造的な自由度が冗長に存在するという問題は，ベルンシュタインによっ
て明確に意識され，ベルンシュタイン問題と呼ばれている．ベルンシュタイ
ンは，ヒトや動物が個々の筋に対して指令を与えるのではなく，複数の筋や
関節を協調して動かすことで，この冗長自由度の問題を克服していると考え
た（Bernstein, 1996）．先ほどの人形の例を考えると，複数の箇所を束ねた
糸が用意され，1つの糸を引くだけで複数の関節が同時に動き，手を挙げる
動作，足を上げる動作，お辞儀をする動作が実現されるという状況である．
束ねた糸を使うことで，少ない動作で人形を操れるようになる．このような
動作の協調はシナジーと呼ばれており，神経系の中にこの協調を作り出す仕
組みがあると考えられている．

　ヒトや動物に協調的な動作が見られる例として，板の上にネコを乗せて板
を少しずつ傾ける状況を考えてみる．板を傾けるに従って，ネコの姿勢はど
のように変わるだろうか？　Lacquaniti らはこのような状況下でネコの姿勢
を詳しく計測し，床を傾けていくと，腰，膝，足首の各関節の角度は徐々に
変わっていくが，脚軸（腰と足先を結んだ線）の角度にはほとんど変化が現
れないことを示した（Lacquaniti et al., 1984）．このことは，床の変化に対し
て各関節を個々に調整するのではなく，協調的に動かすことで脚軸の角度の
ような，より全体的な特徴を制御していることを示している．Lacquaniti ら
のさらなる研究によって，直立のような静的な運動だけではなく，歩行動作
においても脚軸の角度と長さを動かす協調的な動作があることが指摘され，
腰，膝，足首からなる3自由度の動作が図3.13のように脚軸の角度と長さの
2自由度の平面上で構成されると報告された（Lacuaniti, 1992; Borghese et
al., 1996,）．

　神経系の面から，動作の協調的な性質が存在することを示した例として，

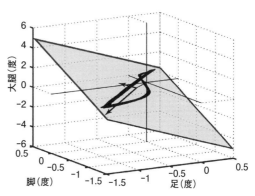

図 3.13　歩行中の大腿・下腿・足の角度とそれを構成する平面

　図中の黒の曲線が計測された角度の時系列データを表し，灰色の面がこの曲線が乗る平面を表す．矢印が角度の時系列の主成分であり，平面は 2 つの主成分によって構成されている．黒色の 3 つの直線の交点が原点であり，ベクトルの交点とは離れている．

カエルを使った実験がある．Bizzi らはカエルの脊髄内の神経に微少電流を与え，足に発生する力を調べた．その結果，各神経への刺激は，単一の筋に力を発生させるのではなく，刺激箇所に特有の姿勢に向かう力（力場）を発生することがわかった（Bizzi *et al.*, 1991）．このことは，刺激した神経と筋の間に一対一の構造があるのではなく，複数の筋を束ねたモジュールの構造があり，刺激によってモジュールごとの動作が出現したと考えることができる（Bizzi *et al.*, 2000）．それでは，神経を 1 ヵ所刺激するのではなく，複数ヵ所を同時に刺激すると何が起こるのだろうか？　カエルの脊髄内の 2 ヵ所の神経を同時に刺激したとき，生成する力の方向は，ちょうど 2 つの力場のベクトルを足し合わせたものになっていた（Bizzi *et al.*, 1991; Mussa-Ivaldi *et al.*, 1994; Lemay *et al.*, 2001）．このことは，モジュールごとに生成する動作の間に線形な関係があることを示している．これは，各神経系の活動が非線形な活動をすることを考えると驚くべきことであり，動作から神経系のモジュール構造を理解できる可能性を示す重要な特徴である．このような特徴を基に，計測された動物の動作が，複数のモジュール構造，つまりシナジーの足し合わせと考え，動作を分解することでシナジーを取り出す方法が提案された（Tresch and Bizzi, 1999; Tresch *et al.*, 1999）．このように動作から協調関係の構造をどのように取り出していくかについて，次項以降で解説していく．

3.2.2 運動からシナジーを導出する方法1 ——主成分分析

複数の動作の中に，協調的な動作であるシナジーがどのような形で含まれているかを定量的に評価する方法を解説していく．まずは例として，歩行中の関節間の協調を表す図3.13の状況を考えよう．この図はヒトの歩行中の大腿（Thigh）・下腿（Shank）・足（Foot）の3つの体節の角度（垂直からの角度）を計測し，それぞれの角度のデータを軸としてプロットした図である．黒色の曲線が得られたデータであり，このデータはほぼ灰色の平面上に乗る．このことは，3つの体節の間には協調的な動作が存在し，それによって自由度が2の平面上に運動が拘束されていることを示している．つまり，動作間にどのような協調関係が存在するかを評価することは，この平面がどのように構成されているかを明らかにすることである．

図3.13では，2つのベクトルが矢印によって描かれており，平面はこれらのベクトルによって構成されている．この2つのベクトルは，曲線によって描かれたデータの主成分であり，長い方のベクトルがデータの第1主成分，短い方のベクトルが第2主成分を表す．第1主成分は（最小2乗の意味で）最も曲線のデータを近似した近似直線の方向を表す．第2主成分は，第1主成分に直交し，第1主成分で表されなかった要素を最も近似する近似直線の方向を表す．

この2つのベクトルの交点（平面座標系の原点）は，平面を構成する重要な点である．一般に，角度座標系の原点 $(0,0,0)$ は平面上に存在する保証がないため，平面座標系の原点とはなりえない．平面座標系の原点として有用な特徴点の1つは，データの時系列平均によって求まる点であり，以下の議論では，この時系列平均の点を平面座標系の原点とする．

式を用いて以上のプロセスを整理していく．まず，計測された体節の角度（大腿：$\theta_{\text{Thigh}}(t)$，下腿：$\theta_{\text{Shank}}(t)$，足：$\theta_{\text{Foot}}(t)$）のデータを行列として表すと

$$R = \begin{bmatrix} \theta_{\text{Thigh}}(t_1) & \theta_{\text{Shank}}(t_1) & \theta_{\text{Foot}}(t_1) \\ \theta_{\text{Thigh}}(t_2) & \theta_{\text{Shank}}(t_2) & \theta_{\text{Foot}}(t_2) \\ \vdots & \vdots & \vdots \end{bmatrix} \tag{3.12}$$

となる．ベクトルの原点は，これらの時間平均であり，座標系の原点からのベクトルとして表される．

$$\bar{r} = \begin{bmatrix} \bar{\theta}_{\mathrm{Thigh}} & \bar{\theta}_{\mathrm{Shank}} & \bar{\theta}_{\mathrm{Foot}} \end{bmatrix} \tag{3.13}$$

2つの主成分をそれぞれ z_1, z_2 とおく．これらは図 3.13 上のベクトルであるので，平均と同じように 3 要素を持つベクトルとなり，それぞれ大きさ 1 の単位ベクトルとする．これらのベクトルで構成された座標平面を考えたとき，曲線の各（時刻の）値は，それぞれ座標平面上の 1 点として表現される．時刻 t_i におけるこの平面上での座標を

$$(\lambda_1 v_1(t_i),\ \lambda_2 v_2(t_i)) \tag{3.14}$$

とする．この点は各時刻で 1 つの値をとることから，時系列分のデータがあることになる．時刻 t_i における角度座標系の値 $R(t_i)$（R の i 行目の値）と，平面座標系での値との間には以下の関係が成り立つ．

$$R(t_i) = \bar{r} + \lambda_1 v_1(t_i) z_1{}^T + \lambda_2 v_2(t_i) z_2{}^T \tag{3.15}$$

このデータを時系列だけ並べると，以下の式が得られる．

$$
\begin{aligned}
R &= \bar{R} + \lambda_1 v_1 z_1{}^T + \lambda_2 v_2 z_2{}^T \\
&= \bar{R} + \sum_{j=1}^{2} \lambda_j v_j z_j{}^T \\
&= \bar{R} + V \Lambda Z^T
\end{aligned}
\tag{3.16}
$$

ここで $\bar{R}$, v_i はそれぞれ $\bar{r}$, $v_i(t)$ を時系列分並べた行列およびベクトルであり，V, Z は j 列の値がそれぞれ v_j, z_j となる行列，Λ は j 行 j 列が λ_j となる行列である．このような特徴を持つ行列を求めるプロセスは，$R - \bar{R}$ を特異値分解することになる．また以上の処理は主成分分析と呼ばれており，主成分分析によって得られた主成分が，関節間の協調を表すことになる．

3.2.3　運動からシナジーを導出する方法 2 ——非負値行列因子分解

　前項では，複数の関節の動作から協調関係を導出する過程について解説した．複数の筋電位から筋間の協調である筋シナジーを導出する際にも，基本的には同様のプロセスを行えばよい．一方で，筋シナジーの導出においては，データが負にならないという特徴を考慮して解析を行う．

　運動中に計測される筋電位の特徴を確認してみる．図 3.14A は歩行一周期の下肢 10 筋の筋電を計測した図であり，図 3.14B は計測した筋電位に対して，絶対値をとり，ローパスフィルタを用いて包絡線をとる前処理を施している．ここで絶対値をとる理由は，筋の性質に由来する．筋は動作指令が電

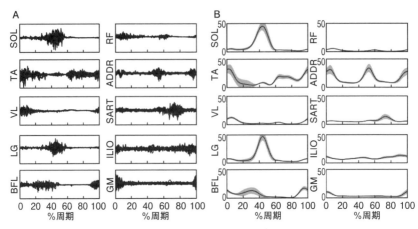

図 3.14　歩行運動の筋電位

A：筋電の計測データ．B：前処理後の筋電位．前処理では，ハイパスフィルタ（カットオフ1Hz），絶対値処理，ローパスフィルタ（カットオフ5Hz）を施した．フィルタは共に2次バタワースフィルタ．

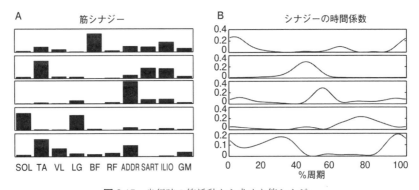

図 3.15　歩行時の筋活動から求めた筋シナジー

A：筋シナジー（*W*）．B：筋シナジーの時間係数（*C*）．用いた筋電データは図3.14と同じもの．

気として与えられると，筋が収縮する方向に力を発生する．与える電気を反転させてもやはり収縮方向に力が発生する．つまり，筋を伸展する方向には力は発生しない．関節を前後に動かすためには，関節に対して前後に筋を配置し（拮抗構造），シーソーのようにお互いに（伸縮の）力を出し合うことで，動作を作っている．このように，筋電計で計測された値の正負の値が筋

で発生する力の方向を表すものではないため，一般に絶対値をとることで正
負を同じように扱う．

　非負の値のみから構成される筋電のデータがどのような協調構造，すなわ
ち筋シナジーによって構成されているかを考えるとき，筋シナジーの導出に
あたって負の値を持たないように導出するのが1つの方法である．他の方法
として，筋シナジーの正の値を興奮に使われるシナジー，負の値を抑制に使
われるシナジーと考えて明確に区別する試みも行われている（d'Avella *et al.*,
2006）．しかし，この方法を行うためには，運動のデータ以外に静的状態で
の筋電データが必要となる．ここでは，一般的な非負のシナジーのみを導出
する方法について解説を行う（舩戸・青井，2017 など参照のこと）．

　筋電のデータを 3.2.2 項で解説した主成分分析によって分解することを考
える．すると，分解されたデータには一般に負の値が現れてくる．この理由
の1つは平均を引くという処理である．非負のデータの平均を引くことによ
ってデータには負の値が現れ，結果的に分解されたデータにも負の値が現れ
ることになる．また，たとえ平均データを引かなくても，分解結果が非負に
なるという保証はない．そこで，非負の保証ができる別な方法が必要になる．
この方法が非負値行列因子分解（Non-negative Matrix Factorization）とい
う方法である．特異値分解が1回の解析によってデータを分解するのに対し
て，非負値行列因子分解は逐次的に更新しながら，データを分解していく．
更新の際に非負を考慮することで，非負の行列を構築していく．

　データ行列を M（3.2.2 項の R と同じように時系列を並べたもの），分解さ
れる行列を C, W で表したとき，これらの関係は次のように書かれる．

$$M = CW^T$$
$$= c_1 w_1^T + c_2 w_2^T + \cdots \tag{3.17}$$

ここで，行列 W，ベクトル w_i が筋シナジーを表し，行列 C，ベクトル c_i が
その時間係数を表す．C, W は一般にランダムな行列として与え，その積が
M に近づくように更新していく．M と CW の距離としては，ユークリッド
距離などが用いられる．

$$\|M - CW^T\|^2 = \sum_{ij} (m_{ij} - c_{ij} w_{ji})^2 \tag{3.18}$$

更新を行うことで，非負の条件を満たしたままで，式（3.18）の距離を小

さくするアルゴリズムがいくつか提案されている．ここでは，その中でも筋
シナジーの計算によく用いられる，Lee と Seung によって提案されたアルゴ
リズムについて解説していく（Lee と Seung, 1999, Lee and Seung, 2001）．
まずは簡単のために m をスカラー量として考える．ランダムに与えられた
スカラー量 c を更新して，積 cw を m に近づけるためには，更新後の c^+ を
以下のようにすればよい．

$$c^+ \leftarrow c\frac{m}{cw} \tag{3.19}$$

明らかに $c^+w = m$ となり，一度の更新で分解が完了する．M が行列の場合に
ついても同様に考えていく．M の C 方向成分は $C^T M$，CW^T の C 方向成分
は $C^T CW^T$ であり，そのうち i 番目の要素をそれぞれ $(C^T M)_i$，$(C^T CW^T)_i$
とおくと，式（3.19）の更新則は以下のようになる．

$$c_i^+ \leftarrow C_i\frac{(C^T M)_i}{(C^T CW^T)_i} \tag{3.20}$$

この更新は，C^T によって射影された成分のみを更新することになる．した
がって，一般に一度の更新によって M と CW^T の距離は 0 にはならない．
一方で，この更新が距離を離す方向には作用しないことが知られている
（Lee and Seung, 1999）．同様の更新を W についても行う．

$$W_i^+ \leftarrow W_i\frac{(MW)_i}{(CW^T W)_i} \tag{3.21}$$

このように，C と W を交互に更新していくことによって CW^T を M に近づ
けていき，距離が一定以下になったときの行列を筋シナジー W と時間係数
C とする．以上の更新（式（3.20），（3.21））では，すべて正の値をかけるこ
とによって更新している．したがって，得られる行列の要素はすべて正であ
ることが保証されている．以上の方法で，データから筋シナジーが得られる．
図 3.14 の歩行の筋電データから筋シナジーを求めると，図 3.15 の筋シナジ
ーが得られた．

3.2.4　シナジー解析のリハビリテーションへの応用

　シナジー，特に筋シナジーが注目を集めるようになった理由として，大き
く 2 つが考えられる．1 つ目は，ここまで見てきたように筋電のような動作

中の計測可能なデータを用いて特徴量の計算が可能であるという点であり，2つ目は，計算された量が神経系の状態を反映している可能性があるという点である．そこで，以降ではこの2つ目の特徴である，筋シナジーと神経系の対応について考えていく．

そもそも筋シナジーとは脳内のどこにあるのか，どのような神経系の性質を表しているのか，ということは当然の疑問として生じるものである．このような疑問に答えるために，カエルの神経系をさまざまなレベルで切断して筋シナジーの変化を比較することで，どのレベルの神経系が失われると筋シナジーが失われるのかを調べた研究がある（Roh *et al.*, 2011）．その結果，脳幹以上の神経系を除去したカエル，延髄以上の神経系を除去したカエルでは，健常なカエルとの間に有意な差がなかったのに対し，脊髄より上位の神経系を除去したカエルでは筋シナジーが有意に変化した．このことから，筋シナジーは脊髄を中心とした神経系において構成されていると考えられた（脊髄刺激による同様の検証もされている（Hart and Giszter, 2010））．一方で，筋シナジーを直接表す神経系というものは現在においても見つかっておらず，シナジーは特定の神経構造を表すのではなく，脊髄を中心とした一定範囲の神経系のシステムとして構成されているという見方が強いようである．

それでは，脊髄以外の神経系のシステムに障害が起きた場合，筋シナジーにはどのように影響が出るかという問題を考えていく．筋シナジーへの影響の仕方には，筋シナジー（3.2.3項の W）を変えずに筋シナジーの時系列（3.2.3項の C）を変える影響の仕方と，筋シナジー（W）そのものを変える影響の仕方の2種類があるようである．

まずは時系列（C）に影響を与える変化から順に紹介していく．動作中には常に外界の情報が感覚入力として神経系に入ってくる．このような感覚入力が入らない場合に筋シナジーがどのように変化するかが議論された．感覚を遮断したカエルの歩行やジャンプ動作中の筋シナジーを健常なカエルのシナジーと比較した実験では，筋シナジーの構造は変化せず，筋の活動時間が延びるように変化することが指摘された（Cheung *et al.*, 2005）．さらに，このような筋の活動時間の延長という変化は，他のいくつかの疾患でも共通して見られた．その1つが小脳疾患であり，脊髄小脳変性症患者の歩行動作を健常者の筋活動と比べることで，同様の変化が報告されている（Martino *et*

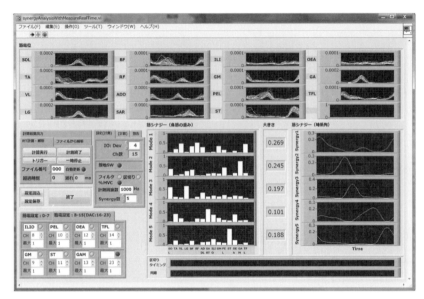

図3.16　リアルタイムのシナジーモニタリングのためのソフトウェア

al., 2014)．もう1つの例が先天性無痛症患者である．先天性無痛症患者は先
天的に痛覚を持たない患者のことであり，先天性無痛症患者の歩行時の筋シ
ナジーにおいても，筋の活動時間の延長が見られた．先天性無痛症のリハビ
リを目指した解析については，第5章で詳しく取り扱う．

　次に，解析によって得られる筋シナジーそのものの変化について取り上げ
る．筋シナジーそのものの変化は，脳梗塞患者の筋シナジーの特徴として報
告された．脳梗塞患者の歩行中の筋シナジーを健常者と比較したところ，患
者の筋電を構成するシナジーの数は健常者に比べて少なく，さらに患者で見
られたシナジーは健常者の複数のシナジーが統合された構造をしていた
(Clark *et al.,* 2010)．また，歩行ではなく手の到達運動についてさらに調べ
た研究では，患者の筋シナジーは同じように健常者の複数の筋シナジーが統
合された構造を持ち，さらに脳梗塞を発症後に時間が経った患者では，再び
筋シナジーが分解していくことが指摘された (Cheung *et al.,* 2012)．このこ
とは筋シナジーの統合および分解が，脳梗塞に伴う神経系の変化と回復に伴
う神経系の変化を反映していることを示唆する結果といえる．

　このように筋シナジーが神経疾患に伴う神経系の変化を反映するという事実は，筋シナジーを用いて神経系の状態を観察できる可能性を強く示唆する．また，シナジーが計測データから計算可能であるという性質は，状態を定量的に評価できることを示している．これは，たとえばリハビリテーション中の患者の神経系の筋シナジーを観察することで，現在の患者の回復度合いや，どのようなリハビリテーションが神経系の回復に効果があるのかなどを，定量的に評価できることを意味し，現在この観点からの研究が進んでいる．

　最後に，このような筋シナジーを用いた患者の神経系の状態モニタリングを目指して，筆者らが開発中の装置について紹介する．図3.16はリアルタイムで筋シナジーをモニタリングするためのソフトウェアである．ソフトウェアは筋電計と連携することでリアルタイムに筋電位を取得・表示（図上部）するとともに，筋シナジーを解析してその結果を表示する（図右下）．筋シナジーの解析にかかる時間は，通常のノートパソコンで数十〜 200 ms 程度であり，図で示している歩行の解析では，次の歩行周期までに解析を終えて表示することが可能である．このような形で筋シナジーをモニタリングしながら，筋シナジーの特徴に基づいて介入を行うことで，介入が筋シナジー，もしくは筋シナジーに反映された神経系にどのように影響しているかを判定できる．このような手法を用いることで，神経系の回復をより直接促す効果的なリハビリテーションが可能になるであろう．

参考文献

Atkeson, C.G.: Roles of Knowledge in Motor Learning. In: Massachusetts Inst of Tech Cambridge Artificial Intelligence Lab, 1987.

Atkeson, C.G.: Learning arm kinematics and dynamics, *Annu Rev Neurosci*, **12**, 157-183, 1989.

Bayati, H., Vahdat, S. and Vahdat, B.V.: Investigating the properties of optimal sensory and motor synergies in a nonlinear model of arm dynamics. In, pp 272-279 %@ 142443548X: IEEE, 2009.

Bernstein, N. A.: *On dexterity and its development*, edited by M. L., Latash, M. T. Turvey. Psychology Press, 1996.（邦訳：工藤和俊，佐々木正人．デクステリティ　巧みさとその発達，2003）

Bhushan, N. and Shadmehr, R.: Computational nature of human adaptive control during learning of reaching movements in force fields, *Biol Cybern*, **81**, 39-60, 1999.

Bizzi, E., Accornero, N., Chapple, W. and Hogan, N.: Posture control and trajectory formation during arm movement, *J Neurosci*, **4**, 2738-2744, 1984.

Bizzi, E., Mussa-Ivaldi, F., A. and Giszter, S.: Computations underlying the execution of movement: a biological perspective, *Science*, **253**, 287-291, 1991.

Bizzi, E., Tresch, M. C., Saltiel, P. and d'Avella, A.: New perspectives on spinal motor systems., *Nat Rev Neurosci*, **1**, 101-108, 2000.

Borghese, N. A., Bianchi, L. and Lacquaniti, F.: Kinematic determinants of human locomotion, *J Physiol*, **494**, 863-879, 1996.

Cheung, V. C., Turolla, A., Agostini, M., Silvoni, S., Bennis, C., Kasi, P., Paganoni, S., Bonato, P. and Bizzi, E.: Muscle synergy patterns as physiological markers of motor cortical damage, *Proc Natl Acad Sci*, **109**, 14652-14656, 2012.

Cheung, V. C., d'Avella, A., Tresch, M. C. and Bizzi, E.: Central and sensory contributions to the activation and organization of muscle synergies during natural motor behaviors, *J Neurosci*, **25**, 6419-6434, 2005.

Clark, D. J., Ting, L. H., Zajac, F. E., Neptune, R. R. and Kautz, S. A.: Merging of healthy motor modules predicts reduced locomotor performance and muscle coordination complexity post-stroke, *J Neurophysiol*, **103**, 844-857, 2010.

Cluff, T. and Scott, S.H.: Rapid feedback responses correlate with reach adaptation and properties of novel upper limb loads, *J Neurosci*, **33**, 15903-15914, 2013.

d'Avella, A., Portone, A., Fernandez, L. and Lacquaniti, F.: Control of fast-reaching movements by muscle synergy combinations, *J Neurosci*, **26**, 7791-810, 2006.

Desmurget, M., Epstein, C.M., Turner, R.S., Prablanc, C., Alexander, G.E. and Grafton, S.T.: Role of the posterior parietal cortex in updating reaching movements to a visual target, *Nat Neurosci*, **2**, 563-567, 1999.

Donchin, O., Francis, J.T. and Shadmehr, R.: Quantifying generalization from trial-by-trial behavior of adaptive systems that learn with basis functions: theory and experiments in human motor control, *J Neurosci*, **23**, 9032-9045, 2003.

Flash, T. and Hogan, N.: The coordination of arm movements: an experimentally confirmed mathematical model, *J Neurosci*, **5**, 1688-1703, 1985.

舩戸徹郎・青井伸也，シナジーの解析とその応用，計測と制御，vol. 56, pp. 193-198, 2017.

Georgopoulos, A.P., Kalaska, J.F., Caminiti, R. and Massey, J.T.: On the relations between the direction of two-dimensional arm movements and cell discharge in primate motor cortex, *J Neurosci*, **2**, 1527-1537, 1982.

Giszter, S.F., Mussa-Ivaldi, F.A. and Bizzi, E.: Convergent force fields organized in the frog's spinal cord, *J Neurosci*, **13**, 467-491, 1993.

Harris, C.M. and Wolpert, D.M.: Signal-dependent noise determines motor planning. *Nature*, **394**(6695), 780-784, 1998.

Hart C. B. and Giszter, S. F.: A neural basis for motor primitives in the spinal cord, *J Neurosci*, **30**, 1322-1336, 2010.

井澤淳・近藤敏之・伊藤宏司：状態予測機構を用いた強化学習による運動学習モデル，計測自動制御学会論文集，**39**，679-687, 2003.

Izawa, J., Kondo, T. and Ito, K.: Biological arm motion through reinforcement learning, *Biol Cybern*, **91**, 10-22, 2004.

Izawa, J. and Shadmehr, R.: On-line processing of uncertain information in visuomotor control, *J Neurosci*, **28**, 11360-11368, 2008.

Izawa, J., Rane, T., Donchin, O. and Shadmehr, R.: Motor adaptation as a process of reoptimization, *J Neurosci*, **28**, 2883-2891, 2008.

Izawa, J., Criscimagna-Hemminger, S.E. and Shadmehr, R.: Cerebellar contributions to reach adaptation and learning sensory consequences of action, *J Neurosci*, **32**, 4230-4239, 2012.

Lacquaniti, F., Maioli, C. and Fava, E.: Cat posture on a tilted platform, *Exp Brain Res*, **57**, 82-88, 1984.

Lacquaniti, F.: Automatic control of limb movement and posture, *Current opinion in neurobiology*, **2**, 807-814, 1992.

Lee D. D. and Seung, H. S.: Algorithms for non-negative matrix factorization, Adv *Neural Inf Process Syst*, **13**, 556-562, 2001.

Lee D. D. and Seung, H. S.: Learning the parts of objects by non-negative matrix factorization, *Nature*, **401**, 788-791, 1999.

Lemay, M. A., Galagan, J. E., Hogan, N. and Bizzi, E.: Modulation and vectorial summation of the spinalized frog's hindlimb end-point force produced by intraspinal electrical stimulation of the cord, *IEEE Trans Neural Syst Rehabil Eng*, **9**, 12-23, 2001.

Martino, G., Ivanenko, Y. P., Serrao, M., Ranavolo, A., d'Avella, A., Draicchio, F., Conte, C., Casali, C. and Lacquaniti, F.: Locomotor patterns in cerebellar ataxia, *J Neurophysiol*, **112**, 2810-2821, 2014.

Mathis, M.W., Mathis, A. and Uchida, N.: Somatosensory Cortex Plays an Essential Role in Forelimb Motor Adaptation in Mice, *Neuron*, **93**, 1493-1503 e1496, 2017.

McIntyre, J.and Bizzi, E.: Servo Hypotheses for the Biological Control of Movement. *J Mot Behav*, **25**(3), 193-202, 1993.

Mussa-Ivaldi, F. A., Giszter, S. F. and Bizzi, E.: Linear combinations of primitives in vertebrate motor control, *Proc Natl Acad Sci*, **91**, 7534-7538, 1994.

Nashed, J.Y., Crevecoeur, F. and Scott, S.H.: Rapid online selection between multiple motor plans, *J Neurosci*, **34**, 1769-1780, 2014.

Optican, L.M. and Miles, F.A.: Visually induced adaptive changes in primate saccadic oculomotor control signals, *J Neurophysiol*, **54**, 940-958, 1985.

Pekny, S.E., Izawa, J. and Shadmehr, R.: Reward-dependent modulation of movement variability, *J Neurosci*, **35**, 4015-4024, 2015.

Pisella, L., Grea, H., Tilikete, C., Vighetto, A., Desmurget, M., Rode, G., Boisson, D. and Rossetti, Y.: An 'automatic pilot' for the hand in human posterior parietal cortex: toward reinterpreting optic ataxia, *Nat Neurosci*, **3**, 729-736, 2000.

Prablanc, C. and Martin, O.: Automatic control during hand reaching at undetected two-dimensional target displacements, *J Neurophysiol*, **67**, 455-469, 1992.

Pruszynski, J.A., Kurtzer, I., Nashed, J.Y., Omrani, M., Brouwer, B. and Scott, S.H.: Primary motor cortex underlies multi-joint integration for fast feedback control, *Nature*, **478**, 387-390, 2011.

Roh, J., Cheung, V. C. and Bizzi, E.: Modules in the brain stem and spinal cord underlying motor behaviors, *J Neurophysiol*, **106**, 1363-1378, 2011.

Scott, A.D., Ferreira, P.F., Nielles-Vallespin, S., Gatehouse, P., McGill, L.A., Kilner, P., Pennell, D.J. and Firmin, D.N.: Optimal diffusion weighting for in vivo cardiac diffusion tensor imaging, *Magn Reson Med*, **74**, 420-430, 2015.

Scott, P., Podemski, L., Baptista Wyatt, K., Walker, C., Haase, S.M., Elyas, B.G., Sprysak, K.A., Lilley, M., Christian, S., Hicks, M., Somerville, M.J. and Hume, S.L.: Toward optimal detection of the common prenatal aneuploidies by quantitative fluorescent-polymerase chain reaction: comparison of two commercial assays, *Genet Test Mol Biomarkers*, **16**, 943-947, 2012.

Sejnowski, T.: Open questions about computation in cerebral cortex. In: *Parallel distributed processing*, 372-389, 1986.

Shadmehr, R. and Mussa-Ivaldi, F.A.: Adaptive representation of dynamics during learning of a motor task, *J Neurosci*, **14**, 3208-3224, 1994.

Smith, M.A., Ghazizadeh, A. and Shadmehr, R.: Interacting adaptive processes with different timescales underlie short-term motor learning, *PLoS Biol*, **4**, e179, 2006.

Therrien, A.S., Wolpert, D.M. and Bastian, A.J.: Effective reinforcement learning following cerebellar damage requires a balance between exploration and motor noise. *Brain*, **139** (Pt1), 101-114, 2016.

Thoroughman, K.A. and Shadmehr, R.: Learning of action through adaptive combination of motor primitives, *Nature*, **407**, 742-747, 2000.

Todorov, E. and Jordan, M.I.: Optimal feedback control as a theory of motor coordination, *Nat Neurosci*, **5**, 1226-1235, 2002.

Todorov, E.: Stochastic optimal control and estimation methods adapted to the noise characteristics of the sensorimotor system, *Neural Comput*, **17**, 1084-1108, 2005.

Tresch M. C. and Bizzi, E.: Responses to spinal microstimulation in the chronically spinalized rat and their relationship to spinal systems activated by low threshold cutaneous stimulation, *Experimental Brain Research*, **129**, 401-416, 1999.

Tresch, M. C., Saltiel, P. and Bizzi, E.: The construction of movement by the spinal cord, *Nat Neurosci*, **2**, 162-167, 1999.

Uehara, S., Mawase, F. and Celnik, P.: Learning Similar Actions by Reinforcement or Sensory-Prediction Errors Rely on Distinct Physiological Mechanisms, *Cereb Cortex*, 1-13, 2017.

第4章 歩行・姿勢制御

　「モデルベーストリハビリテーション」を実現するためには「ヒトや生物が持つ柔軟な環境適応のメカニズム」を「数理モデル化」することが極めて重要である．そこで本章では，「姿勢と歩行の神経機能」とその「数理モデル化」に重点を置いて解説する．4.1 節では，最新の脳神経科学研究と臨床研究の知見に基づいて「歩行と姿勢制御の神経基盤」についてのエッセンスを概説する．次いで，4.2 節では「姿勢制御の数理モデル」を「感覚情報との関連」において，4.3 節では「歩行運動の数理モデル」を「筋シナジー仮説」に基づいて，各々，概説する．これらの数理モデルにおいて最も重視するべきは「ヒトや生物の神経基盤に基づいたモデル化」である．

　数多くの「姿勢や歩行の数理モデル」がこれまで提唱されてきたが，生物学的知見を忠実に再現する試みは少なく，生物の持つ環境への適応機能を理解する上の有用性は低かった．この点において，本章で紹介する数理モデルはヒトの姿勢と歩行のメカニズムを理解する上で極めて秀逸である．一方，これらの数理モデルは「歩行と姿勢の神経機構」のすべてを説明できるものではない．4.1 節に示すような「姿勢と歩行に関わるすべての脳領域の機能」を実現する数理モデルの構築は非常に困難である．しかし，これを実現することこそが，生物–工学融合研究領域の目標の1つであると我々は信じている．

4.1　歩行と姿勢制御の神経基盤

4.1.1　ヒトにおける姿勢と歩行

　ヒトは生後1年足らずで立ち上がり二足歩行を獲得する．しかし，高齢化に伴いその機能は衰える．超高齢化を迎えた先進国では高齢者の転倒・転落

事故の急増が深刻な社会問題となっており，転倒の防止，歩行機能の回復，そして，安全な歩行を実現するためのシナリオを構築することが急務となっている．転倒は高齢化による筋骨格系の循環系の機能低下に加えて，脳の高次機能の低下など複合的な要因に基づくと考えられている（Snijders *et al.,* 2007）．

　ヒトの二足歩行は，動物の四足歩行よりもはるかに高次の神経機構を必要とする．では，二足歩行はどのような仕組みで実現されるのだろうか？我々の脳活動は身体を介して姿勢や動作として外界に表出される．また，外界や自身の内臓に生じたすべての情報は身体を介して脳に伝達される．すなわち，外界環境の変化や自身の脳活動に基づいて適応的な姿勢や歩行の制御を実現する仕組みを解明するためには，「姿勢や歩行を実現する基盤神経機構」と「大脳皮質を中心とする高次脳機能の働き」を「自身の身体との関係」において理解する必要がある（序章および第2章を参照）．本節では，これらに関する最新の知見を紹介するとともに，自己身体認知に基づく姿勢-歩行機能を実現・再建するための考え方を提示したい．

4.1.2 運動制御の基本的枠組み

　運動は3つのカテゴリーに分けられる（図4.1；Takakusaki, 2013, 2017）．第1は正確な制御を必要とする手指の巧緻動作や歩行の開始・障害物回避などの随意運動である．これは大脳皮質からの指令が大腿基底核（以下，基底核）（皮質-線条体投射）・脳幹（皮質-脳幹投射）・脊髄（皮質脊髄路）に伝達されて誘発される．第2は捕食や逃避・逃走など情動行動である．これは大脳辺縁系（以下，辺縁系）や視床下部から脳幹への投射系によって誘発される．情動行動の特徴は行動を誘発する信号の種類にかかわらず交感神経系の活動を伴う歩行や筋緊張亢進などの定型的なパターン運動を誘発することである．第3は眼球運動や嚥下，姿勢制御（姿勢反射や筋緊張の調節）や歩行などの生得的な定型的運動である．その神経機構の基盤は脳幹と脊髄である．また，脳幹と脊髄は随意運動や情動行動の出力系として働く．

　視覚・聴覚・平衡感覚などの特殊感覚や皮膚・筋骨格からの体性感覚は，脳幹-脊髄に作用して定型的運動に，また，（視床を介して）辺縁系や大脳皮質に作用して，情動行動や随意運動の発現・調節に関与する．

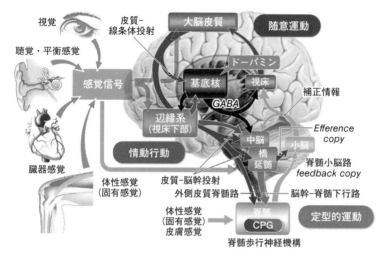

図 4.1　基本的な運動制御の仕組み

4.1.3 脳幹と脊髄による姿勢・歩行の基本的神経基盤

　前庭脊髄路・網様体脊髄路・視蓋脊髄路など脳幹から脊髄への運動性下行路は，姿勢反射・立位姿勢・歩行動作などを支える基盤である（図 4.2; Takakusaki *et al.*, 2016）．視覚，体性感覚，平衡感覚などの感覚情報は，大脳皮質や小脳に作用するだけでなく，これらの下行路の起始核にも作用する（4.2 節参照）．また，これらの下行路は大脳皮質や大脳基底核，小脳などの上位中枢からの作用を受ける．したがって，脳幹-脊髄への運動性下行路は，立位姿勢を維持するための筋シナジーの生成に重要な役割を果す．さらに，それらの出力は，脊髄において末梢からの感覚情報と統合されて，脊髄の運動ニューロンや介在ニューロンの活動を介して「手の巧緻動作」や「歩行動作」における筋シナジーの生成に寄与する（第 3 章 3.2 節，本章 4.3 節を参照）．では，「姿勢と歩行の制御に関与する脳幹-脊髄の運動性下行路」と「歩行における脳幹-脊髄の神経機構」について説明しよう．

　前庭脊髄路（Vestibulospinal tract; 図 4.2A）は抗重力筋（伸筋群）活動を増加させる．頸部伸筋群の制御には内側前庭脊髄路が，体幹や上下肢の抗重力筋の制御には外側前庭脊髄路が関与する．前者は内側前庭神経核に始まり，前索を下行して同側の頸部伸筋群を収縮させる．後者は外側前庭神経核

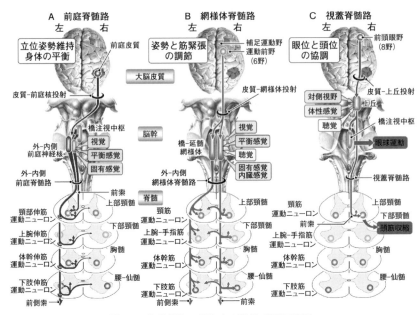

図 4.2　姿勢制御に関与する脳幹-脊髄下行路
A. 前庭脊髄路．B. 網様体脊髄路．C. 視蓋脊髄路

に起始し，前側索を下行して同側の体幹・下肢の伸筋群を収縮させる．前庭神経核は前庭感覚に加えて視覚や全身の固有感覚（関節・筋骨格系の体性感覚）を受容する．内側前庭神経核に作用する平衡感覚は（内側前庭脊髄路を介して）前庭頸反射と（橋注視中枢に作用して）前庭動眼反射を誘発する．外側前庭神経核に作用する平衡感覚は外側前庭脊髄路を介して前庭脊髄反射を誘発し，身体の平衡と姿勢維持に寄与する．

　網様体脊髄路（Reticulospinal tract; 図 4.2B）は脊椎動物において最古の運動性下行路であり，魚の遊泳や陸上動物の歩行など，移動運動（locomotion）に中核的役割を演じる．この下行路は橋・延髄の内側網様体に始まり，両側の脊髄前索（内側網様体脊髄路）や前側索（外側網様体脊髄路）を下行し，両側の体幹・上下肢の伸-屈筋活動を調節する．その結果，定型的な姿勢（postural figure）維持に寄与するとともに脊髄の歩行パターンジェネレータ（Central pattern generator: CPG）を駆動して歩行運動を誘発する．さらに，情動行動に随伴する筋緊張亢進やレム睡眠時の筋緊張消失を誘発する．網様

体に投射する感覚情報は網様体脊髄路を介して筋緊張の変化や歩行運動など
を誘発するとともに，上行性網様体賦活系を介して覚醒レベルを変化させる．

　視蓋脊髄路（Tectospinal tract; 図 4.2C）は眼位と頭位の協調（eye-head
coordination）に関与する．視野に投影される視覚情報は上丘から橋注視中
枢への投射を介して眼球運動（サッケード）を誘発するとともに，視蓋脊髄
路を下行して同側の上部頸髄に至り，眼球運動に随伴する頭頸部の運動を誘
発する．上丘は聴覚や頸部の固有感覚を受容する．これは音源や触覚を生じ
た方向に視線を向ける際にも視蓋脊髄路が働くことを示している．

　各下行路は協調的に作用する．たとえば，立位姿勢の維持において，①前
庭脊髄路は抗重力活動（体幹・下肢伸筋群）を増加させて体幹や下肢を伸展
させ，②網様体脊髄路は体幹・下肢の伸筋と屈筋の双方を収縮させて（共収
縮），体重を支える関節トルクを発生させる．また，各下行路の起始核には
大脳皮質，基底核，小脳からの出力が作用する（図 4.2）ことにより，姿勢
と運動の調節に寄与する．

　脳幹における歩行制御機構として重要なのは，上記の運動性下行路に加え
て「中脳歩行誘発野」と「筋緊張制御系」である．四足動物のみならずヒト
においても，中脳の背外側部には中脳歩行誘発野（Mesencephalic locomotor
region: MLR）と呼ばれる領域が存在する（Takakusaki *et al.*, 2016; Zwergal
et al., 2012）．MLR の神経細胞活動は網様体脊髄路を介して脊髄 CPG を駆動
する（歩行誘発系）とともに，歩行動作に必要な筋緊張レベルを提供する
（筋緊張制御系；Snijders *et al.*, 2016; Takakusaki, 2017）．

　脊髄 CPG は脊髄の介在ニューロンネットワークで構成される．歩行リズ
ムは屈曲反射を媒介する介在ニューロン群で生成される．その信号は歩行パ
ターンを生成する介在ニューロン群に伝達される．これには，Ia 介在ニュー
ロン，Ib 介在ニューロン，レンショウ細胞などが含まれる（第 2 章を参照）.
さらに歩行パターンの信号が骨格筋を支配する運動ニューロンに伝達されて，
歩行運動が実現される．大脳皮質や脳幹からの下行性信号と末梢感覚信号は
脊髄の介在ニューロンや運動ニューロンに作用することによって環境に適応
した歩行運動が実現される（Takakusaki, 2013, 2017）．

4.1.4　姿勢と歩行の制御に関与する高次脳機能

「転倒する」のは適切な姿勢制御ができないためである．姿勢制御には大別して「代償性姿勢調節」と「先行性姿勢調節」がある（Massion, 1992）．前者は外乱に対して姿勢を安定させる姿勢反射であり，フィードバック型姿勢制御である．これには脳幹-脊髄下行路系が重要な役割を担う．後者は「目的の動作に最適な姿勢を提供する仕組み」であり，「転ばぬ先の杖」として働く．これは「予期的姿勢調節（anticipatory postural adjustment: APA）」と呼ばれ，運動プログラムに基づくフィートフォワード型姿勢制御である．運動プログラムには自己身体と関連する時空間認知情報が必要である．これらは前頭連合野と頭頂連合野を結ぶ「前頭-頭頂ネットワーク」で生成される（Kravitz et al., 2011）．では，これらの仕組みについて順を追って説明しよう．

　第1のプロセスは「前頭-頭頂ネットワークによる自己身体の認知」である．姿勢の維持に感覚情報は極めて重要である．体性感覚・視覚・平衡感覚は，脳幹網様体・小脳虫部・大脳皮質に投射する（図4.3A）．特に前庭感覚は重力を参照するため，他の感覚よりも感覚信号としての絶対性に勝る．大脳皮質では空間内における自身の姿勢（姿勢垂直性）や身体各部位を表象する認知情報が生成される．これを身体図式（body schema）と呼ぶ（Blakeslee et al., 2007; Massion, 1992）．身体の認知情報には，他にも，身体所有感（身体を所有している意識）や運動主体感（自身が運動している意識）がある（詳細は第2章を参照）．身体図式は頭頂-島前庭皮質（Parieto-insular vestibular cortex: PIVC）で生成されるという考えが提唱されている（Lenggenhager et al., 2015）．また，前庭感覚はPIVCのみならず大脳皮質の広汎な領域で受容され，その情報は，脳幹内の神経機構や脳幹-脊髄下行路に作用して，姿勢変化に伴うバランス維持や眼球運動と頭頸部の協調的運動などの姿勢筋シナジーの生成に重要な役割を担う（4.1.3項参照）．頭頂-側頭連合野で生成される身体図式や空間認知情報は，前頭前野，皮質運動関連領野，海馬を含む内側側頭葉に伝達され（図4.3B），各々，空間的作業記憶，運動のプログラムの生成，運動の誘導に利用されると考えられている．

　第2のプロセスは，「前頭-頭頂ネットワークによる運動プログラムの生成」である．運動プログラムは目的とする動作の開始・途中経過・終了に関

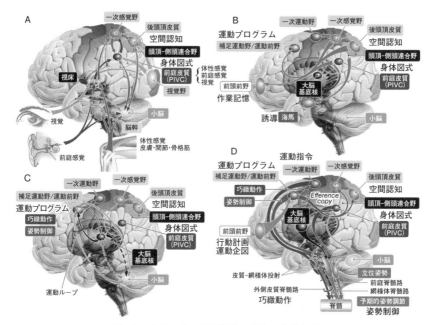

図 4.3　歩行の高次神経機構に関する作業仮説
　A：感覚情報による環境の認知と自己身体の認知 PIVC：頭頂-島前庭皮質．B：前頭頭頂ネット
ワーク．C：運動プログラムの生成．D：巧緻動作と姿勢制御．

する時間・空間・力の情報などから構成される．身体図式や空間認知情報は
前頭前野や運動関連領野に伝達され，行動計画（運動企図）や運動プログラ
ムを生成するための初期条件として利用される．次いで，運動関連領野（特
に，補足運動野と運動前野）と大脳基底核・小脳とで構成される神経回路
（運動ループ）によって姿勢制御や巧緻動作の運動プログラムが構築される
（Middleton and Strick, 2000；図 4.3C）．ゆえに，無動（運動減少）・ジスト
ニアなどの不随意運動や失行など運動企図や運動プログラムの障害の背景に
は，前頭-頭頂ネットワークのみならず基底核や小脳の障害も存在すると考
えられる（Prudente *et al.*, 2014）．また，補足運動野と運動前野（共に 6 野）
における運動プログラムのコピー（Efference copy）は頭頂連合野に伝達さ
れる（図 4.3D）．このコピーと運動によって生じる感覚フィードバックが頭
頂連合野において照合されることが運動主体感の一因となっている（Rizzolatti
et al., 2012）．

　第 3 のプロセスは「大脳皮質から脳幹への投射系による姿勢制御」である．特に重要なのが，「皮質-前庭核投射（Cortico-vestibular projection）」と「皮質-網様体投射（Cortico-reticular projection）」である．前者は重力場における立位姿勢の維持に，後者は随意運動に先行して出現する APA（後出）にそれぞれ重要な役割を担うと筆者は考えている．前庭感覚は視床後部を介して頭頂-島前庭皮質（PIVC）に投射される．脳血管障害でこれらの領域が損傷されると，しばしば Pusher 症候群（起立や座位において麻痺側に身体を傾ける）が誘発される（Pérennou et al., 2008）．これは，立位姿勢が身体の認知情報で調節されることを示している．PIVC には，上に示したように視覚や体性感覚も伝達され，この領域で身体図式が生成されると考えられており（Lenggenhager et al., 2015），PIVC から外側前庭神経核への線維投射が存在する（Wilson et al., 1999）（図 4.2A，4.3D）ことから，前頭-頭頂ネットワークで生成される自己身体の認知情報が PIVC から前庭脊髄路を介して立位姿勢の調節・維持に関与すると考えられる．

　前頭-頭頂ネットワークで生成された周囲の空間や自己身体の認知情報は大脳皮質の 6 野（運動前野や補足運動野）に伝達される．そして，6 野と大脳基底核・小脳とを結ぶ運動ループ（Motor loop）の働きによって運動プログラムが生成される（Middleton and Strick, 2000）．運動プログラムは"目的とする巧緻動作のプログラム"と"これに随伴する姿勢プログラム"から構成されると考えられる．巧緻動作の運動プログラムは一次運動野（4 野）に伝達され，次いで，外側皮質脊髄路を介して巧緻動作が誘発される（図 4.3D）．一方，6 野は網様体にも線維を投射する．網様体脊髄路は頸髄から腰仙髄に軸索を投射して，姿勢筋緊張や定型的姿勢パターンを生成する（図 4.2B）．したがって，6 野の姿勢制御プログラムは皮質-網様体投射と網様体脊髄路を介して随意運動に最適な姿勢（APA）も提供すると考えられる（Takakusaki, 2013, 2017; 図 4.3D）．

　すなわち，目的動作における巧緻動作と姿勢制御の筋シナジーの生成には大脳皮質・大脳基底核・小脳・脳幹-脊髄のすべての脳領域が関与している．特に，運動プログラムの生成に寄与する前頭-頭頂ネットワークがシナジー制御の中核を成すと我々は考えている．

4.1.5 小脳・基底核と姿勢・歩行の調節

　小脳は大脳皮質からの入力（Efference copy）と脊髄からの入力（Feedback copy）を小脳内の回路網で処理（誤差検出と補正）し，その情報を脳幹と大脳皮質へと送ることにより，運動の調節・学習に関与する（Takakusaki and Okumura 2008；図4.1）．小脳内側部は運動関連領野との神経回路を介して運動プログラムの生成や予期的姿勢調節に関与する（図4.3C）．また，小脳はPIVCとの神経回路（図4.3D）を介して認知情報に基づく姿勢調節にも関わる．小脳虫部の出力は室頂核を介して前庭脊髄路や網様体脊髄路の活動を調節する．小脳障害では，大脳皮質を介する姿勢の異常（予期的姿勢調節や姿勢垂直性の障害）や，脳幹を介する姿勢調節の障害（前庭脊髄路や網様体脊髄路の活動減少に伴う筋緊張低下や姿勢動揺）などが出現する．

　基底核は大脳皮質から入力を受ける（皮質-線条体投射；図4.1）．この信号は基底核内の神経回路で処理され，その出力はGABA作動性の抑制性投射を介して大脳皮質（視床-皮質投射）と脳幹に作用する．したがって，基底核は，①視床-皮質投射系を介して随意運動を，②脳幹への投射系を介して定型的運動を調節する（図4.1）．黒質緻密部から線条体に投射するドーパミン（Dopamine: DA）作動系は基底核からの抑制出力を調節する．DAニューロンが変性するパーキンソン病では基底核からの抑制出力が増加する．この疾患では歩行時における大脳皮質の活動の低下（Hanakawa *et al.*, 1999）やAPAの異常（Jacob *et al.*, 2009）が観察される．病態が進行すると，（Pusher症候群と同様）前庭系の機能障害に伴う側方への傾斜姿勢（Pisa症候群）が出現する．すなわち，この疾患における姿勢と歩行の障害には，前頭-頭頂ネットワークを含む大脳皮質の機能低下と基底核からの抑制増加に伴う脳幹（MLRや脳幹-脊髄下行路）の活動低下が関与すると考えられる．

4.1.6 大脳辺縁系-視床下部と情動行動

　辺縁系は視床下部と脳幹を介して情動行動を発現させる（図4.1）．認知症患者では前頭-頭頂ネットワークの機能低下に伴い情動行動が出現しやすくなる．これは転倒を誘発する重要な要因である．情動系の異常は転倒履歴に基づく転倒不安を誘発する．この心理学的な異常によって立位や歩行を維持することが困難となり，全身を緊張させる．認知機能を要する不慣れな環境

においてこれらの特徴が増強する（Young *et al.*, 2015）．転倒不安では APA
が障害されており（Yiou *et al.*, 2012），情動系の異常が，前頭-頭頂ネットワー
クの活動を低下させる可能性や脳幹-脊髄の姿勢制御系や歩行誘発系の機
能を低下させる可能性がある．

4.1.7　運動制御の概念と歩行運動の機能再編

　神経研究の歴史において 21 世紀初頭までは，姿勢や歩行という基本的な
パターン運動の制御は高次脳機能と切り離されて扱われていた．従来の運動
制御の枠組みは，運動野と感覚野とが中核となる「運動領野ネットワーク」
が脳幹-脊髄を経由して筋骨格系に作用することによって運動機能が実現さ
れ，学習・認知・記憶などの高次脳機能がこのネットワークの働きを調節す
る（図 4.4A）というものである．この枠組みでは，どのように高次脳機能
が獲得されるのか説明ができない．

　では，運動を制御する高次脳機能をヒトはどのように獲得してきたのだろ
うか？　「環境に適応できる運動機能を獲得することが高次脳機能を発達さ
せる極めて重要な要素である」と筆者は考えている．重視すべきは前頭-頭
頂ネットワークの機能である（図 4.4B）．感覚信号は前頭-頭頂ネットワー
クに働き，運動企図を発現するための意思や計画・プログラムを生成するた
めの身体認知の生成に必須である．すなわち，このネットワークは空間と自
己身体の関係，自己と他者との関係をリアルタイムに認知・評価するととも
に，自身が空間や社会に働きかけるための運動・行動の企図や発現に重要な
役割を担う（Lenggenhager *et al.*, 2015）．

　我々が運動学習によって新しい動作を覚えることも，脳損傷患者がリハビ
リテーションによって失った動作を取り戻すことも，可塑性（plasticity）
によって獲得される身体的知能と呼ぶべき高次脳機能が必要である．したが
って，リハビリテーションは身体的知能を発現させることにより「失われた
脳-身体機能」を再獲得するための治療手段であると考えられる．

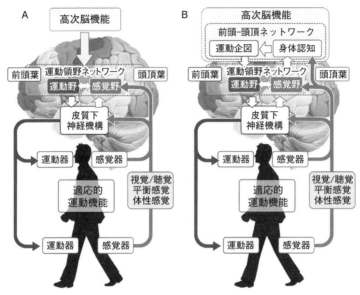

図 4.4　運動制御の概念の変遷
これまでの運動制御（A）と新しい運動制御（B）の考え方.

4.2　モデル化による姿勢制御の解明——身体モデルと制御モデル

4.2.1　モデル化によるヒトの姿勢制御の解明

　ヒトの運動の中で立位姿勢を維持する姿勢制御は非常に基本的なものである．同時にヒトの日常生活において非常に重要な運動であり，歩行と並んでリハビリテーションにおける運動再建の第一歩ともいえる．このヒトにおける姿勢制御を大別すると，代償性姿勢調節と先行性姿勢調節の2種類が存在する（4.1節参照）．代償性姿勢調節はフィードバック型姿勢制御であり，複雑な計画動作の少ない運動であると考えられることから，ヒトの神経系を理解したいという研究意図のもと，多くの研究が行われている．これと同時に，リハビリテーションなどの医療的目的から，姿勢制御を数理モデルによって理解することで，リハビリテーションにおける回復度合いを示すマーカなどに役立つ可能性を秘めている．

　本節では代償性姿勢調節を対象として，姿勢制御メカニズムを理解するた

めの，モデル化によるアプローチを解説する．すなわち，計算可能な数理モ
デル化・シミュレーションを通じて，ヒトの神経系の姿勢制御を理解するた
めの方法を解説する．加えて，モデル・シミュレーションを用いたリハビリ
テーションへの展開の可能性を示す．

4.2.2　ヒトの姿勢制御実験からの知見

　ヒトの姿勢制御のモデル化について解説する前に，ヒトの姿勢がどのよう
に制御されているか，さまざまな条件下でどのように変容するかを現象論的
に捉えた実験系研究の一部をかいつまんで紹介する．ヒトの姿勢制御はとて
も興味深いため，実験例は非常に多く枚挙に暇がない．姿勢制御を通じて，
各感覚が姿勢制御にどのように寄与するのか，そして感覚の統合の有りよう
を調べる研究も多い．特に最近は加齢や疾患による影響を姿勢制御の変容を
通じて調べる研究が盛んである．

　姿勢制御の初期研究として非常によく知られているものに，Horak らの
ankle 戦略，hip 戦略，stepping 戦略がある（Horak and Nashner, 1986）．こ
れは，外乱が大きくなるにつれ，また，加齢が進むにつれ，ヒトの代償性姿
勢調節は足首のみのトルクによる制御から腰を使った制御に移行し，それで
も倒れる危険がある場合には脚を出すことで転倒を防ぐというものである．
これは，ヒトは戦略を変えることで姿勢を制御しているという画期的な考え
方をもたらした．また，姿勢制御に重要な感覚は何かという問いから複数の
感覚の統合に注目が集まり，Nashner らによって Sensory Organization Test
（SOT）が開発された（Nashner and Peters, 1990）．これは感覚入力が異な
る6状態において，身体の動揺を計測し比較することで，被験者の各感覚依
存と感覚間統合の有りようを推定するものである．対象とする感覚は視覚と
足首周りの固有感覚[1] である．視覚は閉眼または姿勢に合わせて移動するス
クリーンによって，姿勢が変化しても視覚情報が変化しないように設定して
いる．固有感覚は視覚と同様，姿勢変化に合わせて床面も回転し姿勢が変化
しても固有感覚が変化しないようになっている．このようなシステムにより，

1）深部感覚ともいわれ，筋や腱の受容器によって関節がどの程度動いたかを知る感覚．
　　第1, 2章を参照のこと．

開眼時	閉眼時	閉眼時ライトタッチ

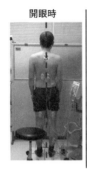 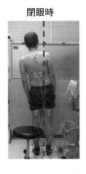 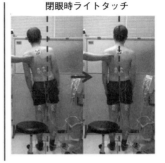

(a)

	開眼	閉眼	閉眼＋ ライトタッチ
腓腹筋（左）	1.38	1.71	1.84
腓腹筋（右）	1.29	1.48	1.60
前脛骨筋（左）	2.29	4.51	4.41
前脛骨筋（右）	2.35	4.44	4.33
大腿直筋（左）	1.64	3.61	4.49
大腿直筋（右）	1.88	2.81	3.35
ハムストリング（左）	1.44	1.75	1.94
ハムストリング（右）	1.38	1.64	1.64
脊柱起立筋（左）	1.12	1.16	1.23
脊柱起立筋（右）	1.15	1.21	1.26

(b)

図 4.5　カロリックテストの結果

A：左耳にカロリックテストを行った場合の被験者の姿勢の変容．開眼時は直立を維持できるが閉眼時は冷水を注入した方向へ傾く．この状態で外部からライトタッチを行うと姿勢が戻ることがある．B：カロリックテスト時の被験者の筋電図（RMS）の平均値．正常立位時での筋電図を 1 として正規化している．

視覚・固有感覚への依存度や正常である前庭感覚への依存度を推定することが可能であり，加齢や障害の状態を定量的に測ることができる．近年では，このようなシステムを使って，さまざまな感覚を変容させることによって姿勢の変化を捉える実験が行われている．たとえば Hwang らは眼前のスクリーン上の点群を振動させることで視覚刺激を与えたり，足首に振動刺激を与えて固有感覚に介入したり，直流前庭刺激（Galvanic Vestibular Stimulation）を与えることで前庭感覚に変化を与えて姿勢の変化を計測している（Hwang et al., 2014）．更に，前庭感覚と表在体性感覚の役割を考察するため，カロリ

ックテスト[2] によって前庭感覚に外乱を与え，同時に外部からのライトタッチ（軽微な接触）も加えた立位姿勢維持実験も行われている（Chiba *et al.*, 2013）．この研究では，姿勢の変化とともに筋活動の変化を計測した結果，閉眼時のカロリックテストでは大きく姿勢が変化したが，外部からライトタッチを加えると姿勢の変化が減少することを明らかにしている．また，このカロリックテスト時には身体全体の筋活動が上昇することも確認されている（図 4.5）．

　以上のように，健常者であっても，年齢や感覚入力，外乱の大きさなどにより姿勢が大きく変化することが現象論的に確認されている．これは筋骨格のみならず神経系コントローラによってもたらされるものであることは明白である．

4.2.3　構成論的アプローチによる姿勢制御のモデル化

　姿勢制御実験を見てわかるように，ヒトの姿勢制御はさまざまな動作の中でも基本的で単純な動作ということができるが，それでも適切な立位姿勢を維持するためにはさまざまな要素を適切に制御しなくてはならない．立位を保つために視覚や前庭感覚などのさまざまな感覚を通じて得た情報を適切に中枢神経系で処理し，400 以上に及ぶ筋肉を制御している．更にはロボット・機械と比較して，そのセンサ（感覚器）やアクチュエータ（筋肉）の精度は極めて低い．したがって，ヒトは静止立位を維持している際でも常に動揺している．ここで，姿勢制御に用いられる感覚器は，視覚・前庭感覚・固有感覚・表在体性感覚と多数に上ることから，これらが中枢神経系でどのように統合され利用されているかを知るために姿勢制御は恰好の題材となる．この感覚間統合は脳内身体表現を与えるものであり，これが変容することは運動の変容として表出するため，姿勢制御の神経系コントローラを推定することは脳内身体表現の解明に大きく寄与することとなる．

　では，姿勢制御の神経系コントローラを知るために，いかなるアプローチが考えられるであろうか．最も基本的かつ根本的なアプローチは，各所における神経応答を計測し，姿勢制御における必要条件を揃え，これらをモデル

---

2) 温度刺激検査．内耳に冷水もしくは冷風を注入することにより，半規管のリンパ内対流などが生じ，前庭感覚に変調をきたす．立位においては，注入側に姿勢が傾く．

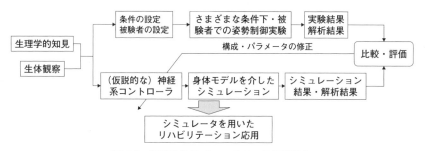

図 4.6　構成論的アプローチの一般的手続き
さまざまな方面からの知見を基に仮説的神経系コントローラを設計し，身体モデルを用意してシミュレーションを行う．この仮説的コントローラの検証可能な実験を行い，比較・評価することで妥当なコントローラを構築する．

化することである．しかしながら，先にも説明したように感覚入力から筋出力まで姿勢制御とはいえ非常に複雑となる．そこで，運動の表出から内部モデルを推定することは極めて有用なアプローチといえる．これは構成論的アプローチと呼ばれ，姿勢制御の十分条件を満たす構成を与えるものである．すなわち，仮説的な神経系コントローラの数理モデルを用意し，実験によるヒトの姿勢制御課題における運動計測と数理モデルによるヒトの姿勢制御課題の出力推定をセットで行い，その差異を検討し，モデルに修正を加えつつ内部モデルを推定する手法である．その一般的な手順は図 4.6 のようになる．まず，従来の知見や観察から仮説的な制御モデルを構築する．次に計算可能な身体モデルによってその挙動を数理的に確認する．そして，実験系での結果と照らし合わせて，モデルそのものやパラメータの修正を行う．

　ここで，Peterka の研究を例に構成論的アプローチを簡単に説明する (Peterka, 2002)．まず，Peterka は，①ヒトは連続的なフィードバック制御のみで立位維持が可能（予測は必要なし），②各種感覚フィードバックは重み付けの線形和で表現可能，③これらの応答には伝達時間の遅延が存在する，という仮説に基づき PID 制御[3] による神経系コントローラを考えた．そして，微小な外乱印加時のヒトの姿勢は主に足首で制御されるという Horak らの実験的知見から，ankle 戦略において，ヒトの身体モデルは足首に 1 関

---

3) フィードバック制御の一種でP（比例制御），I（積分制御），D（微分制御）を組み合わせた制御工学における一般的な手法．

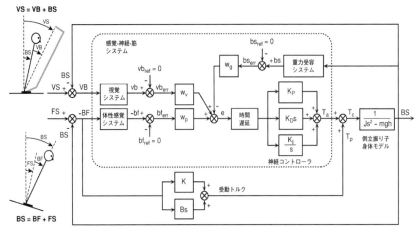

図4.7　Peterka による1関節倒立振子モデルを用いた神経系コントローラ（Peterka, 2002
より一部改変）
　前面のスクリーンや足元の床面を回転することで外乱を与え，連続的なフィードバック制御で説
明可能なコントローラを構築した.

節を持つモデルとした．ここで，足首関節へのトルクを直接与えることがで
きるとすると，簡単な倒立振子モデルによってその物理的挙動を記述できる
（Winter *et al.*, 1998）．視覚と固有感覚に外乱を加えた姿勢制御実験により重
心・足圧中心の動揺を計測し，計測値と合致するトルク・関節モーメント・
伝達時間遅れ・フィードバックゲイン[4)]を得ることができる．Peterka は
視覚・体性感覚・足首の固有感覚それぞれのフィードバックに伝達時間遅れ
と重みを付け，受動トルク（筋腱の粘弾性）を考慮しながら数理モデルを作
り上げ，説明可能な姿勢制御モデルの推定を行った（図4.7）.
　このように，従来の知見から推定モデルを作り上げ，身体モデルとともに
その妥当性を実験結果から検証する方法は現在非常に多く行われている．以
降はその身体モデルと制御モデルに分けて，いくつかの代表的な研究例を紹
介する.

---

4)　フィードバック信号をどの程度反映するかという係数．この値によって応答が大きく
　　変化する．上記の P，I，D，それぞれに適切なフィードフォワードゲインを設定する
　　必要がある.

4.2.4　身体モデル

　ヒトの筋骨格は非常に複雑であり，数多くの関節が数多くの筋・腱により
トルクを与えられている．それゆえ，すべてをモデル化することは非常に困
難なうえ，逆動力学計算を解析的に行うことができず，計算機上で適切なト
ルクを得るための力学計算を行うためには多大な計算時間を要することにな
る．

　そこで，多くの姿勢制御研究におけるヒトの身体モデルは，少数の関節・
駆動系で表現される必要がある．最もシンプルな身体モデルは，矢状面に限
定した足首のみに関節があり直接トルクを加えるモデルである．先に紹介し
た Peterka の研究では骨格系を 1 関節系の倒立振子モデルにより，ヒトの立
位をモデル化している．更に筋系モデルとして，関節に直接トルクを加える
モデルを採用している．このように，ヒトの骨格系を何関節で記述するか，
関節に加わるトルクをどのように表現するか，はヒトの神経系コントローラ
の妥当性を考慮するうえで非常に重要な位置を占める．

　まず，骨格系であるが，先の ankle，hip，stepping 戦略に示されるように，
少ない動揺においては足首のみ，大きな動揺に対しては股関節も含めた制御
が必要になる．そこで，簡単なモデルとして，足首のみの 1 関節倒立振子モ
デル，足首と股関節もしくは腰関節を持つ 2 関節倒立振子モデルがある．こ
れらは比較的簡単に各関節に必要なトルクなどを解析的に逆問題として解く
ことができる．先の Winter らの論文を参照されたい．しかしながら，膝や
腰などを含めた多自由度系となると，シナジーなどの身体的特徴を考慮した
拘束を与えるか，最適化などにより実験値と照らし合わせるなどをする必要
がある．支配的でないといえども代償的姿勢制御においてヒトの関節はさま
ざまに稼働するものであり，加齢や傷害などさまざまな状況にもよることか
ら，これをどこまでモデル化するかは重要な問題である．実際，Hsu らは関
節数による姿勢制御への影響を調べるため実験における各関節の分散を基に
解析を行ったところ，足首・膝・股関節・腰仙・第七頸椎・環椎後頭関節の
6 関節が協調的に動いていると考察している（Hsu *et al.*, 2007）．

　続いて，筋系であるが，ヒトは非常に多数の筋が骨格系を複雑に動かして
おり，ロボットのように関節に直接モータなどでトルクを与えているわけで
はない．多数の筋を協調して収縮・弛緩させることにより運動に必要な関節

トルクを与えている．これにより各関節に必要なトルクを与えているが，さらに主動筋と拮抗筋の活動を同時に上げることにより，関節の剛性（joint stiffness）も制御している（Morasso and Sanguineti, 2002）．このように筋活動を考慮することが神経系コントローラを推定するためには重要になるが，筋・腱の骨格への付着位置や張力の方向，活動指令と筋張力の関係[5] など，数百に及ぶ筋すべてに対しこれらをモデル化することは多大な労力を要する．そのため，矢状面などに力の方向を限定し主要な筋のみをモデル化することも多いが，近年の計算機の発展に伴い OpenSim といったヒトの筋骨格を詳細にモデル化するプロジェクトも進んでいる（Delp *et al.*, 2007）．

　これらの筋骨格モデルが詳細になれば，より詳細な動作解析からより精緻な神経系コントローラの洞察につながるであろう．しかしながら，パラメータチューニングの手間や計算時間などの問題から現実的であるとは言い難い．今後計算機能力の向上を望みつつ，身体モデルとして必要十分な要素を見極めることが重要となる．

4.2.5　制御モデルと感覚間統合モデル

　多くの研究者が上記のさまざまな身体モデル群を用いて，妥当な神経系コントローラを提案している．そこでは感覚フィードバックのみによる制御モデルと予測によるフィードフォワードとフィードバックを組み合わせた制御モデルが提案されている．また，多感覚入力である代償性姿勢調節では，各感覚情報がどのように姿勢制御に用いられているかを調べることも重要となる．すなわち，視覚・前庭感覚・固有感覚・表在体性感覚がどのように姿勢制御に寄与するか，数理モデルを使って説明を試みる研究も多く，これも神経系コントローラのモデル化において重要な一部となる．ここでは，感覚間統合モデルと，その感覚入力を受けて筋活動を出力する姿勢制御コントローラについて解説する．

　まず，感覚情報をフィードバック信号として，どのように神経系コントローラが姿勢を制御しているかを調べた研究である．代表的なものの1つに

---

5) バネなどを用いた張力や粘弾性の数理モデルもいくつか存在する．たとえば Hill-Type モデルが有名である（原典は Hill, 1938 だが多数の書籍で解説されている）．

van del Kooij らが提案した神経系コントローラがある（van der Kooij *et al.*, 1999）．これは，100 ms の伝達時間遅れの存在する 3 関節での身体モデルにおいて状態予測器を用いたフィードバック制御によるコントローラとなっている．すなわち，ヒトは伝達時間遅れに対応するため予測器を以って姿勢を制御していることを示唆している．これに対し，先に例を挙げたように，Peterka は予測器なしの PID 制御で視覚・固有感覚・前庭感覚の 3 種の感覚フィードバックを重み付けして結合することにより，姿勢制御を説明可能と結論付けた．これは，1 関節の身体モデルを用いているが，伝達時間遅れは約 180 ms と推定している．続く論文では，このシンプルな PID 制御モデルがどの程度ヒトの挙動と一致するかを詳細に調べている（Maurer and Peterka, 2005）．しかし，野村らのグループでは連続的フィードバック制御ではヒトの動揺の特徴に合致しない点があることから，間欠フィードバック制御を提案している（Asai *et al.*, 2009）．これは，動揺の大小に基づいてフィードバックゲインを変える制御法であり，ヒトは動揺が大きいときには強い制御を働かせるが，動揺が小さいときにはあまり姿勢の制御を行っていないことを示唆している．

　これらの神経系コントローラ群でも問題となるのが，各感覚情報をフィードバック信号として，どの程度重視するかという重み付けである．感覚間統合のモデルについては近年非常に議論が盛んである．現在最も主流となっているのは，複数の感覚の重み付け（weighting）と再重み付け（reweighting）仮説である．ヒトは経験上，各感覚の誤差やノイズに基づく信頼度を獲得しており，これに基づいて重視する感覚を重み付けして統合しているという仮説である．すなわち，たとえば視覚が誤差やノイズが他の感覚に比べ少ないと経験から獲得していれば，視覚の重みを大きくする方法（weighting）である．更に前述のようなヒトの感覚阻害実験を行ったとき，ヒトは各感覚の重みを変えることにより，阻害されている感覚への重み付けを減少し，他の感覚への重み付けを大きくしている（reweighting）という仮説である．姿勢制御においては，先の Hwang らによると，変化を与えた感覚においては重みが減少し，他の感覚の重みが増加したと報告している．また，サルを使った実験により，視覚と前庭感覚について先の信頼度に基づく重み付けモデルが調査されており，現在のところ支持されている（Fetsch *et al.*, 2012）．

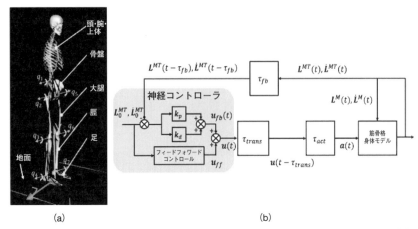

図 4.8　用いている筋骨格系モデル（a）と提案された仮説的神経系コントローラ（b）
（Jiang, 2016 より一部改変）
　（a）左右の足首・膝・股関節および腰にそれぞれ回転関節が設定されている．（b）固有感覚をフィードバック信号とする制御器と筋緊張をフィードフォワードに与える制御器で構成され，伝達時間遅れ τ が設定されている．

今後，このモデルが生理学的にどの程度妥当であるか，検証が待たれる．

4.2.6　筋緊張調整による多自由度筋骨格モデルにおける姿勢制御モデル

　以上の神経系コントローラおよび感覚間統合のモデル化研究のほとんどは，重み付けされた感覚フィードバック制御であり，また拮抗筋を考慮しないシンプルな身体モデルにおいて，ヒトの姿勢制御の挙動を説明している．しかしながら，4.1 節で述べているように，生理学的な知見は，ヒトはその動揺を抑制するために，感覚に基づいたフィードバック制御のみならず，一定の筋緊張を与えて，スティフネス（stiffness）を与える制御を行うことで立位を維持していることを示している．

　これを受け，Jiang らは，筋緊張調整の重要性を，筋骨格系モデルを通じて説明している（Jiang *et al.*, 2016）．すなわち，詳細な筋骨格系モデルにおいては，筋緊張調整をフィードフォワード制御として与えると，感覚フィードバックにより立位姿勢の維持が容易となる．その筋骨格系は先に挙げた OpenSim を用いて関節数は 7，筋の数は 70 に上る（図 4.8（a））．用いている神経系コントローラは図 4.8（b）のように，筋緊張によって各筋の活動度

をあらかじめ上げるフィードフォワード制御と固有感覚（各筋の長さと収縮速度）を参照しているフィードバック制御（PD制御）があり，また伝達時間遅れが合計120 msとなっている．

　この状態で立位を保つための各筋の筋緊張とフィードバックゲインを最適化によって求めると，ある程度の筋緊張を与える数パターンにおいて，適切なフィードバックゲインを求めることができている．これは，複雑な筋骨格系かつ固有感覚のみでフィードバックし，なおかつ120 msという大きな伝達遅延が存在するような身体モデルにおいては，生理学で示されているある程度予期的な筋緊張を与える必要があることを示唆している．

　このように，身体モデルの限定を緩和することでヒトの代償的姿勢制御に必要な神経系コントローラはより多様な機能が必要となり，それらをモデル化することも必要になる．

4.2.7　モデルベーストリハビリテーションへの可能性

　筋骨格系モデルと神経系コントローラを組み合わせることにより，さまざまな疾患や加齢の状態をシミュレートすることが可能である．たとえば，高齢者を模して神経系の伝達速度を遅延した場合どの程度の外乱に耐えることができるか，片麻痺患者を模して片方の脚の筋力や体性感覚情報を低減した場合，どのような姿勢変化が得られるかなどをシミュレート可能である．

　最近の研究でいえば，たとえばAfschriftらは，高齢者の前後方向の外乱に対する動揺は，筋力の低下というよりは感覚機能の低下に起因する可能性をシミュレーションで報告している（Afschrift *et al.*, 2018）．この研究では，若年者と高齢者の代償的姿勢制御の実験結果に基づいて，筋骨格系モデルによって逆動力学的解析を行い，関節トルクを推定している．更に2関節系骨格モデルによって代償性姿勢調節をシミュレートした結果，感覚機能の低下による姿勢制御シミュレーションで高齢者の実験結果をよく説明できると結論している．このように，実験結果とモデルによるシミュレーション結果を照らし合わせ，ヒトの内部状態を推定する研究は今後益々増加するであろう．

　モデルベーストリハビリテーションの可能性は多岐に亘る．リハビリテーション中の患者の内部状況をさまざまな計測結果（たとえば重心動揺）から推定することで，リハビリテーションの進捗を推定するマーカとなりうる．

更には，さまざまなリハビリテーションによる効果を予測することができる可能性も秘めている．代償性姿勢調節においては，感覚のリハビリテーションによってどの程度姿勢が変容するか，外乱に対する代償が可能かをシミュレート可能となる．一方で，姿勢制御を完全にシミュレートできるモデルは未だ達成されていない．たとえば，パーキンソン病患者や片麻痺患者へのライトタッチ効果を報告している実験結果がある（Johannsen, 2014）ものの，これを満足に説明可能なモデルは見当たらない．今後も数理モデルを専門とする者のみならず，生理学およびリハビリテーションを専門とする研究者がそのエビデンスを集めつつ共同で研究を推進する必要性を痛感する．

　なお，姿勢制御のモデル化に関する研究は非常に多く，すべてを詳細に紹介できないことから，一部のみにとどめている．より多くの研究に触れるためにはいくつかのレビュー論文（たとえばChiba *et al.*, 2016）を参考にしてほしい．

4.3　歩行のモデル研究——筋シナジーに基づく運動制御仮説

4.3.1　歩行を作り出す冗長システム

　歩行は，ヒトが日常的に行う最も基本的な運動の1つであり，良好な社会生活を送るうえで必要不可欠な運動である．ヒトは平坦なところだけでなく，起伏や段差のあるところを歩いたり，障害物を回避したりと多様で適応的に歩行する．この運動は端的にいえば，脚を周期的に動かして全身を目的の所へ移動させる運動だが，ヒトはこのような運動に必要な空間自由度よりも多い関節自由度を持ち，関節を駆動する筋は更に冗長な自由度を持っている．そのうえ，筋を収縮させる運動指令の発令には，大脳皮質，小脳，脳幹，脊髄など多くの中枢神経系が関与し，その際，視覚，体性感覚，前庭感覚などさまざまな感覚情報を統合している．すなわち，ヒトは必要以上に膨大な自由度や情報を駆使して歩行している．

　ヒトに内在する冗長多自由度性が，多様で適応的な歩行を生み出す鍵であることは疑いようがないが，ヒトがすべての自由度をそれぞれ個別に制御しているとは考えにくい．むしろ歩行という目的に応じて機能的に結合された集まりを介して運動を作り出していると考えた方がよい．すなわち，関節運

動や筋活動といった複数の自由度に何らかの関係（拘束条件）を与えること
で自由度を減らし，制御すべき要素の数を減少させていると考えられる．筋
シナジーは筋活動のレベルでそのような機能を表象したものである（関節運
動レベルで見られるものは運動学シナジーと呼ばれ，詳細は 3.2 節を参照）．
このような低次元化の構造は，歩行だけでなく腕のリーチングのような比較
的単純な運動から直立姿勢制御や座位からの立ち上がりなどの全身運動まで
さまざまな運動に見られ，更にはヒトに限らずさまざまな生物で見られる普
遍的なものである．3.2 節でも記載されているように，リハビリテーション
においても，個々の筋を対象とするだけでなく，筋シナジーとして説明され
る 1 つの集まりを 1 つの機能として捉えた方法の重要性も示唆されており
（Cheung *et al.*, 2009, 2012），運動制御における筋シナジーの役割を理解する
ことは非常に重要だと考えられる．

　ただしその一方で，筋電図などの計測データの解析から，筋シナジーのよ
うなヒトの運動制御戦略が垣間見られたとしても，歩行とは神経系と筋骨格
系，そして環境との相互作用から形成される複雑な力学現象であり，その力
学的な相互作用の中で神経系が実際どのように作用し，多様で適応的な歩行
を生み出しているのかは定かではない．ヒトの歩行戦略を理解するうえで，
計測データの解析に基づく手法には限界があると思われる．そこで近年，解
剖学や生体力学的に詳細な筋骨格系の数理モデルと，生理学的知見や仮説に
基づく神経制御系の数理モデルを統合した神経筋骨格モデルを構築し，動力
学シミュレーションを介してコンピュータ上で歩行を再現することで，生理
学的な仮説の検証や，その力学的役割を理解しようとするアプローチが注目
さ れ て い る（Taga, 1995; Ogihara and Yamazaki, 2001; Geyer and Herr,
2010）．その際，得られるシミュレーション結果を，関節運動，筋電図，床
反力などの計測データと比較検討することで，神経制御系の構成・作動原理
を明らかにするとともに，身体や環境との動的な相互作用から発現される脳
機能をより深く理解することが目的である．

　本節では，ヒトの歩行に見られる筋シナジーの特徴と，そこから導き出さ
れる生理学的な運動制御仮説，そしてその仮説に基づいた神経制御系と筋骨
格系の数理モデルを統合した神経筋骨格モデルを用いた動力学シミュレーシ
ョンによる研究について紹介する．また，リハビリテーションへの応用に向

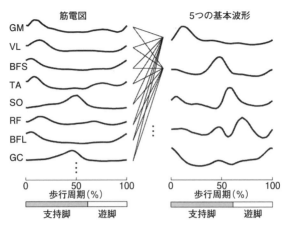

図4.9 ヒトの歩行中の25筋の筋電図より抽出した5つの基本波形
GM：大殿筋，VL：外側広筋，BFS：大腿二頭筋短頭，TA：前脛骨筋，
SO：ヒラメ筋，RF：大腿直筋，BFL：大腿二頭筋長頭，GC：腓腹筋.

けて，短期的な適応だけでなく，より長期的な適応を考慮した取り組みについても紹介したい.

4.3.2 歩行に見られる筋シナジー構造

　歩行には多くの筋が寄与しており，それぞれの活動は複雑な時間波形を呈している．これまで，歩行中に計測した筋電図に主成分分析（PCA）や非負値行列因子分解（NMF）などの数理的処理を施すことで筋シナジーの時空間構造が調べられており（詳細な計算方法については3.2節を参照），多様で複雑な時間波形を呈するにもかかわらず，少数のシンプルな波形（3.2節における筋シナジーの時間係数に対応）の組み合わせでそのほとんどを説明できることが報告されている.

　Ivanenkoら（2004）はヒトの歩行に寄与する25筋の筋電図を調べ，たった5つの基本的な波形の組み合わせでそのほとんどを再構成できることを示している（図4.9）．また，歩行中に障害物を跨ぎ越したり，ボールを蹴るなどの運動を行う際の筋電図を解析すると，通常の歩行に見られる5つの波形に，その運動に応じた新たな波形を1つ追加することで再構成できることを報告している（Ivanenko *et al.*, 2006）．更に，左右の足が共に接地している

両足支持期が存在し，脚を真っ直ぐ伸ばして倒立振子のように歩く歩行と違って，両足とも空中にある跳躍期が存在し，脚をバネのように使う走行では，運動の様子が大きく異なるにもかかわらず，歩行に見られる5つの波形のうちの1つの位相が変わることで説明できることが示されている（Cappellini et al., 2006）．また，ヒトの新生児から，幼児，成人への発達過程において，筋シナジーを構成する波形の数が増え，波の形状も単純なものから効率良く歩行できるものに変わっていくことが報告されている（Dominici et al., 2011）．更に，脳卒中を発症すると運動機能の低下が見られるが，筋シナジーの構造としては，波形のいくつかが統合されて数が減る形として現れてくることが報告されている（Clark et al., 2010）．そして長期的なリハビリテーションなどを経て，それらが分離していくことで，運動機能の改善が見られると考えられる（Ting et al., 2015）．筋シナジーは冗長性解決の戦略というだけでなく，発達から神経疾患による運動機能障害，更にはリハビリテーションにおける機能回復まで，ヒトの運動制御を理解するうえで重要な知見を与えてくれる．

　このような筋活動に内在する協調構造は，ヒトに限らずサルやネコ，ラットなどさまざまな生物においても見受けられており，筋シナジーは生物に共通する歩行戦略として示唆されている（Dominici et al., 2011）．しかも，神経・筋・骨格系に大きな違いがあるにもかかわらず，発達過程においてヒトと他の生物に共通する筋シナジーの構造が見受けられており，進化の過程において多様な種に分かれてきたものの，共通する歩行原理を有したまま，それぞれの歩行戦略を発展させてきたことをうかがわせる．

4.3.3　筋シナジーを制御する生理学的仮説

　歩行中の筋電図の解析から，上記のような筋シナジーの構造が見受けられるが，神経制御系ではそれをどのように作り出しているのであろうか．歩行の生成には，脊髄に存在する歩行パターン生成機構（Central Pattern Generator: CPG）が重要な役割を担っていると考えられている（Orlovsky et al., 1999）．この具体的な神経構造についてはまだ不明な点も多いが，4.1節で記載されているように，介在ニューロンを介した階層的な構造を持ち，リズム発生（Rhythm Generator: RG）ネットワークとパターン形成（Pattern For-

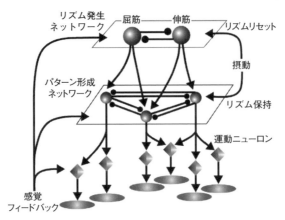

図 4.10 リズム発生ネットワークとパターン形成ネットワークの 2 階層からなる CPG モデル（Rybak *et al.*, 2006 を改変）

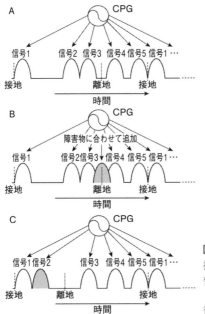

図 4.11 筋シナジーに基づく CPG による運動指令の生成モデル（Ivanenko *et al.*, 2006 を改変）

A：通常歩行．B：障害物跨ぎ越し歩行．C：走行．

mation: PF）ネットワークの2階層から構成されていると推測されている（図4.10: Rybak *et al.*, 2006）．RGの階層では，歩行の基本となるリズムを生成し，各種感覚器からの情報に基づいてこれを修正する．PFの階層では，RGからのリズム情報に基づいて運動指令の時空間パターンを形成する．すなわち，CPGは歩行リズムと筋活動パターンをそれぞれ独立に制御している．

　筋電図は，中枢神経系から発令される運動指令が筋を通して運動を作り出す情報を計測したものである．上述した筋シナジーのようないくつかのまとまりで説明される協調構造が見受けられるということは，神経制御系においてモジュール構造を用いて運動を生成していることを示唆しており，CPGがこの役割の一端を担っていると考えられる．Ivanenkoら（2006）は，歩行時の筋電図の解析から明らかにされた5つの基本波形に対して，それぞれの波形を作り出す5つの信号をCPGが生成し，それらが介在ニューロンを介して各筋に分配されることで歩行が実行されるモデルを提案している（図4.11A）．また，障害物跨ぎ越し歩行においては，障害物に合わせて1つの信号を追加し（図4.11B），走行においては2番目の信号の発火位相を変えるモデルが提案されている（図4.11C）．

　このようなモデルに従うと，歩行に寄与する運動指令は，少数の信号から構成されることになるが，それらは必ずしも無秩序に生み出されるわけではなく，歩行という力学を介した文脈に沿うよう合目的的に生成されているはずである．CPGは上位中枢からのリズミックな入力や求心性の入力がなくてもリズミックな信号を生成できるが，適応的で効率的な歩行を生み出すためには，感覚情報を適切に活用することが重要である．実際には，図4.10に示されているように，感覚情報に基づいて接地や離地，障害物などのイベントに応じてそれぞれの信号を適切に制御し，適応的な歩行を実現していると考えられている．特に，脳と脊髄間の連絡を遮断したネコは，トレッドミル上においてベルト速度に応じてウォーク・トロット・ギャロップなどその歩容を変えることが知られており（Orlovsky *et al.*, 1999），これは足裏の感覚情報によってCPGより生成されたリズムや位相が調整されることに起因していると推測されている（Duysens *et al.*, 2000）．また，感覚刺激に対して反射的に，リズミックな運動指令の位相をシフトしてリズムをリセットするような調整が行われ（Schomburg, 1998），このような感覚情報に基づくリズムや

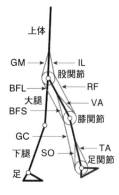

図 4.12　ヒトの筋骨格モデル

IL：腸腰筋，GM：大殿筋，VA：広筋，BFS：大腿二頭筋短頭，TA：前脛骨筋，SO：ヒラメ筋，RF：大腿直筋，BFL：大腿二頭筋長頭，GC：腓腹筋.

位相の調整は，CPG の RG の階層において実行されていると考えられている（Rybak *et al.*, 2006）.

4.3.4　筋シナジー仮説に基づく神経制御モデルと神経筋骨格モデルシミュレーション

　上述した CPG モデルや感覚情報に基づく調整など，計測データに基づく生理学的研究からさまざまな仮説が導かれるが，神経系と筋骨格系，そして環境との力学的な相互作用から発現される歩行という文脈に沿って，それらがどのような機能的役割を有しているのかまで理解することは難しい．ここでは，上述した生理学的仮説に基づく神経制御系の数理モデルと，ヒトの解剖学的・生体力学的に詳細な筋骨格系の数理モデルを統合した神経筋骨格モデルを構築し，動力学シミュレーションを介してコンピュータ上で歩行を再現することで，生理学的研究から導かれる仮説を構成論的に検証し，その力学的役割の理解に向けた研究について紹介したい（Aoi *et al.*, 2010; Aoi and Funato, 2016）.

　図 4.12 はヒトの筋骨格モデルを示している．骨格は，頭部・上肢を含んだ体幹 1 節と，大腿・下腿・足の 3 節からなる左右両脚の合計 7 節から構成される 2 次元直鎖型剛体リンク系としてモデル化している．筋は，歩行の生成に主要な 1 関節筋と 2 関節筋をモデル化しており，片側に 9 筋用いている．それぞれの筋は，受動的な粘弾性要素や，収縮要素における張力–長さ，張力–速度関係など筋に特有の非線形特性をモデル化している．これらの筋骨

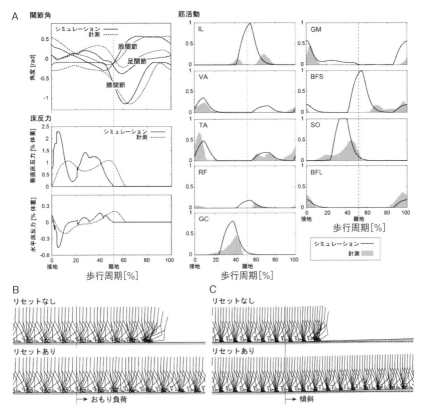

図 4.13　歩行シミュレーション結果
A：計測データとの比較，B：体幹におもりを負荷，C：傾斜角度の変化.

格系の物理パラメータは，解剖学や生体力学的知見に基づいて決定している.

　運動ニューロンに投射される運動指令は神経制御モデルにおいて決定され，対応する筋の活性度と収縮要素の発生する筋張力が決まり，環境を介した骨格力学系を通して歩行が生成される．この運動指令の生成には，脊髄レベルにおけるフィードフォワード的に脚の運動を生成する脚運動制御と，感覚情報に基づくフィードフォワード的な運動指令の反射的なタイミング調整，そして，脳幹・小脳レベルにおける体性感覚情報に基づくフィードバック的な姿勢制御からなる.

　脚運動制御は，図 4.10 のような CPG の RG と PF の階層をモデル化して

いる．RG では，左右脚の運動指令を生成するために，リズムと位相情報を
生成する2つの位相振動子を用いている．振動子間には逆位相の関係が安定
化するような相互作用を与えつつ，後述するような感覚情報に基づいてそれ
らの位相が修正される位相力学系としてモデル化している．PF では，図
4.11A を参考に5つの信号を用い，それぞれの筋に分配することでフィード
フォワード的な運動指令を生成している．その際，それぞれの信号は RG に
おける振動子の位相に基づいて発火タイミングと期間を決定している．そし
て，足の接地や離地，荷重，股関節の伸展などの感覚情報に基づいて反射的
に対応する振動子の位相を基準値までリセットすることで，フィードフォワ
ード的な運動指令の発火タイミングを調整している．姿勢制御では，体幹の
倒れと歩行速度を保持するために，股関節や足関節まわりの拮抗筋を用いた
シンプルなフィードバック制御を用いている．ただし，体性感覚情報は伝達
遅れを有しており，ゲインは非常に弱く設定しているため，安定化にはそれ
ほど大きくは貢献していない．

　図 4.13A は通常歩行におけるシミュレーション結果と計測データとの比較
を示している．垂直床反力の二峰性や筋活動のピーク位置など歩行に特徴的
な要素が良く再現されており，力学的に妥当な数理モデルになっていること
が確認できる．更に，感覚情報に基づく反射的な運動調整を用いることで，
より大きい外力に対して，より早く元の歩行に復帰できることが確認されて
いる．また，体幹荷重の増加や傾斜面などさまざまな環境の変化に対しても，
関節運動や歩行周期，速度など，運動の振る舞いが環境に応じて適応的に調
整されることで，転倒することなく歩行を持続できることが確認されている
（図 4.13B）．

　更に，障害物跨ぎ越し歩行では，図 4.11B を参考に新たな信号を追加し，
反対側の接地情報に基づいて，適切に反対側の脚で身体を支えつつ跨ぎ越す
ような肢間協調制御を導入することで，小さい追加入力で高い障害物を跨ぎ
越すことができ，エネルギー効率の良い運動生成に寄与することが示唆され
ている．また走行においては，図 4.11C を参考に，2番目の発火タイミング
を変えるなどの調整を行うことで，力学的に妥当な走行が実現できることが
確認されている．

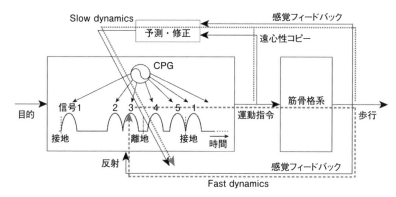

図 4.14 ファストダイナミクスとスローダイナミクスの統合モデル

4.3.5 ファストダイナミクスとスローダイナミクスによる短期適応と長期適応

　リハビリテーションにおける運動機能回復では，状況に応じた即時（短期）的な適応だけでなく，より長期的な適応が重要となる．すなわち，神経系と筋骨格系，そして環境との相互作用から形成される歩行力学系において，時定数の異なる力学要素を適切に考慮する必要がある．そこで，これまで考慮してきた筋シナジー仮説に基づく少数の波形からなる運動指令の利用と，感覚情報に基づく反射的制御により身体力学系を介して短い時定数で歩行を作り出す力学系をファストダイナミクスと，遠心性コピーと感覚情報による予測と実際との差に基づいて運動指令をゆっくりと調整していく学習的制御をスローダイナミクスと捉え，これまでの神経制御モデルを改善している（図 4.14）．具体的には，接地タイミングの誤差などの評価関数を定義し，一歩ごとにその誤差が減少していくように振動子の位相力学系を修正している．ファストダイナミクスの即時的制御とスローダイナミクスの学習的制御による時定数の異なる力学要素が相互に関連して，適応的な歩行を作り上げることになる．

　このモデルの妥当性を確認するために，左右分離型トレッドミル上での歩行に着目している．このトレッドミルは，左右に分離された平行な 2 つのベルトを持ち，それらの速度を別々に制御できる．そのため，左右対称な環境や非対称な環境を作り出すことができ，環境の変化に応じて左右の脚の運動の位相関係がどのように変化するのかなど，環境変化に応じた肢間協調メカ

ニズムを調べるために広く利用されている．特に，健常者の左右分離型トレッドミル上での歩行における左右の脚の運動を計測すると，ベルトの速度環境が変化した後に，左右の脚の肢間協調に即時的な変化が見られ，その後ゆっくりと変化する長期的変化が見られる（Reisman *et al.*, 2005）．しかしながら，小脳疾患などの神経疾患では，肢間協調に即時的な変化は見られるものの，健常者でみられたような長期的な変化が肢間協調にみられなくなるなどの違いが報告されている（Morton and Bastian, 2006）．改良した神経筋骨格モデルを用いた動力学シミュレーションから，ファストダイナミクスによってヒトの計測でみられたような即時的な変化が肢間協調にみられ，更にスローダイナミクスによって長期的な変化も肢間協調にみられている．

　本節では，運動制御における冗長性の問題を解決し，多様で適応的な歩行を生み出す筋シナジーの構造や，感覚情報を介した制御について述べ，神経筋骨格モデルを用いた構成論的な研究について紹介した．これまで，ヒトの歩行制御戦略を理解するために，神経生理学や生体力学などそれぞれの研究が独自に発展してきているが，神経系と筋骨格系，そして環境との相互作用から形成される歩行を理解するためには，数理モデルを介してそれぞれの知見を統合したシステム論的な研究が今後さらに重要になるだろう．特に，神経筋骨格モデルに基づく動力学シミュレーションは，計測だけでは理解することが困難な現象の予測や，注目する脳の部位の機能的役割の理解や妥当性の検証を可能とし，ヒトの適応的な歩行生成原理を明らかにするうえで有効なツールになると期待できる．

参考文献

Afschrift, M., De Groote, F., Verschueren, S. and Jonkers, I.: Increased sensory noise and not muscle weakness explains changes in non-stepping postural responses following stance perturbations in healthy elderly. *Gait & posture*, **59**, 122-127, 2018.

Aoi, S. and Funato, T., Neuromusculoskeletal models based on the muscle synergy hypothesis for the investigation of adaptive motor control in locomotion via sensory-motor co-ordination, *Neurosci. Res.*, **104**, 88-95, 2016.

Aoi, S., Ogihara, N., Funato, T., Sugimoto, Y. and Tsuchiya, K.: Evaluating functional roles of phase resetting in generation of adaptive human bipedal walking with a physiologically based model of the spinal pattern generator, *Biol. Cybern.*, **102**(5), 373-

387, 2010.

Asai, Y., Tasaka, Y., Nomura, K., Nomura, T., Casadio, M. and Morasso, P.: A model of postural control in quiet standing: robust compensation of delay-induced instability using intermittent activation of feedback control. *PLoS One*, **4**(7), e6169, 2009.

Blakeslee, S. and Blakeslee, M.: Chapter 3. Dueling body maps. In: The body has a mind of its own. pp28–53, Random House Trade Paperbacks, New York, 2007.

Bohnen, N.I. and Albin, R.L.: The cholinergic system and Parkinson disease. *Behavioral Brain Res*, **221**, 564–573, 2011.

Cappellini, G., Ivanenko, Y.P., Poppele, R.E. and Lacquaniti, F.: Motor patterns in human walking and running, *J. Neurophysiol.*, **95**, 3426–3437, 2006.

Cheung, V.C.K., Piron, L., Agostini, M., Silvoni, S., Turolla, A. and Bizzi, E.: Stability of muscle synergies for voluntary actions after cortical stroke in humans, *Proc. Natl. Acad. Sci.* USA, **106**(46), 19563–19568, 2009.

Cheung, V.C.K., Turolla, A., Agostini, M., Silvoni, S., Bennis, C., Kasi, P., Paganoni, S., Bonato, P. and Bizzi, E.: Muscle synergy patterns as physiological markers of motor cortical damage, *Proc. Natl. Acad. Sci.* USA, **109**(36), 14652–14656, 2012.

Chiba, R., Ogawa, H., Takakusaki, K., Asama, H. and Ota, J.: Muscle activities changing model by difference in sensory inputs on human posture control. *Intelligent Autonomous Systems*, **12**, 479–491, 2013.

Chiba, R., Takakusaki, K., Ota, J., Yozu, A. and Haga, N.: Human upright posture control models based on multisensory inputs; in fast and slow dynamics. *Neuroscience research*, **104**, 96–104, 2016. ＊ ang 2016 より一部改変)

Clark, D.J., Ting, L.H., Zajac, F.E., Neptune, R.R. and Kautz, S.A.: Merging of healthy motor modules predicts reduced locomotor performance and muscle coordination complexity post-stroke, *J. Neurophysiol.*, **103**, 844–857, 2010.

Delp S.L., Anderson F.C., Arnold A.S., Loan P., Habib A., John C.T., Guendelman E. and Thelen D.G.: OpenSim: open-source software to create and analyze dynamic simulations of movement. *IEEE transactions on biomedical engineering*, **54**(11), 1940–1950, 2007.

Dominici, N., Ivanenko, Y.P., Cappellini, G., d'Avella, A., Mondi, V., Cicchese, M., Fabiano, A., Silei, T., Di Paolo, A., Giannini, C., Poppele, R.E. and Lacquaniti, F.: Locomotor primitives in newborn babies and their development, *Science*, **334**, 997–999, 2011.

Duysens, J., Clarac, F. and Cruse, H.: Load-regulating mechanisms in gait and posture: comparative aspects, *Physiol. Rev.*, **80**, 83–133, 2000.

Fetsch, C.R., Pouget, A., DeAngelis, G.C. and Angelaki, D.E.: Neural correlates of reliability-based cue weighting during multisensory integration. *Nature neuroscience*, **15**(1), 146–154, 2012.

Geyer, H. and Herr, H.: A muscle-reflex model that encodes principles of legged mechanics produces human walking dynamics and muscle activities, *IEEE Trans. Neural. Syst. Reh. Eng.*, **18**(3), 263–273, 2010.

Hanakawa, T., Katsumi, Y., Fukuyama, H., Honda, M., Hayashi, T., Kimura, J. and Shibasaki, H.: Mechanisms underlying gait disturbance in Parkinson's disease: a single photon emission computed tomography study. *Brain*, **122**, 1271–1282, 1999.

Hill, A.V.: The heat of shortening and the dynamic constants of muscle. *Proceedings of the Royal Society of London B: Biological Sciences*, **126**(843), 136-195, 1938.

Horak, F.B. and Nashner, L.M.: Central programming of postural movements: adaptation to altered support-surface configurations. *Journal of neurophysiology*, **55**(6), 1369-1381, 1986.

Hsu, W.L., Scholz, J.P., Schoner, G., Jeka, J.J. and Kiemel, T.: Control and estimation of posture during quiet stance depends on multijoint coordination. *Journal of neurophysiology*, **97**(4), 3024-3035, 2007.

Hwang, S., Agada, P., Kiemel, T. and Jeka, J.J.: Dynamic reweighting of three modalities for sensor fusion. *PloS one*, **9**(1), e88132, 2014.

Ivanenko, Y.P., Poppele, R.E. and Lacquaniti, F.: Five basic muscle activation patterns account for muscle activity during human locomotion, *J. Physiol.*, **556**, 267-282, 2004.

Ivanenko, Y.P., Poppele, R.E. and Lacquaniti, F.: Motor control programs and walking, *Neuroscientist*, **12**(4): 339-348, 2006.

Jacobs, J.V., Lou, J.S., Kraakevik, J.A. and Horak, F.B.: The supplementary motor area contributes to the timing of the anticipatory postural adjustment during step initiation in participants with and without Parkinson's disease. *Neuroscience*, **166**, 877-885, 2009.

Jiang, P., Chiba, R., Takakusaki, K. and Ota, J.: Generation of the human biped stance by a neural controller able to compensate neurological time delay. *PloS one*, **11**(9), e0163212, 2016.

Johannsen, L., McKenzie, E., Brown, M., Redfern, M.S. and Wing, A.M.: Deliberately light interpersonal touch as an aid to balance control in neurologic conditions. *Rehabilitation Nursing*, **42**(3), 131-136, 2014.

Kravitz, D.J., Saleem, K.S., Baker, C.I. and Mishkin, M.: A new framework for visuospatial processing. *Nat Rev Neurosci*, **12**, 217-230, 2011.

Lenggenhager, B. and Lopez, C.: Vestibular contributions to the sense of body, self, and others. In: Metzinger T, Windt M. eds: Open Mind: 23 (T). Frankfurt am Main: MIND Group. doi: 10.15502/9783858570023, 2015.

Massion, J.: Movement, posture and equilibrium: interaction and coordination. *Prog Neurobiol*, **38**, 35-56, 1992.

Maurer, C. and Peterka, R.J.: A new interpretation of spontaneous sway measures based on a simple model of human postural control. *Journal of neurophysiology*, **93**(1), 189-200, 2005.

Middleton, F.A. and Strick, P.L.: Basal ganglia and cerebellar loops: motor and cognitive circuits. *Brain Res Rev*, **31**, 236-250, 2000.

Morasso, P.G. and Sanguineti, V.: Ankle muscle stiffness alone cannot stabilize balance during quiet standing. *Journal of neurophysiology*, **88**(4), 2157-2162, 2002.

Morton, S.M. and Bastian, A.J.: Cerebellar contributions to locomotor adaptations during splitbelt treadmill walking, *J. Neurosci.*, **26**(36), 9107-9116, 2006.

Nashner, L.M. and Peters, J.F.: Dynamic posturography in the diagnosis and management of dizziness and balance disorders. *Neurologic clinics*, **8**(2), 331-349, 1990.

Ogihara, N. and Yamazaki, N.: Generation of human bipedal locomotion by a bio-mimetic neuro-musculo-skeletal model, *Biol. Cybern.*, **84**, 1-11, 2001.

Orlovsky, G.N., Deliagina, T. and Grillner, S.: Neuronal control of locomotion: from mollusc to man, Oxford University Press, 1999.

Peterka, R.J.: Sensorimotor integration in human postural control. *Journal of neurophysiology*, **88**(3), 1097-1118, 2002.

Prudente, C.N., Hess, E.J. and Jinnah, H.A.: Dystonia as a network disorder: what is the role of the cerebellum? *Neuroscience.* 2014; **260**, 23-35. doi: 10.1016/j.neuroscience.2013.11.062.

Pérennou, D.A., Mazibrada, G., Chauvineau, V., Greenwood, R., Rothwell, J., Gresty, M.A. and Bronstein, A.M.: Lateropulusion, pushing and verticality perception in hemisphere stroke: a causal relationship? *Brain*, **131**, 2401-2413, 2008.

Reisman, D.S., Block, H.J. and Bastian, A.J.: Interlimb coordination during locomotion: What can be adapted and stored?, *J. Neurophysiol.*, **94**, 2403-2415, 2005.

Rizzolatti G: Chapter 38. Voluntary movement: The parietal and premotor cortex. pp 865-893, In: ER Kandel *et al.*, eds. *Principles of Neural Science 5th edition*, McGraw-Hill, 2012.

Rybak, I.A., Shevtsova, N.A., Lafreniere-Roula, M. and McCrea, D.A.: Modelling spinal circuitry involved in locomotor pattern generation: insights from deletions during fictive locomotion, *J. Physiol.*, **577**(2), 617-639, 2006.

Schomburg, E.D., Petersen, N., Barajon, I. and Hultborn, H.: Flexor reflex afferents reset the step cycle during fictive locomotion in the cat, *Exp. Brain Res.*, **122**, 339-350, 1998.

Sinnamon, H.M.: Preoptic and hypothalamic neurons and initiation of locomotion in the anesthetized rat. *Prog Neurobiol*, **41**, 323-344, 1993.

Snijders, A.H., Takakusaki, K., Debu, B., Lozano, A.M., Krishna, V., Fasano, A., Aziz, T.Z., Papa, S.M., Factor, S.A. and Hallett, M.: Physiology of freezing of gait. *Ann Neurol*, **80**, 644-659, 2016.

Snijders, A.H., van de Warrenburg, B.P., Giladi, N. and Bloem, B.R.: Neurological gait disorders in elderly people: clinical approach and classification. *Lancet Neurol*, **6**, 63-74, 2007.

Taga, G.: A model of the neuro-musculo-skeletal system for human locomotion I. Emergence of basic gait, *Biol. Cybern.*, **73**, 97-111, 1995.

Takakusaki, K. and Okumura, T.: Neurobiological basis of controlling posture and locomotion. *Adv Robot*, **22**, 1629-1663, 2008.

Takakusaki, K., Chiba, R., Nozu, T. and Okumura, T.: Brainstem control of locomotion and muscle tone with special reference to the role of the mesopontine tegmentum and medullary reticulospinal systems. *J Neural Transm*, **123**, 695-729, 2016.

Takakusaki, K., Saitoh, K., Harada, H. and Kashiwayanagi, M.: Role of basal ganglia-brainstem pathways in the control of motor behaviors. *Neurosci Res*, **50**, 137-152, 2004.

Takakusaki, K.: Functional neuroanatomy for posture and gait control. *J Mov Disord*, **10**, 1-17, 2017.

Takakusaki, K.: Neurophysiology of gait; From the spinal cord to the forebrain. *Mov Disord*, **28**, 1483 -1491, 2013.

Ting, L.H., Chiel, H.J., Trumbower, R.D., Allen, J.L., McKay, J.L., Hackney, M.E. and Kesar, T.M.: Neuromechanical principles underlying movement modularity and their implications for rehabilitation, *Neuron*, **86**(1), 38–54, 2015.

Wilson, V.J., Zarzecki, P., Schor, R.H., Isu, N., Rose, P.K., Sato, H., Thomson, D.B. and Umezaki, T.: Cortical influence on the vestibular nuclei of the cat. *Exp Brain Res*, **125**, 1–13, 1999.

Winter, D.A., Patla, A.E., Prince, F., Ishac, M. and Gielo-Perczak, K.: Stiffness control of balance in quiet standing. *Journal of neurophysiology*, **80**(3), 1211–1221, 1998.

Yiou, E., Caderby, T. and Hussein, T.: Adaptability of anticipatory postural adjustments associated with voluntary movement. *World J Orthop*, **3**, 75–86, 2012.

Young, W.R. and Williams, A.M.: How fear of falling can increase fall-risk in order adults: Applying psychological theory to practical observations. *Gait and Posture*, **41**, 7–12, 2015.

Zwergal, A., Linn, J., Xiong, G., Brandt, T., Strupp, M. and Jahn, K.: Aging of human supraspinal locomotor and postural control in fMRI. *Neurobiol Aging*, **33**, 1073–1084, 2012.

van der Kooij, H., Jacobs, R., Koopman, B. and Grootenboer, H.: A multisensory integration model of human stance control. *Biological cybernetics*, **80**(5), 299–308, 1999.

第 II 部
応用事例

第5章 先天性無痛症——感覚障害による運動機能の変容

　身体性システム科学では，脳内の身体モデル（脳内身体表現）の即時応答（ファストダイナミクス）と，脳内身体表現自体の変容（スローダイナミクス）を取り扱う．感覚と運動でいえば，感覚入力に対する即時的な運動出力はファストダイナミクスであり，その入出力の制御系そのものの変容がスローダイナミクスである．制御系は，出力の結果のフィードバックにより更新される．疾患やリハビリテーションをこの視点で捉えると，たとえば感覚障害をきたす疾患では運動はフィードフォワードとなり状況に応じた出力ができず，その状態が続くと，制御系そのものが破綻した状態となる（スローダイナミクス）．リハビリテーションで適切なフィードバックを返すことで運動を適正化できれば（ファストダイナミクス），それを繰り返すことで制御系を回復することができる（スローダイナミクス）と考える．このような考えに基づき，我々は，感覚への介入を通じて運動を改善させる試みをしている．具体的な例として，一次的には感覚障害だけだが，二次的には運動の異常を来す疾患である先天性無痛症を対象として取り上げる．5.1 節では先天性無痛症について，5.2 節では我々が用いる感覚介入装具について，5.3 節でこれまで得ている結果の一部について説明する．

5.1　先天性無痛症とは

　痛みは不快である．しかし痛みは侵襲を生体に知らせる大切な感覚であり，これが欠如すると侵襲に対して無防備な状態となる．先天的に痛みを感じない先天性無痛症という疾患があり，その症状を知ると，痛みがヒトにとっていかに重要かがわかる．本章では，まず痛みについて解説し，次に痛みの伝導路に必要な神経栄養因子について述べ，最後に先天性無痛症の症状につい

て解説する.

5.1.1　痛み

(a) 痛みとその分類

　痛みとは，国際疼痛学会（The International Association for the Study of Pain）によれば，"An unpleasant sensory and emotional experience associated with actual or potential tissue damage, or described in terms of such damage." と定義される．定義からわかるように，痛みは感覚だけでなく情動の要素もあり，心因性の痛みも含まれる．痛みの分類を表5.1に示す．痛みの発生する原因・部位により，侵害受容性疼痛，神経因性疼痛，心因性疼痛の3つに分類されることが多い．侵害受容性疼痛は，組織の損傷やそれを引き起こす侵害刺激で発生する痛みであり，侵害受容器（nociceptor）の興奮で惹起される．これについては後で詳述する．神経因性疼痛は，侵害受容器が刺激を受けていないのに，痛覚を伝達する神経が興奮して生じる痛みである．阻血解除後の痛みなど一過性の機能障害による痛みもあれば，体性感覚神経系の病変による神経障害性疼痛もある．心因性疼痛は，解剖学的に痛みを引き起こす病変がないものをいう．

(b) 痛みの伝導路

　侵害受容性疼痛の伝達の全体像を図5.1に示す．侵害受容器は，後根神経節に細胞体がある一次求心性線維の自由神経終末である（顔面では三叉神経節に細胞体がある）．組織損傷を起こす強い機械刺激・高温・寒冷や，壊れた細胞や炎症で生じるブラジキニンなどの化学物質に反応して，一次求心性線維に活動電位を生じる．末梢神経には表5.2に示すさまざまな種類のものがあるが痛みの一次求心性線維は有髄性のＡδ線維および無髄性のＣ線維によって伝えられる．Ａδ線維が伝える痛みは鋭く局在が明快な fast pain であり，Ｃ線維が伝える痛みは鈍く局在のはっきりしない slow pain である．内臓からの一次求心性線維はほとんどがＣ線維である．

　脊髄後角で二次感覚ニューロンに乗り換えた後，外側脊髄視床路（外側系）や前脊髄視床路・脊髄網様体路（内側系）を上行する．外側系は視床外側から大脳皮質の体性感覚野に投射され，内側系は大脳辺縁系など情動に関係した部位に伝えられる．

表 5.1 痛みの分類 (松本-宮井他, 2013)

			表面痛	速い痛み
慢性痛	急性痛	侵害受容性疼痛	体性痛	（表在痛）	遅い痛み
			深部痛	
			内臓痛	
			関連痛	
		神経因性疼痛	一過性の機能異常による痛み	
			神経障害痛	末梢性
				中枢性（中枢痛）
		心因性疼痛		

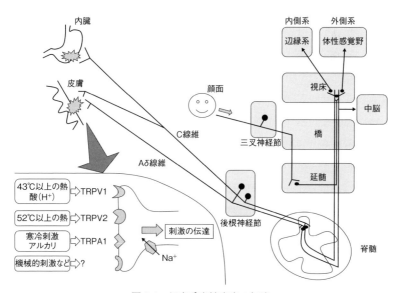

図 5.1 侵害受容性疼痛の伝達

(「三枝里江, 齋藤繁：侵害受容性疼痛, メカニズムから読み解く痛みの臨床テキスト (小川節郎編),
p. 12, 2015, 南江堂」より許諾を得て改変し転載.)

5.1.2 神経栄養因子とNGF依存性ニューロン
(a) 神経栄養因子 (neurotrophin)

　本節で述べる先天性無痛症の病態生理を理解するため，まず神経栄養因子
(neurotrophin) について述べる．ニューロンの生存と成長に必要なタンパク
質として，神経成長因子（nerve growth factor: NGF）や脳由来神経栄養因

子（brain-derived neurotrophic factor: BDNF）などの神経栄養因子（neuro-trophin）が同定されている．これらのタンパク質はニューロンが神経支配している組織などで産生される．ニューロンの端末に存在する受容体に結合し，結合した神経栄養因子は細胞内に取り込まれ，そこから逆行性輸送によりニューロンの細胞体に運ばれる．輸送された神経栄養因子がニューロンの発達，成長，生存に関わるタンパク質の合成を促進する．これまでに同定された4種類の神経栄養因子とそれらの3種類の受容体を表5.3に示す．最初に特性が明らかになった神経栄養因子は神経成長因子NGFで，交感神経系ニューロンや感覚ニューロンの成長や維持に必要な成長因子である．その受容体はtropomyosin receptor kinase A（TrkA）である．先天性無痛症では，このNGFまたはTrkAをコードする遺伝子の異常があり，NGF-TrkAシステムが機能せず，NGFによって成長・維持されるニューロン（NGF依存性ニューロン）の欠損・減少や機能障害が起こる．

(b) NGF依存性ニューロンの分布

　個体内でのNGF依存性ニューロンの分布を図5.2に示す．NGF依存性ニューロンは，侵害受容器からの一次求心性ニューロン・交感神経節後ニューロン・中枢神経の一部などに分布している．侵害受容器からの一次求心性ニューロンは，前述した自由神経終末をもつ有髄性のAδ線維および無髄性のC線維であり，痛みの伝導路の1つである．交感神経節後ニューロンは遠心性線維であり，これも大部分が無髄性のC線維であり（表5.2），皮膚の血管，立毛筋，汗腺，その他の臓器を支配する．先天性無痛症に無汗が併発するのは，この交感神経節後ニューロンの機能障害によるものと考えられる．また，中枢に分布するNGF依存性ニューロンの機能障害が患者の知的障害と関係すると考えられるが，詳細はわかっていない．

5.1.3　先天性無痛症

(a) 先天性無痛症の疫学

　感覚障害に自律神経症状を合併する疾患群を，Dyckは遺伝性感覚・自律神経系ニューロパチー（Hereditary sensory and autonomic neuropathy: HSAN）としてまとめた．HSANは遺伝形式，原因遺伝子，臨床症状で分類されており（表5.4），このうち温痛覚の障害を主とするのがⅣ型とⅤ型であ

表 5.2 哺乳類の神経線維の種類と伝達速度 (岡村, 2014)

髄鞘	伝達速度 (m/s)	直径 (μm)	分類		対応する神経線維
			Gasser と Erlanger の分類	Lioyd の分類	
あり	70 ～ 120	15 ～ 20	A α		骨格筋を支配する運動神経線維
				I a	筋紡錘の一次感覚神経線維
				I b	Golgi 腱器官の感覚神経線維
	30 ～ 70	5 ～ 10	A β	II	触圧覚を担う皮膚感覚神経線維
					筋紡錘の二次感覚神経線維
	10 ～ 30	3 ～ 6	A γ		筋紡錘の運動神経線維
	12 ～ 30	2 ～ 5	A δ	III	自由終末を有する皮膚感覚神経線維, 温度感覚, 痛覚を担う皮膚感覚神経線維
	3 ～ 15		B		自律神経節前線維
なし	0.5 ～ 2.0	0.5 ～ 1.0	C		自律神経節後線維
				IV	皮膚の温度感覚, 痛覚の感覚神経線維

表 5.3 神経栄養因子 (Barret 他, 2014)

神経栄養因子	受容体
神経成長因子 (NGF)	Trk A
脳由来神経栄養因子 (BDNF)	Trk B
ニューロトロフィン 3 (NT-3)	Trk C に主に結合するが, 弱いながら Trk A と Trk B にも結合する
ニューロトロフィン 4/5 (NT-4/5)	Trk B

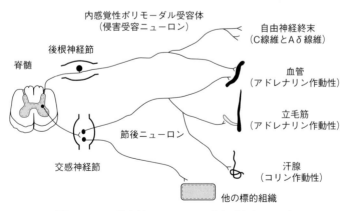

図 5.2 NGF 依存性ニューロンの分布 (犬童, 2008)

表 5.4　遺伝性感覚・自律神経系ニューロパチーの分類 (Yozu, 2016 より)

Subtype	Gene or locus	Heredity	Clinical features	Age at onset
HSAN-IA	SPTLC1	AD	Loss of pain and temperature sensation; lancinating pain; ulcerative mutilations; variable distal motor involvement	Mostly adolescence to adulthood
HSAN-IB	3p24–p22	AD	Sensory loss with cough and gastroesophageal reflux; foot ulcerations (rare)	Adulthood
HSAN-IC	SPTLC2	AD	Loss of pain and temperature sensation; lancinating pain; ulcerative mutilations; variable distal motor involvement	Mostly adulthood
HSN-ID	ATL1	AD	Severe distal sensory loss and amyotrophy in the lower limbs; trophic skin and nail changes; ulcerative mutilations	Adulthood
HSN-IE	DNMT1	AD	Loss of all somatosensory modalities; lancinating pain; ulcerative mutilations; sensorineuronal hearing loss; dementia	Adulthood
HSN-IF	ATL3	AD	Distal sensory loss in the lower limbs; painless ulceration of the feet; no autonomic involvement	Adulthood
HSAN-IIA	WNK1	AR	Loss of pain, temperature and touch sensation; mutilation in the hands and feet; acropathy	Childhood
HSAN-IIB	FAM134B	AR	Impaired nociception and progressive mutilating ulceration of hands and feet with osteomyelitis and acro-osteolysis	Childhood
HSN-IIC	KIF1A	AR	Impaired position and vibration senses; ulcerative mutilation; minor distal weakness	Childhood to adolescence
HSN-IID	SCN9A	AR	Loss of pain and temperature sensation; autonomic nervous dysfunction; hearing loss; hyposmia	Congenital or adolescence
HSAN-III	IKBKAP	AR	No response to painful stimuli and temperature changes; alacrima: absence of fungiform papillae of the tongue; vasomotor instability and hyperhidrosis	Congenital
HSAN-IV	NTRK1	AR	No (or reduced) response to painful stimuli; reduced thermal sensation; anhidrosis; episodic fever; intellectual disability and/or learning deficits; skin and corneal lesions; joint deformities	Congenital
HSAN-V	NGFB	AR	Insensitivity to pain; reduced thermal sensation; severe loss of deep pain perception; painless fractures; joint deformities	Congenital
HSAN-VI	DST	AR	Neonatal hypotonia; joint contractures; alacrima; absent corneal reflexes; lack of psychomotor development	Congenital
HSAN-VII	SCN11A	AD	Insensitivity to pain; painless fractures; self mutilation: mild muscle weakness and delayed motor development	Congenital
HSN with spastic paraplegia	CCT5	AR	Loss of all somatosensory modalities; mutilating acropathy; spastic paraplegia	Early childhood

る．Ⅳ型は発汗障害もあるため，先天性無痛無汗症（Congenital insensitivity to pain with anhidrosis: CIPA）とも呼ばれる．

　先天性無痛症は稀少疾患であり，我が国では HSAN-Ⅳ型は 60 〜 95 万人に 1 人，HSAN-Ⅴ型は 220 〜 420 万人に 1 人と推定されている．Ⅳ型は，遺伝形式は常染色体劣性遺伝を示し，10 人以上の患者が報告されているのは日本とイスラエルだけである．Ⅴ型も遺伝形式は常染色体劣性遺伝を示し，スウェーデンとアラブ首長国連邦から報告が出ている．

(b) 先天性無痛症の原因

　Ⅳ型の原因は，チロシンキナーゼ型神経成長因子受容体（tropomyosin-related kinase A; TrkA）をコードする *NTRK1*（*TRKA*）遺伝子の機能喪失性変異である．Ⅴ型の原因は，スウェーデンのⅤ型では NGF をコードする *NGFB* 遺伝子のミスセンス変異である．またアラブのⅤ型は *NGFB* 遺伝子の 1 塩基置換と 2 塩基欠失を伴う機能喪失性変異である．これらの変異により，NGF-TrkA システムが機能せず，NGF 依存性ニューロンが分布する領域の障害が生じる．患者では Aδ 線維および C 線維が欠失もしくは減少している．

(c) 先天性無痛症の臨床像

　前述したように NGF 依存性ニューロンは，侵害受容器からの一次求心性ニューロンに分布しているため，その障害で無痛を生じる．また，NGF 依存性ニューロンが交感神経節後ニューロンに分布しているため，その障害で無汗を生じる．さらに NGF 依存性ニューロンが中枢神経の一部などに分布しているため，その障害で知的障害が生じるとも考えられるが，詳細はわかっていない．

　先天性無痛症の臨床像を表 5.5 にまとめる．症状は個体差が大きいが，概して，Ⅳ型＞アラブのⅤ型＞スウェーデンのⅤ型の順に症状が重い．またスウェーデンのⅤ型のなかでは，*NGFB* の変異を有するホモ接合体の方が，ヘテロ接合体より症状が重い．

　小児科的問題として，温度覚の低下と発汗障害が，高体温の原因となる．Ⅳ型では体幹と上肢の発汗障害が全例でみられ，乳幼児期に繰り返す発熱が本疾患の初発症状であることが多い．発熱に伴い，熱性痙攣をおこし，これは致死的なこともある．スウェーデンのⅤ型では，発汗は正常である．アラ

表 5.5 先天性無痛症の臨床像（Capsoni, 2014 より改変）

Clinical manifestation	HSAN-4	Swedish HSAN-5		Arabic HSAN-5
		Homozygous mutation	Heterozygous mutation	
Age of onset	Childhood	Childhood	Adulthood	Childhood
Mutation	TrkA	NGF	NGF	NGF
Orthopaedic symptoms (onset)	Arthropathy	Arthropathy	Arthropathy	Arthropathy
Fractures	Yes	Yes	No	Yes
Charcot joints	Yes	Yes	Yes	Yes
Insensitivity to pain	Yes	Yes	No	Yes
Visceral nociception	Absent	Normal	Normal	Absent
Temperature sensation	Decreased	Decreased/normal	Decreased/normal	Decreased
Sensory innervation of skin	Strongly decreased	Strongly decreased	Decreased	?
Anhidrosis	Yes	No	No	Yes
Autonomic symptoms	Yes	No	No	Yes
Innervation of sweat glands	Strongly decreased	Strongly decreased	Decreased	?
Infections and/or ulcers	Yes	Yes	No	Yes
Autoamputations	Yes	No	No	Yes
Nerve biopsies	Aα: normal Aδ: strongly decreased C: decreased	Aα: normal Aδ: decreased C: strongly decreased	Aα: normal Aδ: decreased C: decreased	?
Mental retardation	Yes	No	No	Yes

This table has been modified from Capsoni, 2014.
HSAN, hereditary sensory and autonomic neuropathy; NGF, nerve growth factor; TrkA, tropomyosin receptor kinase A; ?, not reported.

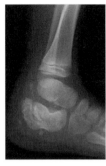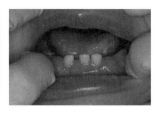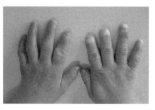

図 5.3　左より，踵骨骨折，舌咬傷，指の短縮（Yozu, 2016 より引用）

ブのⅤ型では温度覚の低下と発汗障害があり，高体温を呈する．

　精神科的問題として，Ⅳ型では，知的障害や注意欠陥多動性障害などの発達障害がみられる．スウェーデンのⅤ型では知的障害が見られたのは1例のみであり，アラブのⅤ型では知的障害は軽度である．脳に局在するNGF依存性ニューロンの問題が原因とも考えられるが，詳細はわかっていない．

　整形外科的問題として，痛覚の低下は，筋骨格系のさまざまな問題を引き起こす．反復する骨折・脱臼・亜脱臼・骨髄炎・骨融解・脚長不等・側弯・Charcot関節（感覚障害により軟骨変性，骨破壊，反応性骨増殖が繰り返された関節．第1章1.2節参照）などがみられる．骨折は7歳までに起こることが多い．また，痛みを感じないため骨折に自ら気づかないこともある．患者は安静が保てず治療は難渋する．

　歯科的問題として，痛覚の低下により，口腔内の外傷も起こる．舌や口唇や頬粘膜を自ら噛んでしまう．舌の外傷は二裂舌や無舌に至ることもある．味蕾は患者では正常であるが，舌の外傷により，二次的に味覚鈍麻を来すこともある．口腔内の外傷は，乳歯が生える頃より始まり，年齢とともに減る．

　皮膚科的問題として，痛覚の低下により，患者は自らの指を噛み，指尖の潰瘍を作る．爪を失ったり，指が短くなってしまうこともある．打撲や切傷や熱傷が起きても自分では気づかないことが多く，難治であり，骨髄炎に至ることもある．Ⅳ型では発汗障害があり，乾燥肌や皮膚剥離や角皮症に至る．アラブⅤ型では発汗障害があるが，スウェーデンⅤ型では発汗障害はない．

　眼科的問題として，角膜感覚鈍麻から角膜障害が生じる．

　これらの症状に対して根治的な治療はなく，対処療法が行われる．たとえ
ば，高熱には冷却用ブランケットで覆うことが行われたり，歯科的問題では
咬傷を防ぐために保護プレートを装着することもある．整形科的問題に対し
ては，従来はクッション素材の装具を使うなどしているが，我々は後述する
工学的デバイスにより，歩容を変えることによって骨関節障害を防ぐ試みを
している．

5.1.4　まとめ

　本節では，痛みと無痛症について述べた．先天性無痛症の症状を見ると，
ヒトが平時に骨折や脱臼を起こさずに過ごせるのは痛みのおかげであること
がわかる．痛みは不快ではあるが，適切な痛みは我々を守ってくれる．今後
とも痛みや無痛で困る患者に有効な治療法を開発していきたい．

5.2　感覚障害に介入する感覚モダリティ変換装具

5.2.1　困難な感覚障害へのリハビリテーション

　リハビリテーション（リハビリ）においては，運動機能不全の回復を目指
し，日々の短期的なトレーニングを通して，長期的に機能改善を目的としている．このような長期的運動学習課程では，運動器系と感覚器系との間の相
互作用ダイナミクス，すなわち，運動感覚連関（motor-sensory loop）が機
能障害の改善に本質的な役割を果たす．運動を通して感覚器から生成される
「運動感覚（kinesthesia）」，すなわち，自分の身体の各部位が動いている，
という感覚は，即時的な運動生成のみならず長期的な運動学習においても必
要不可欠である．この事実は，運動感覚を含む感覚障害患者に対するリハビ
リは困難を極めることも意味している．そのため，感覚障害を伴う先天性無
痛症患者への本質的なリハビリ介入法はほとんど検証されていないのが実情
といえる（Yozu *et al.*, 2016）．

5.2.2　感覚モダリティ変換装具

　筆者らは，先天性無痛症などの疾患や四肢切断などにより感覚障害を呈す
る患者に対する「感覚入力への介入」を目的とし，弱化あるいは欠損した感

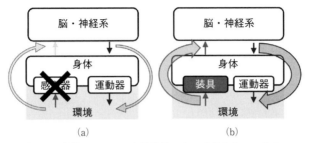

図 5.4 感覚モダリティ変換装具による感覚入力への介入

（a）感覚障害による「感覚入力の低下，欠損」が，運動感覚連関（motor-sensor loop）の生起を妨げ，運動機能が低下する「システム不全」となる．（b）「感覚モダリティ変換装具」によって感覚入力を別のモダリティで修復，代替することによって，運動感覚連関のファストダイナミクスを再建し，即時的な運動機能の回復をもたらす．このリハビリテーションを長期的に継続することで，脳内身体表現に介入し，そのスローダイナミクスの変容をもたらすことを可能にすることを目指している．

覚フィードバックを増強，あるいは代替するため，ほかの感覚モダリティへと変換し感覚入力を補償する「感覚モダリティ変換装具」を提案，開発し，リハビリ現場への導入を進めている（Owaki *et al.*, 2015）．

　感覚障害者をシステム工学的観点から見ると，患者における感覚障害は「入力の欠損，低下」であり，運動感覚連関の生起を妨げることで，その結果として運動機能が低下する「システム不全」と据えることができる（図5.4 左）．システム工学的には，「入力器の修復，別の入力器による代替」によって，このようなシステム不全を解消することが試みられる．リハビリにおいては，運動感覚フィードバックの増強，あるいは別の感覚モダリティへの変換によって，機能不全への介入を可能とし，運動感覚連関のファストダイナミクスを再建することで，運動機能の回復をもたらすことが期待できる（図5.4 右）．

5.2.3　感覚モダリティ変換装具 *Auditory Foot* を用いた歩行リハビリ

　感覚モダリティ変換装具の1事例として，歩行リハビリを対象とし，歩行中の足底圧感覚を音情報としてフィードバックするバイオフィードバック装具 *Auditory Foot*（Owaki *et al.*, 2015）を開発した（図5.5）．*Auditory Foot* において，足底圧感覚をセンサ情報として採用した理由は，足底圧感覚（cen-

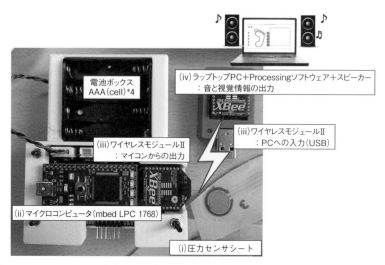

図 5.5　Auditory Foot：歩行中の足底圧感覚情報を聴覚（音）情報に変換し提示するバイオフィードバックリハビリシステム

　圧力センサ，マイクロコンピュータ，無線送受信器，ノートパソコンから構成されるシステムとなっている．リハビリ現場への導入を前提とし簡易なシステム構成としている．歩行中の姿勢や運動範囲を限定することを避けるため，無線通信によりデータを送受信することで，ケーブルレスなシステムとした．

ter of pressure: COP および荷重）は，歩行および姿勢制御において重要な体性感覚であるからである（Duysens *et al.*, 2000; Eils *et al.*, 2002）．また，片麻痺患者の歩行においても，COP 軌跡の特徴的な変容も確認（Wong, 2004）されており，足底圧は歩行において重要な感覚情報である．

　また，音（聴覚）情報に変換するフィードバックに着目した理由は以下の 3 点である．

1．ヒトが認知可能な音の時間解像度は 1 ms 程度であり，視覚情報（>30 ms）より高い時間解像度である．1 周期が 1 s 程度で，運動中の各イベント（接地，離地など）のタイミングが重要となる歩行において有用な感覚モダリティである．

2．視覚フィードバックを用いる場合，モニタなどは運動中の姿勢を拘束し，システムも比較的大規模となる．在宅での日常的な使用も想定した

リハビリをターゲットとしており，システムの簡易化は重要である．また，歩行中の視覚情報は，安全確保など周囲の環境の状況を取得するという主たる役割を有しており，視覚フィードバックによる感覚代償は，この本来の機能を制限してしまう．

3. 聴覚フィードバックは，視覚に比べて，より自律的で長期的な運動学習効果を生むことが報告されている（Ronsse *et al.*, 2011）．また，脳の聴覚と運動関連領域の連関（Chen *et al.*, 2006）についての報告もあり，聴覚情報の運動学習における有効性が示唆されている．

　既存研究において，踵1点の接地情報を音としてフィードバックする装置（Schauer, 2003）や，外的エージェントのリズムを被験者へフィードバックし「引き込み現象」を活用する方法（Miyake, 2009）などが提案されてきた．しかしながら，被験者自身の COP の時空間情報を音情報に変換しフィードバックする装具およびその効果の報告はなく，著者らのものが初めてである．

　開発した *Auditory Foot* は，図 5.5 に示されるように 4 つの要素から構成されている：(i) 入力部：圧力センサシート（Intelink Electronics: FSR402），(ii) 処理部：マイクロコンピュータ（mbed NXP LPC1768），(iii) 無線通信部：Xbee×2（受信と送信）（Digital International: ZB RF module），(iv) 出力部：ノートパソコンとスピーカ．歩行中の圧力センサからの足底圧感覚の入力を，音として出力するシステムとなっている．具体的には，圧力センサの位置を出力音の音程（ド，ミ，ソなどの周波数）に対応させ，各圧力センサの圧力の大小を出力音の音量へ変換しフィードバックする装具である（図 5.6）．

5.2.4　片麻痺患者への短期的リハビリ効果

　Auditory Foot の短期的リハビリ効果として，片麻痺患者 7 名（男性 6 名，女性 1 名：平均年齢 55±12 歳，身長 168±8 cm，体重 67±7 kg）について検証を行った．計測は，東北大学病院倫理委員会の承認のもと，あらかじめ被験者に十分な説明を与え，同意を得たうえで行った．

　その結果，踵と第 5 中足骨付近の 2 点からの音フィードバックあり，なしの条件間において，(1) 立脚期中の麻痺側の股関節最大伸展角度，および (2)

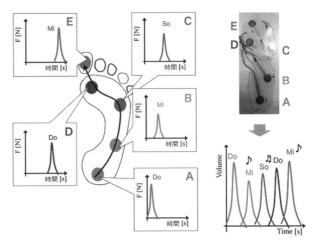

図5.6　足圧 – 音変換プロトコル（5つのセンサを用いる場合の例）

5つのそれぞれの足圧センサに対して，ド，ミ，ソ，ド，ミ，など音程（周波数）を割り当て，足圧の大小（センサのアナログ値）に応じて提示する音量をフィードバックすることで，歩行中のCOP（center of pressure）の軌跡の情報（A）を音の時系列情報（B）へと変換するよう出力ソフトウェアをプログラムした事例．音の提示プロトコルは任意にプログラムできる．

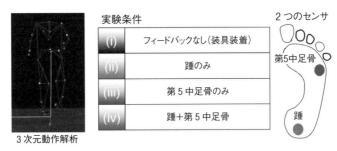

図5.7　片麻痺患者への音提示例

初動段階で試行錯誤的に行ったさまざまな音提示方法の中で，有意な効果の差が認められた最小限のセンサ数で検証を行った．2つのセンサを用い，麻痺側の足底内の踵と第5中足骨付近にセンサを貼付した．2つのセンサからの足圧情報を用い，(i) 音フィードバックなし（装具は装着），(ii) 踵センサのみから音フィードバック，(iii) 第5中足骨センサのみから音フィードバック，(iv) 2つのセンサから音フィードバックの4条件での即時的効果を検証した．なお，無意識下での効果の検証を行うため「音のなる部位へ荷重してください」などの教示は与えていない．

立脚中の麻痺側の足関節最大底屈モーメントに有意差を確認した（Owaki *et al.*, 2016）．現在，同装具の長期的効果について検証中である．特に，「身体特異性注意（会津他，2015）」を1つの脳内身体表現の間接的なバイオマーカーとすることで，長期的リハビリ過程における脳内身体表現の変容過程を，身体認知の側面から据えることを試みている（Owaki *et al.*, 2017）．

5.2.5　筋シナジーベーストリハビリテーションシステムへの統合

感覚モダリティ変換装具 *Auditory Foot* を適用した先天性無痛症患者へのリハビリを実施し，その効果を多角的側面から評価することで，筋シナジーモデルに基づくリハビリへと展開するため，図5.8に示すリハビリシステムを東京大学医学部付属病院リハビリテーション科に構築した（Yozu *et al.*, 2015）．

同システムは，3次元動作解析システム（赤外線カメラ9台，動作解析ソフトウェア，被験者に貼付する反射マーカー），床圧計付き歩行トレッドミル，無線表面筋電位計測システム，感覚モダリティ変換装具（音提示装置），リアルタイム筋シナジー解析ソフトウェア，から構成される．データ解析のため，これらのシステムから得られるデータをトリガー信号によって同期させ記録した．筋シナジー解析における歩行周期切り出しのために，*Auditory Foot* の足圧情報から足接地タイミングをトリガー信号としてソフトウェアに入力する機能を追加した．これにより，リアルタイムで筋シナジーを表示することを可能としている．

先天性無痛症患者への音情報の提示法は以下とした．4つのセンサを足底部の踵に2個，親指および小指の根元にそれぞれ1個貼付し，センサのアナログ信号を，閾値（最大値の10%程度）を用いてデジタル化した4つのセンサ値の論理和（AND）を取ることで，足底の接地／非接地を識別する簡易的な方法を用いた．接地／非接地の信号を，筋シナジー解析のトリガー信号とすると同時に，接地／非接地情報に基づく音信号（正解音）を提示した（Sounds 条件）．さらに，足底圧が最大値の90%を超えた場合，警告音を提示した（Sounds and Ararm 条件）．非介入条件（No sounds），Sound 条件，そして Sounds and Ararm 条件の3条件を比較することで，先天性無痛症患者における音提示装置の即時的効果を検証した（Yozu *et al.*, 2016）．計測は，

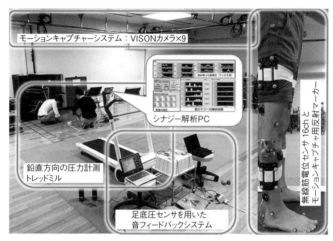

図5.8　筋シナジーベーストリハビリシステム

感覚入力への介入効果を多角的な側面から評価するため，3次元動作解析装置（赤外線カメラ9台，被験者には反射マーカーを貼付），床圧計付き歩行トレッドミル，無線筋電位計測システム，感覚モダリティ変換装具（音提示装置），リアルタイム筋シナジー表示ソフトウェアを統合し，データを同期して計測可能なリハビリシステムを構築．

東京大学病院倫理委員会の承認のもと，あらかじめ被験者に十分な説明を与え，同意を得たうえで行った．結果の詳細は，5.3節で説明する．

5.3　歩行の筋シナジーの特徴とサポート

5.3.1　なぜ筋シナジーに着目するのか——感覚と筋シナジーの間の関係

　先天性無痛症の歩行における問題は，主に接地時の衝撃の吸収がうまくいかず，踵の骨などに大きなダメージが加わってしまうことである．それでは，先天性無痛症患者の歩行と健常者の歩行に違いがあるのか？　違いがあるとすると，それがどのようにダメージを生むのか？　そしてダメージが少ない歩行に変えていくことができるのか？　という問題について，ここで議論していく．

　まずは衝撃が強い歩行，弱い歩行とはどのようなものかという問題から考えていく．子供が歩くときに，大人に比べてドタバタと大きな音を出して歩くことは，よく知られている．物理的に考えると，体重の軽い子供に比べて

重い大人の方が床, もしくは足に与える衝撃は大きいはずであるが, 音から推定される衝撃の大きさは逆である. ここから, 何らかの衝撃を和らげる仕組みが大人の歩行中に働いていることが推察される. 子供の歩行の特徴は足の踵とつま先をほぼ同時に接地するべた足であり, 4歳くらいまでの間に, 踵で接地してつま先へとスムーズに重心を移動させる成人歩行に変わっていく (Forssberg, 1985). このような成長の過程で, 運動指令にどのような変化が生じたのかを筋シナジーの観点から詳しく調べた研究がある (Dominici et al., 2011). この研究では, 筋シナジーは1: 歩行の獲得から子供の歩行, 2: 子供の歩行から成人歩行の2つの過程でそれぞれ異なる変化の仕方が見られることを指摘している. 1: 新生児から子供の歩行へと変わる過程では, 筋活動を構成する筋シナジーの数に変化が見られる (シナジー数: 新生児 (2) →幼児 (3) →未就学児 (4)). 2: 子供 (未就学児) から成人歩行に移る過程では, シナジーのパターン形状に変化が見られる. 子供の歩行における筋シナジーは, サイン関数のような単純な形状を持っているのに対して, 成人歩行の筋シナジーでは, 接地や離地のような歩行中のイベントにタイミングが合うようにピークを持つ形状に変化する. 図5.9は成人の歩行を2種類の歩行速度 (通常, 高速歩行) で計測して筋シナジーを導出したものであり, 2つの歩行条件共に, 接地・離地イベントに従ってパターン形状が決まっていることがわかる (シナジー1, シナジー3のピークのタイミングは接地時刻とほぼ一致しており, シナジー2, シナジー4の活動時間は離地から接地までの片足支持期の時間とほぼ一致する). 接地や離地のイベントの情報は接触感覚や体性感覚として神経系に与えられており, Dominici らは, これらの感覚情報とシナジー生成との統合が成人歩行への変化において生じていると考えている.

以上から, 衝撃が少ない成人の歩行は, 感覚情報とシナジーを結び付けることによって後天的に獲得される歩行である. 逆に考えると, 先天性無痛症患者の歩行中のダメージは, このような後天的な変化がうまくいっていないことが原因なのではないかと考えることができる. このようなメカニズムを調べるためには, 先天性無痛症患者の歩行中の筋シナジーを調べて, 接地や離地のイベントと筋シナジーの間に密な関係があるかを調べることが必要となる. また, 感覚情報と筋シナジーの統合を促進するためには, 歩行中の接

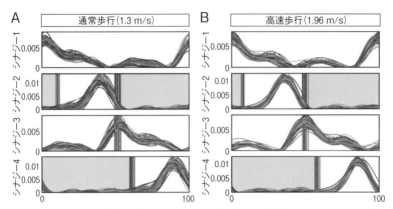

図 5.9　健常者の通常（歩行速度 1.3 m/s）および高速歩行（歩行速度 1.96 m/s）の筋シナジー

　両条件共にシナジー数は 4 つとし，非負値行列因子分解によってシナジーを導出した．A，B の各 4 つのグラフがそれぞれ 4 つのシナジーを表す．横軸は右足接地から次の右足接地までの 1 周期を表しており，シナジー 2，3，4 に見られる 4 つの縦線が左から，左足離地時刻，左足接地時刻，右足離地時刻を表す．データは 60 秒間歩いたときのデータを周期ごとに区切って，重ねて描いており，シナジーの各線，および接地，離地時刻の線がそれぞれ各歩行周期の結果を表す．

地・離地の感覚を強く意識して歩行することが 1 つの方法と考えられる．本小節では，このような観点から，先天性無痛症患者の筋シナジーと感覚刺激の影響について紹介をしていく．

5.3.2　先天性無痛症患者の歩行動作と筋シナジー

　先天性無痛症を持つ患者に協力をしてもらい，歩行中の運動をモーションキャプチャシステムおよび筋電位センサによって計測した．今回紹介する患者は 13 歳の女性で，子供の頃は歩行・走行など問題なく行っていたが，何度か骨折を繰り返した結果，現在では，歩行は可能であるが，安全のために車椅子での生活を行っている．今回の計測では，トレッドミル上で，（なるべく手に力を加えないようにという指示を受けたうえで）トレッドミルについたハンドルを持ちながら歩いてもらった．歩行速度は 0.2 m/s であり，健常者の歩行に比べてゆっくりとした速度である．歩行動作の周期は 1.87 (0.17) s，Duty 比は 0.78 (0.03) であり，こちらは同速度の健常者の歩行と比べて大きな変化はなかった．

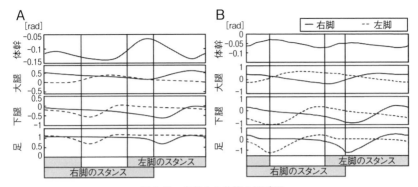

図 5.10　歩行中の体節の時系列

それぞれのグラフは体幹（Trunk）および大腿（Thigh），下腿（Shank），足（Foot）の垂直からの角度（絶対角）を表す．A：先天性無痛症患者の歩行中の体節角度．B：健常者の歩行中の体節角度．各データは歩行データ1試行（20〜30歩）の平均．

　計測の結果を関節の動作から順に見ていく．図 5.10 は歩行中の体節の運動の時系列であり，図 A が今回計測した先天性無痛症患者，B が健常者のデータである（参考のために載せた）．図 A，B を比較すると，患者の体節の動作は，健常者の動作と比べて若干シンプルな波形をしているように見られるが，パターン形状の明らかな違いは見られなかった．我々はさらに，これらの体節の時系列間の協調関係を特異値分解によって導出し，検討を行ったが，こちらも健常者と同様の関係であった．これらの結果は，歩行中の，目で見てわかる運動の特徴には，健常者との明らかな違いが現れないことを示している．一方で，見た目の運動の特徴が同じということは，動作が同じように生成されていることを意味するわけではない．ヒトの筋肉は関節の内側と外側にある筋肉が引っ張りあうような構造（拮抗構造）を持っており，内側と外側の筋肉を同時に活性化させることができる．このような拮抗筋の活性の関係は動作には現れないため，見た目の動作が同じでも筋活動やそれを生成する神経からの指令が異なるということが起こりうる．実際，滑りやすい面を歩くときの歩行動作は，体節の角度の時系列や協調関係は同じでも，筋肉の働きに異なる特徴が現れると指摘されている（Cappellini *et al.*, 2010）．

　そこで，次に歩行中の筋活動の特徴を調べていく．今回計測した筋は左右8筋であり，それぞれの筋活動は図 5.11A のようになった．これらの筋活動

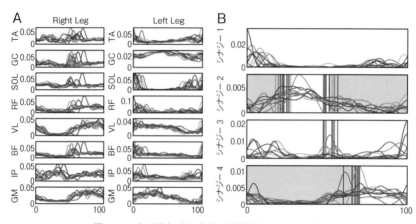

図 5.11　先天性無痛症患者の筋活動およびシナジー

A：前頸骨筋（TA），腓腹筋（GC），ヒラメ筋（SOL），大腿直筋（RF），外側広筋（VL），大腿二頭筋（BF），腸腰筋（IP），大殿筋（GM）の筋活動．B：筋シナジー．ともに図 5.10A と同じ 1 試行の歩行データを計測・解析したもの．各線が各歩行周期のデータを表す．

に対して，3.3 節で紹介した非負値行列因子分解を用いて 4 つの筋シナジーを抽出したところ，図 5.11B のようになった．抽出した 4 つの筋シナジーは健常者のシナジー（図 5.9）と同様に，シナジー 1，3 が接地付近でピークを持ち，シナジー 2，4 が片足支持期に主に活動をするという特徴を持っていた．一方で，健常者の結果に対して異なる特徴が 2 種類見られた．1 つ目の違いはシナジー 2，4 の活動期間の変化である．健常者では，シナジー 2，4 は片足支持期にのみ活動がみられたが，先天性無痛症患者では，離地前から活動が始まり，接地後においても活動が終わらないという活動幅の延長が現れていた．2 つ目の違いはシナジー 1，3 のばらつきである．健常者の筋シナジーが接地時刻にほぼ一致した 1 つのピークを持つパターンであったのに対して，先天性無痛症患者ではピークが複数存在し，接地付近におけるピークのタイミングも接地時刻に対して若干のずれがみられた．これらの結果は，筋シナジーが歩行中のイベントと十分に結びついていないという観点で健常者の筋シナジーと異なっており，当初想定していたように，成人歩行で獲得される筋シナジーと感覚の統合，およびそれによる衝撃の吸収が先天性無痛症患者では上手くできていないという仮説をサポートする結果となった．

　先天性無痛症患者の筋シナジーが健常者と異なる理由としては，成長に伴

う獲得がうまくいかなかった可能性が考えられるが，逆に成人歩行を獲得した後に発症する病気においても，先天性無痛症患者で見られた活動時間の延長，およびタイミングの変化という2つの筋シナジーの変化が見られる例があることを紹介しておく．脊髄小脳変性症の歩行の研究において，筋シナジーの活動幅の延長とピークタイミングのずれが報告されている（Martino, *et al.*, 2014）．脊髄小脳変性症は後天的に小脳が萎縮していき，姿勢制御機能や歩行，発話などの機能が徐々に低下していく病気である．小脳は歩行中のフィードフォワード的な運動指令の生成に関与しており，また小脳には感覚情報が入力されていることから，小脳において筋シナジーと接地・離地感覚の統合が行われている可能性がある．脊髄小脳変性症で見られた筋シナジーの変化はこのような機能の障害を反映していると考えられる．さらに，同様の現象が先天性無痛症患者の歩行で見られたことは，このような筋シナジーと感覚の統合というような機能が，本来成長に伴う小脳内の運動学習によって行われ，先天性無痛症では，この運動学習が働かなかったと考えることが可能である．以上の仮説を裏付けるデータは未だ不十分であるが，ここで見られたような複数の病気における運動変化の共通性は，患者の神経系と機能低下のメカニズムにアプローチをする手がかりを与えると考えられる．

5.3.3　感覚サポートによる先天性無痛症患者の筋シナジーの変化と展望

　歩行中の先天性無痛症患者に対して外部から感覚情報を提示することで，運動機能を向上させる試みについて紹介をしていく．これまでの解析から，先天性無痛症患者の歩行では，歩行中の接地・離地の感覚情報が筋シナジーとして現れている運動制御指令の生成にうまく反映されていないと考えられた．したがって，この患者に対して接地や離地の情報を与えることが，衝撃の少ない健常者の歩行に近づけることにつながると考えられた．

　先ほどと同じ患者に対して，歩行の接地のタイミングで音を鳴らし，さらに接地時に過度な力が加わったときに警告音を与えることで，接地状態の情報による運動の変化が生じるのかについて検討を行った．今回用いた機器は5.2節で紹介した感覚提示装置であり，患者の左右の踵に装置を装着させて歩行運動を計測した．

　はじめに，このような音の提示が衝撃の吸収に役立つのかについて調べた．

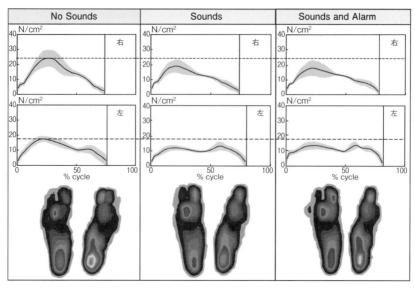

図5.12　感覚提示に伴う先天性無痛症患者の歩行時床圧力の変化

No Sounds：音を提示しない場合（通常歩行）．Sounds：接地時のみに音を鳴らした場合．
Sounds and Alarm：接地時に音を鳴らし，過度な力が加わったときに警告音を鳴らした場合．図
上のグラフが最大床圧力の大きさを表し，図下の足形の図は最大の床圧力が加わった場所を表して
いる．グラフの線は各歩行周期の平均（実線）と標準偏差（灰色の領域）のデータを表す．グラフ
の横線（黒の点線）は No Sounds 状態でのピークの値を表している．

　足にかかる衝撃の大きさを調べるために，トレッドミルに搭載された床圧力
計を用いて歩行中の最大床圧力を計測したところ，図5.12のようになった．
音を鳴らさない通常の歩行（No Sounds），接地時に音を鳴らして接地の情報
のみを与えた歩行状態（Sounds），接地時に大きな力が加わったときに警告
音を与えた歩行（Sounds and Alarm）の3種類の最大床圧力を比較したと
ころ，音を与えた歩行では，Sounds および Sounds and Alarm の2条件とも
に，通常の歩行に比べて20％程度床圧力が低下した．このことは，歩行中に
床から足に加わる力が低下していることを示している．したがって，接地の
状態を音によって提示することが歩行中に受けるダメージを低下させ，踵の
骨を損傷するような危険な歩容を改善できる可能性を示している．
　それでは，このような最大床圧力の低下がどのような運動の変化によって
生じたのかを考えていく．先ほどと同様に，歩行中の筋シナジーを解析し，

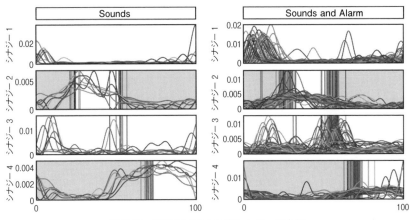

図 5.13　感覚提示による筋シナジーの変化

　左右の図は接地音のみを与えた Sounds 条件と警告音を加えた Sounds and Alarm 条件の結果を表す.

　音の提示が筋シナジーにどのように変化を与えたのかを調べる. 図5.13に音を提示した歩行の筋シナジーを示す. ここでは, 特に音を与えた接地時に特徴を持つシナジー1とシナジー3に着目する. 先天性無痛症患者の通常の歩行では, シナジー1とシナジー3に複数の山がみられ, 接地時のピークの山が健常者と比べて小さかった (図5.11B). 一方で, 接地時に音を与えた歩行 (図5.13) では, 接地時刻でのピークが強く表れている様子がみられる. 接地時刻において筋シナジーのピークがあることは, この時刻において, 筋を活動させていることを示している. ヒトの歩行運動では, 接地の直前に (運動の予測などを行いながら) 接地時の足の状態を調整すると考えられており (Funato *et al*., 2016; Ogawa, 2014), 接地時刻における筋の活動が接地の衝撃を和らげている可能性がある. したがって, 音刺激がピーク時刻における筋の活動を誘発することで, 結果として床圧力を低下させる働きが生じたと推察できる.

　このような音刺激と筋活動の間の関係として, 接地音を聞いて直接筋を活動させたと考えると, 感覚遅れの問題が生じる. 耳からの感覚情報を処理して運動へとつなげるためには, 耳から神経系を介して足へと運動を伝達する必要があり, この間には 50 〜 100 ms 程度の神経伝達遅れが働く. 今回の歩

行周期は約 1.8 s であるため，接地音が鳴ってから運動を生成すると5～10％程度のずれが起こることになる．すなわち，音を聞いて活動をするという説明では，接地時刻におけるピークの変化を説明できない．この現象を説明するメカニズムとして2つの可能性が考えられる．1つは歩行の周期性を利用している可能性である．歩行運動は常に同じ運動が行われているため，1つ前，もしくは周期的に与えられた複数前の接地の情報を次の接地時刻での活動につなげられる可能性がある．もう1つは接地時刻で与えられた音が直接接地の情報を与えているのではなく，患者が持っている別の感覚器官から接地時に得られる情報に注目させて，その結果として運動に影響を与えるという可能性である．ヒトは，複数の感覚情報を統合して運動を生成しており，運動状態に応じて各感覚情報の重みを変えることが知られている．たとえば，直立中の姿勢制御では主に前庭感覚，視覚，体性感覚の3種類の情報を統合して運動を作っており，視覚や前庭感覚に対する外乱や脳梗塞などの神経系の状態に応じて，各感覚情報に対する重みが変化することが定量的に示されている（Peterka, 2002; Bonan, 2013）．先天性無痛症患者は接触感覚や体性感覚を持っており，これらの情報は得られている．音によって接地時に得られた情報に注目させることで，それらの情報を運動に使いやすくさせているのではないかと考えることができる．特に後者のプロセスが働いていると考えると，感覚提示装置を用いたリハビリテーションが，最終的に感覚提示なしでも健常者と同様の歩行を行えるように回復させていく可能性を期待させる．接地感覚を意識した歩行を継続的に行うことで，（成長に従って獲得すべきだった）接地情報と運動情報の統合を獲得できれば，それによってより安全な健常者の成人歩行に近づくのではないかと考えられる．今後の研究を通して，このような長期的な運動変化が起きるのかについて調べ，リハビリテーション手法を構築することが我々の目標である．

参考文献

会津直樹，大内田裕，出江紳一，慢性期片麻痺者の麻痺手運動機能の改善による身体性注意の変化，第9回 Motor Control 研究会，京都大学，2015.

Barrett, K. E., Barman, S. M., Boitano, S. and Brooks, H. L.: ギャノング生理学 第24版，丸善出版，2014.

Bonan, I. V., Marquer, A., Eskiizmirliler, S., Yelnik, A. P., and Vidal, P. P.: Sensory reweighting in controls and stroke patients, *Clin Neurophysiol*, **124**, 713-22, 2013.
Cappellini, G., Ivanenko, Y. P., Dominici, N., Poppele, R. E. and Lacquaniti, F.: Motor patterns during walking on a slippery walkway, *J Neurophysiol*, **103**, 746-60, 2010.
Capsoni, S.: From genes to pain: nerve growth factor and hereditary sensory and autonomic neuropathy type V. Eur. *J. Neurosci.*, **39**, 392-400, 2014.
Chen, J. L., Zatorre, R. J. and Penhune, V. B.: Interactions between auditory and dorsal premotor cortex during synchronization to musical rhythms, *NeuroImage*, **32**, 1771-1781, 2006.
Dominici, N., Ivanenko, Y., P. Cappellini, G., d'Avella, A., Mondi, V., Cicchese, M., Fabiano, A., Silei, T., Di Paolo, A., Giannini, C., Poppele, R. E. and Lacquaniti, F.: Locomotor primitives in newborn babies and their development, *Science*, **334**, 997-9, 2011.
Duysens, J., Clarac, F. and Cruse, H.: Load-regulating mechanisms in gait and posture: comparative aspects, *Physiological Reviews*, **80**, 1, 83-133, 2000.
Eils, E., Nolte, S., Tewes, M., Thorwesten, L., Völker, K. and Rosenbaum, D.: Modified pressure distribution patterns in walking following reduction of plantar sensation, *Journal of Biomechanics*, **35**, 10, 1307-1313, 2002.
Forssberg, H.: Ontogeny of human locomotor control. I. Infant stepping, supported locomotion and transition to independent locomotion, *Exp Brain Res*, **57**, 480-493, 1985.
Funato, T., Yamamoto, Y., Aoi, S., Imai, T., Aoyagi, T., Tomita, N. and Tsuchiya, K.: Evaluation of the Phase-Dependent Rhythm Control of Human Walking Using Phase Response Curves, PLoS Comput Biol, vol. 12, p. e1004950, 2016.
岡村康司：興奮性細胞の局所電位と軸索における興奮伝導．本間研一 他編：標準生理学 第8版，医学書院，2014.
犬童康弘，先天性無痛無汗症．小児科 **49**，1623-1629，2008.
Martino, G., Ivanenko, Y. P., Serrao, M., Ranavolo, A., d'Avella, A., Draicchio, F., Conte, C., Casali, C. and Lacquaniti, F.: Locomotor patterns in cerebellar ataxia, *J Neurophysiol*, **112**, 2810-2821, 2014.
Miyake, Y.: Interpersonal synchronization of body motion and the walk-mate walking support robot, *IEEE Transactions on Robotics*, **25**, 3, 638-644, 2009.
Ogawa, T., Kawashima, N., Ogata, T. and Nakazawa, K.: Predictive control of ankle stiffness at heel contact is a key element of locomotor adaptation during split-belt treadmill walking in humans, *J Neurophysiol*, **111**, 722-732, 2014.
三枝里江・齋藤繁：侵害受容性疼痛．小川節郎 編.：痛みの臨床テキスト，南江堂，2015.
Owaki, D., Sekiguchi, Y., Honda, K., Aizu, N., Oouchida, Y., Ishiguro, A. and Izumi, S.: Walking Rehabilitation Using Auditory Biofeedback Prosthesis for Stroke Patients, *The 8th International Symposium on Adaptive Motion of Animals and Machines (AMAM 2017)*, 2017.
Owaki, D., Sekiguchi, Y., Honda, K., Ishiguro, A. and Izumi, S.: Short-Term Effect of Prosthesis Transforming Sensory Modalities on Walking in Stroke Patients with Hemiparesis, *Neural Plasticity*, doi: 10.1155/2016/6809879, 2016.
Owaki, D., Sekiguchi, Y., Ishiguro, A. and Izumi, S.-I.: Auditory foot: a novel auditory feed-

back system regarding kinesthesia, in *Proceedings of the International Symposium on Micro-Nano Mechatronics and Human Science* (MHS '15), 229-230, 2015.

Peterka, R. J.: Sensorimotor integration in human postural control, *J Neurophysiol*, **88**, 1097-118, 2002.

Ronsse, R., Puttemans, V. and Coxonetal, J. P.: Motor learning with augmented feedback: modality-dependent behavioral and neural consequences, *Cerebral Cortex*, **21**, 6, 1283-1294, 2011.

Schauer, M. and Mauritz, K.-H.: Musical motor feedback (MMF) in walking hemiparetic stroke patients: randomized trials of gait improvement, *Clinical Rehabilitation*, **17**, 7, 713-722, 2003.

Wong, M., Pei, Y.-C., Hong, W.-H., Chung, C.-Y., Lau, Y.-C. and Chen, C. P.: Foot contact pattern analysis in hemiplegic stroke patients: an implication for neurologic status determination, *Archives of Physical Medicine and Rehabilitation*, **85**, 10, 1625-1630, 2004.

松本-宮井和政・河谷正仁：痛み（しびれ）の分類．山本隆充 編：痛み・しびれ——その原因と対処法，真興交易医書出版部，2013.

Yozu, A. *et al.*: Hereditary sensory and autonomic neuropathy types 4 and 5: Review and proposal of a new rehabilitation method. *Neuroscience Research*, **104**, 105-111, 2016.

Yozu, A., Owaki, D., Funato, T. and Haga, N.: Auditory Biofeedback during Walking Reduces Foot Contact Pressure in A Patient with Congenital Insensitivity to Pain, *IEEE 27th 2016 International Symposium on Micro-Nano Mechatronics and Human Science (MHS2016)*, 1-3 (2016).

Yozu, T., Funato, D., Owaki and N. Haga,: Development of a Measurement and Real-time Display System for Kinematics and Muscle Synergy of Gait, *IEEE 26th 2015 International Symposium on Micro-Nano Mechatronics and Human Science (MHS2015)*, 38-39, 2015.

第6章 脳損傷──損傷後の行動と神経システムの変容

6.1 中枢神経損傷モデル動物を用いたリハビリテーション研究

6.1.1 動物を用いた研究の意義

　中枢神経系である脳や脊髄が損傷を受けた後に，リハビリテーション訓練をはじめとした介入により機能的な回復が生じることがある．中枢神経損傷の原因として，脳の出血，虚血，脳・脊髄への外傷等がある．虚血によって一時的に機能不全になっていた脳の領域が，血流の復帰（再灌流）によって再び機能する，というような可逆的な変化もあるが，神経が不可逆的に障害を受ける場合も多い．脳の神経が不可逆的に破壊されてしまった後の機能回復を実現する神経の変化も明らかになっている．齧歯類を用いた研究から，成熟した脳においてもニューロンが新生されることが知られており，また脳損傷後に新生したニューロンが損傷領域に移動するという報告もある（Komitova *et al.*, 2005; Yamashita *et al.*, 2006; Kaneko and Sawamoto, 2009）．しかし，とくに霊長類では脳内に新生するニューロンの数が少ないために（Kornack and Rakic, 2001），脳損傷を受けた患者において新生ニューロンが，神経が不可逆的に障害を受けた後の機能回復にどこまで寄与できるかは疑わしい．つまり，損傷を受けていない脳領域で生じる神経の可塑的変化が，リハビリテーションによる機能回復をもたらす主たるメカニズムだと考えられる．

　このメカニズムを解明するために，患者を対象とした臨床研究だけでなく，動物を対象とした基礎研究が重要な役割を果たしている．中枢神経に人工的な損傷を導入するモデル動物を対象とした研究には，患者を対象とした研究に比べていくつかのメリットがある．まず，動物を対象とした研究では，解

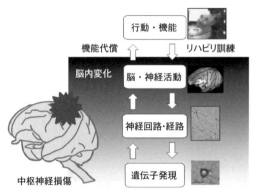

図 6.1　中枢神経損傷後の機能回復過程で生じる脳内変化

剖学および分子生物学的手法の使用が可能であり，神経に起こる遺伝子発現や細胞レベルの変化を詳しく調べることができる．ひとくちに“可塑的変化による機能回復”といっても，その背景としてさまざまなレベルの変化，すなわちマクロからミクロレベルに至る変化が生じうる（図 6.1）．

　行動・機能レベルに直接影響を及ぼすのは，脳や神経活動の変化による機能代償であるが，脳神経活動の変化が生じるためには神経回路や投射の変化が必要である．さらに神経回路・投射レベルの変化を創り出しているのが，遺伝子発現レベルの変化である．さらにリハビリ訓練を行う場合，行動により脳や神経の活動が変わり，それによって神経回路や投射が変わるというマクロからミクロレベルの報告に影響を及ぼす変化を考えなくてはならない．動物を対象とした研究では侵襲的な実験が可能なため，ミクロレベルの変化の解析を行うことが可能である．また薬理学的手法を使用し，薬剤の投与が神経の可塑的変化および機能代償に与える効果を検証することで，可塑的変化と機能代償の因果性を検証可能である．

　さらに，脳卒中などを原因とした脳損傷患者では，脳の損傷領域および大きさに大きな個人差があるのに対して，脳損傷モデル動物の場合には人工的にコントロールされた損傷を作成するために同様な脳損傷をもつ厳密な対照群を設定可能である．そのため，介入を実施した実験群と対照群の間での厳密な回復過程の比較が可能である．また動物を対象とした実験では，高い侵襲をもつ介入，たとえば脳に対する電気および磁気刺激技術を試行するハードルがヒトに比べて低い．

6.1.2　動物種の選択

　動物を対象としたリハビリテーション研究において，動物種の選択は重要である．生命科学の分野では，大腸菌や線虫，ショウジョウバエなど，さまざまな動物種を対象とした研究が行われている．リハビリテーション研究では中枢神経損傷後の可塑的変化を研究対象とするため，当然中枢神経が発達した動物を対象とする必要がある．脳損傷患者への応用を考慮すると，ヒトに近い中枢神経系を持つ哺乳類を用いた研究が望ましい．実際に動物を対象としたリハビリテーション研究の分野では，哺乳類の中で個体の価格が安く，遺伝的に均一な個体群を作成できる齧歯類，すなわちマウスやラットを用いた研究が多く行われている．また，齧歯類では特定の遺伝子の発現を制御する遺伝的操作が容易であるというメリットもあり，機能代償の背景にある遺伝子に関する多くの成果が挙がっている．ただしヒトと齧歯類の中枢神経系，とくに大脳皮質は多くの点で異なっており，そのため齧歯類から得られた知見をヒトに直接当てはめることはできない場合も多い．

　齧歯類の弱点をある程度補いうるのが，ヒトと同じ霊長類に属するサルを用いた研究である．神経科学分野で多く使われているのがマカクサルと呼ばれているサルである．マカクサルは霊長目オナガザル科マカク属に属する種を言い，ニホンザル，アカゲザル，カニクイサル等を含む．大脳皮質の構造は，ヒトとマカクサルではよく似ている．たとえば，ヒトとマカクサルの大脳皮質の前頭葉（前頭連合野および運動野）は，多くの領野に分化してヒトに特徴的な複雑な認知および運動機能を担っているのに対して，齧歯類の前頭葉はそれほど多くの領野に分化していない（Petrides and Pandya, 1999; Rizzolatti and Luppino, 2001; Tanji, 2001; Dum and Strick, 2002; Ongur *et al.*, 2003）．

　またリハビリテーション研究では，身体機能の回復や身体動作を用いた介入の効果を検証する必要があるため，身体の筋骨格構造が相似している必要がある．筋骨格構造に関しても，ヒトとサルの間の相似性が高いことは理解してもらえるであろう．特にマカクサルの上肢運動機能はヒトに非常に近く（Heffner and Masterton, 1975; Heffner and Masterton, 1983; Courtine *et al.*, 2007），上肢運動に関わる中枢神経領域を損傷した後の変化を解析する多く

の研究が行われてきた（Vilensky and Gilman, 2002）．以下，本章では主に
サルをモデル動物とし，中枢神経損傷後の変化を調べた成果を紹介する．

　当然サルを用いた研究にもデメリットがある．齧歯類とは逆に，個体の価
格が高く，遺伝的に均一ではなく，遺伝子操作も容易ではない．また，大型
動物であるために飼育の負担や危険性も高い．さらにマカクサルとヒトの脳
および身体機能には依然として相違があることに注意が必要である．マカク
サルの言語機能は極めて原始的であり，それに関わる脳領域も大きく異なっ
ている．またマカクサルも二足歩行が可能であるが，ヒトのように常時二足
歩行をするわけでなく，その動きもヒトとは異なっている．

　マカクサル以外の霊長類も研究に使用されている．たとえば，マカクサル
と比べヒトと遺伝的な相違が大きい新世界ザルに属するフサオマキザルや，
リスザル，マーモセットを使用した研究が行われている（Nudo *et al.*, 1992;
Nudo and Milliken, 1996; Nudo *et al.*, 1996a; Iwanami *et al.*, 2005; Ohbayashi
et al., 2016; Quessy *et al.*, 2016; Yamazaki *et al.*, 2016）．これらのサルはマ
クサルと比べて小型のため，飼育の負担や危険性は相対的に小さい．またマ
ーモセットを用いて遺伝子操作を行うことが可能であり，遺伝子レベルの解
析を行うのに適している（Sasaki *et al.*, 2009）．ただしこれらの新世界ザルの
脳の構造や身体機能は，マカクサルと比べてヒトとの違いが大きい．それぞ
れの動物種のメリットとデメリットを理解し，また脳損傷患者を用いた臨床
研究と緊密なコミュニケーションを持ちながら研究を進めることで，臨床応
用可能な基礎的知見を得ることができるであろう．

6.1.3　さまざまな中枢神経損傷モデル

　動物の中枢神経系に不可逆的な障害を作成する実験系の中に，いくつかの
異なったモデルが存在する．研究の目的に応じて，中枢神経系の「どの領域」
に対して，「どのような方法」で障害を与えるかを選択すべきである．サル
を用いた研究の中で，これまでに多く行われてきたのが，大脳皮質第一次運
動野と脊髄に障害を与える研究である（Ogden and Franz, 1917; Travis, 1955;
Passingham *et al.*, 1983; Liu and Rouiller, 1999; Vilensky and Gilman, 2002;
Murata *et al.*, 2008; Murata *et al.*, 2015b; Murata *et al.*, 2015a）．大脳皮質第
一次運動野は脳からの運動出力を担う主要な領野であるため，この領域に局

所的な障害を作成することで，感覚や認知機能に影響を与えることなく運動機能に限局した障害を作成することができる．さらに第一次運動野には体部位局在をもつ機能地図があるため，身体の限られた体部位にのみ運動障害を作成することができる．脳卒中により運動関連領野以外の脳領域に損傷を受ければ感覚，認知機能などにも障害が生じるため，患者では運動のみに障害を受ける方がまれである．本章では最も研究が進んでいる運動機能の障害とその回復に関わる研究を主に紹介するが，脳損傷後の感覚，認知機能異常を解析する動物モデルも確立されていることは留意すべきである（Milner *et al.*, 1977; Carlson and Burton, 1988; Heffner and Heffner, 1989; Pasternak and Merigan, 1994; Jones, 2000; Nagasaka *et al.*, 2017）．

第一次運動野に損傷を作成する方法として，皮質を吸引除去する方法が多く使われてきた（Vilensky and Gilman, 2002）．この方法は比較的広い領域を損傷するために適しているが，灰白質だけでなく白質の通過線維を損傷する可能性が高く，そのため第一次運動野だけでなく他の脳領域にも障害を与えている可能性が否定できない．一方で，イボテン酸と呼ばれる神経毒を注入する方法では，灰白質のニューロンを特異的に破壊することができ，より特異的な損傷を作成するのに適している（Guldin and Markowitsch, 1982）．また，より患者の病態に近い障害を作成するために，第一次運動野の表面を走行する血管を凝固させることにより梗塞を作成する方法も用いられている（Nudo and Milliken, 1996; Nudo *et al.*, 1996a）．

臨床において運動機能回復を阻害する大きな要因となっているのが，脳の白質，特に内包後脚領域を走行する運動出力線維の損傷である（Wenzelburger *et al.*, 2005; Schiemanck *et al.*, 2008; Rosso *et al.*, 2011）．より臨床に近い病態を再現するために，近年，霊長類において運動出力線維が走行する内包に局所的な脳梗塞や出血を作成し，その後の運動機能回復と神経の可塑的変化を調べる動物モデルが確立されている（Puentes *et al.*, 2015; Murata and Higo, 2016）（図 6.2）．

脊髄には脳と末梢を結ぶ線維束が走行しており，霊長類では運動出力線維は主に側索を下降している．メスで側索を切除するなど，側索に限局した損傷を作成することにより，特異的な運動障害を作成することができる（Sasaki *et al.*, 2004; Isa *et al.*, 2007; Nishimura *et al.*, 2007）．脊髄の各髄節レベルによ

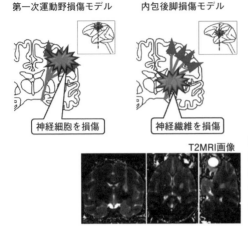

第一次運動野損傷モデル　　内包後脚損傷モデル

神経細胞を損傷　　　神経繊維を損傷

T2MRI画像

図6.2　第一次運動野損傷モデルと
内包後脚損傷モデルの違いを示す概
念図と，内包後脚梗塞翌日の MRI 画
像（T2 強調 MRI では浮腫が白く描
出される）（Murata and Higo, 2016
より改変）

って担う運動が異なるが，側索の下降性線維を切断するため，切断した脊髄
レベルの髄質が担う身体領域，およびそれより下方（尾側）の運動機能に障
害を受けることになる．より臨床の病態に近い脊髄挫傷を再現するために，
インパクタと呼ばれる重りを用いて物理的打撃を与えるモデルも用いられて
いる（Bresnahan, 1978; Nemati *et al.*, 2014; Ma *et al.*, 2016）．

6.2　損傷後にみられる神経の変化

6.2.1　損傷によってもたらされる神経障害

　中枢神経損傷モデル動物を用いた研究により，損傷後にさまざまな神経の
変化が生じることが明らかになってきた．本節では霊長類中枢神経損傷モデ
ルによる基礎研究からもたらされた中枢神経の不可逆的障害の例を示し，次
項において機能回復をもたらす神経の可塑的変化の例を紹介する．

　上述した内包梗塞後のサルにおいては，梗塞を作成した内包後脚領域だけ
でなく，この領域に神経投射を送っている第一次運動野の V 層に存在する
錐体細胞も不可逆的な障害を受ける，すなわち錐体細胞の数が減少すること
が明らかになっている（Murata and Higo, 2016）．おそらく梗塞によって損
傷を受けた軸索が変性によって萎縮し，その結果軸索の起始部の細胞体も縮
退したと考えられるが，その詳細は明らかになっていない．臨床でも脳卒中

によって直接のダメージを受けなかった脳領域において神経細胞が減少することが明らかになっており（Baron *et al.*, 2014），サル内包梗塞モデルはこの現象の背景にあるメカニズムの解明に適した実験系である．

リスザルを用いた第一次運動野損傷モデルでは，機能地図の手運動領域の一部分に梗塞を作成し，その後リハビリ訓練を行わない場合には，梗塞を作成した領域を超えて手運動領域の縮退が生じることが報告されている（Nudo and Milliken, 1996）．梗塞により障害を受けた上肢を使用しないことで，二次的な機能地図の変化が生じたと考えられる．中枢神経損傷後によって片側の上肢に障害を受けた後，障害を受けた側の上肢を使用しない状態が長く続くことで，麻痺肢を使用しないことを学ぶ学習性不使用が知られているが（Sterr *et al.*, 2002; Taub *et al.*, 2006; Erickson *et al.*, 2007），その背景として二次的な機能地図の変化が生じている可能性がある．

損傷による影響が脊髄にまで及ぶことが明らかになっている．すなわち，運動野と運動前野の一部に損傷を作成したマカクサルの脊髄において，傷ついたニューロンの修復など神経の炎症反応に関わるミクログリアが増殖することが報告されている（Nagamoto-Combs *et al.*, 2010）．脳損傷後の機能回復メカニズムを考えるうえで，梗塞や出血による直接のダメージだけでなく，その後の神経変性による間接的な障害の影響も考慮する必要がある．

6.2.2　機能回復の背景にある脳の機能的変化

リスザルを用いた研究から，運動野損傷後のリハビリテーションにおける訓練（リハビリ訓練）によって損傷周囲領域に機能的な変化が生じることが報告されている．すなわち，第一次運動野の機能地図の中で，手の運動を担う体部位領域に局所的な梗塞を作成した後，把握運動訓練を行った個体では，損傷周囲領域に手運動に関わる体部位領域が再び出現することを示した（Nudo *et al.*, 1996a）．この研究では，鎮静麻酔下で電気刺激によって誘発される不随意運動を指標として機能地図を同定しているため随意運動中の機能地図の役割は不明であるが，リハビリ訓練によって神経システムが望ましい方向に変化する可能性が示された．損傷周囲領域だけでなく，離れた脳領域における変化も明らかになっている．マカクサル第一次運動野損傷モデルにおいて，損傷周囲の第一次運動野だけでなく，その前方にある運動前野腹側部におい

ても機能的な変化が見られることが報告されている（Murata *et al.*, 2015b）．すなわち精密把握（指先でのつまみ把握）回復後に PET を用いた脳活動計測を行った結果，損傷半球の運動前野腹側部の活動が損傷前よりも上昇していた（図 6.3）．運動前野腹側部の神経活動を一過性に抑制すると，精密把握の障害が再発したことから，この領域が損傷した第一次運動野の機能代償に関わると考えられる．

　別の実験では，補足運動野の関与も報告されている．すなわち，第一次運動野損傷後に，マカクサルが指でボタンを押す動作を行う直前の補足運動野の神経活動が，損傷前よりも上昇することが報告されている（Aizawa *et al.*, 1991）．この結果は第一次運動野損傷後に，補足運動野における神経の再組織化があることを示唆している．運動出力に関わる第一次運動野に限定した損傷を受けた後の機能回復の背景にも，多くの脳領野が関わる複雑な変化が生じている．

　脳卒中後の患者においても，歩行や手の運動訓練による機能回復に伴う脳活動の変化が報告されており，中枢神経損傷モデル動物と同様の変化が生じていると考えられる（Carey *et al.*, 2002; Calautti and Baron, 2003; Dobkin *et al.*, 2004; Liepert *et al.*, 2004; Enzinger *et al.*, 2009; van Vliet *et al.*, 2013）．脳卒中患者では一般的により多くの領域の障害が伴っているため，より複雑な変化が生じていると考えるべきである．より臨床に近い脳損傷を持つ動物モデルにおいて，どのような脳，神経活動の変化が生じているかを検証する必要がある．

6.2.3　機能回復の背景にある神経投射変化

　中枢神経系の機能は，神経の構造的な基盤によって裏付けられている．具体的には，脳や脊髄内またはそれを結ぶ神経回路や投射によって中枢神経系のさまざまな機能が生成されている．そのため，前項で紹介したような中枢神経損傷後の機能的な変化の背景として，リハビリ訓練の過程で神経回路や投射の構造的な変化が生じていると考えられる．神経の構造的変化を調べるために，軸索の形態変化を調べる解剖学的トレーサーを用いた組織学的な解析が行われている．健常のサルの第一次運動野から脊髄への下行経路を調べた結果，皮質脊髄路の大半は延髄の錐体で交叉するが，同側を下降する経路

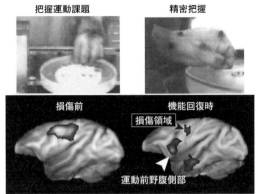

図6.3　上段：第一次運動野損傷後に訓練として行った把握運動課題と精密把握の例
　下段：機能回復時に生じた運動前野腹側部における活動上昇（Murata *et al.*, 2015 より改変）

も 10％程度存在することが明らかになっている（Rosenzweig *et al.*, 2009; Yoshino-Saito *et al.*, 2010）．この同側を下降する経路が機能回復に関与していることが示されている．すなわち，マカクサル脊髄損傷モデルでは，片側の上肢運動に麻痺が生じるが，その後の訓練によって把握運動の回復が生じる．回復後に解剖学的トレーサーを用いて交叉せずに同側の脊髄内を下行する皮質脊髄路を調べた結果，損傷脊髄と同側の第一次運動野から正常脊髄を下降し，脊髄内で対側に投射する神経線維のシナプス結合が強化されていることが示された（Rosenzweig *et al.*, 2010）．この結果から，脊髄損傷後の機能回復の背景として，第一次運動野から脊髄へ投射する下行路において構造的な変化が起きている可能性が示唆される．

　第一次運動野損傷後の運動前野腹側部の機能的変化にも，神経投射の解剖学的変化が伴っていることが明らかになった．すなわち，解剖学的トレーサーを用いた組織学的解析の結果，運動前野腹側部と体性感覚野を結ぶ皮質間結合が増加することが明らかになった（Dancause *et al.*, 2006）．運動前野腹側部と体性感覚野は第一次運動野を介して情報をやり取りしていると考えられている．第一次運動野が損傷を受けた後に，運動前野腹側部と体性感覚野を直接結ぶ結合ができることは，第一次運動野を介さない皮質内情報連絡（感覚–運動バイパス）を行うメリットがあると考えられる．

　さらに，第一次運動野損傷後の機能回復過程において，運動前野腹側部から大脳皮質下の運動神経核へ投射するニューロンの軸索終末が増加している

ことも明らかになった．運動前野腹側部は，脳卒中患者が麻痺手でグーパー運動を行っているときに活動が上昇する脳領域の1つとして報告されている（Ward *et al.*, 2003）．またこの領域には，把握対象となる物体を見たときや把握動作中に活動が高まる神経細胞があり（Murata *et al.*, 1997），これから行う手の把握動作プログラムが形成される領域であると考えられている（Fagg and Arbib, 1998; Rizzolatti and Luppino, 2001）．健常な脳では運動前野腹側部から第一次運動野に情報が送られ，第一次運動野から皮質脊髄路を介して脊髄および筋肉に情報が送られることで，手の運動が遂行される．第一次運動野が損傷を受けると，皮質脊髄路を介した運動情報の出力に障害が生じるために運動麻痺になる．先に述べた第一次運動野損傷後の運動機能回復の場合，把握運動を用いたリハビリ訓練により運動前野腹側部から新たな運動出力経路が形成され，精密把握が再び可能になったと考えられる．脊髄損傷と第一次運動野損傷モデルを用いた研究から共通していえることは，中枢神経系には複数の神経路が並列に存在しており，ある経路に障害を受けても並列経路が残っていればその経路を強化することによって機能的な回復が可能であるということである．残された並列経路を強化することが，脳損傷後の機能回復を目指すうえで鍵になると考えられる．

6.2.4 機能回復の背景にある遺伝子発現変化

マカクサルを対象とした中枢神経損傷モデルにおいて，遺伝子発現の変化も明らかになっている．第一次運動野損傷後の回復時期に，軸索やシナプス終末の構造変化に関わるタンパクの1つである GAP-43（growth-associated protein-43）の遺伝子発現が損傷半球の第一次運動野や運動前野腹側部で増加することが報告されている（Higo *et al.*, 2009; Murata *et al.*, 2015a）．

GAP-43 は細胞体で mRNA からタンパクに翻訳された後軸索に輸送され，軸索終末で細胞骨格を形成するアクチンフィラメントの重合を制御することで軸索伸長を誘導する働きがあると考えられている（Strittmatter *et al.*, 1992; Benowitz and Routtenberg, 1997; He *et al.*, 1997）．すなわち GAP-43 の遺伝子（mRNA）発現が上昇するとタンパクの発現も上昇し，軸索終末の発芽が誘導される．GAP-43 は活動依存的に発現する，すなわち神経活動が高まると遺伝子の発現量が上昇する，活動依存的遺伝子発現と呼ばれる性質を持っ

ている（Higo *et al.*, 2000）．リハビリ訓練によって神経の活動量を増やすことが可塑的な変化を誘導するために重要であると考えられ，活動依存的可塑性と呼ばれるが（Dunlop, 2008; Butz *et al.*, 2009; Ganguly and Poo, 2013），GAP-43 の遺伝子発現は活動依存的可塑性の分子基盤となっている可能性がある．

6.3　損傷後の行動変化と回復の谷

6.3.1　モデル動物を用いた回復過程の評価

　モデル動物を用いた研究では，中枢神経損傷後に生じる神経の変化だけでなく，行動レベルの変化を解析することが重要である．それによって，特定の中枢神経領域が損傷した後の行動変化を同定することができれば，損傷後の予後予測に活用できる可能性がある．また運動訓練をはじめとした介入を行った後の行動変化を解析することで，特定の介入が機能回復にもたらす効果を実験的に検証することができる．

　特定の中枢神経領域が損傷した後の行動変化を解析した例として，マカクサルを用いて，第一次運動野損傷後と脊髄損傷後の上肢運動機能回復の違いを比較した研究がある．回復時の上肢運動を解析した結果，運動野損傷群では孔からエサを取り出すときに手首の尺側屈曲と回外との動きを使って取り出す様子が認められたが，脊髄損傷群では手首の尺屈や回内外の代償的な動きの使用が少なかったことを報告しており（Schmidlin *et al.*, 2011），損傷部位による機能回復過程の代償動作の違いが推測される．第一次運動野と内包後脚の損傷の間にも回復過程の違いが報告されている（Murata *et al.*, 2008; Murata and Higo, 2016）．すなわち第一次運動野損傷と比べて内包後脚損傷のほうが，損傷直後の麻痺の程度は軽いものの，損傷後の回復の速度は遅く，灰白質と白質の損傷による回復過程の違いを反映している可能性がある．

　第一次運動野損傷後に，非麻痺手の機能と麻痺手の機能回復の程度に相関があることも報告されている（Kaeser *et al.*, 2010）．この結果は，回復過程において，損傷を受けた大脳皮質半球だけでなく非損傷半球の活動も関係していることを示している．このような研究はまだ例が少ないが，より臨床に近い損傷モデルで回復過程を比較検討することで，損傷後の予後予測に活用

できる.

6.3.2　リハビリ訓練が機能回復にもたらす効果

　中枢神経損傷後に行うリハビリ訓練が上肢運動機能回復に与える影響を調べる研究も行われてきた.マカクサル第一次運動野に損傷を作成した過去の研究では,損傷後数日から数週間の間に手全体を用いた握力把握を含む粗大な上肢動作の回復が見られたのに対し,損傷が第一次運動野の手領域を含む場合には精密把握を含む巧緻動作の回復が見られないことが報告されている(Passingham *et al.*, 1983).この損傷実験の結果は,神経生理学および解剖学の知見と一致している.すなわち精密把握を含む巧緻動作には第一次運動野から脊髄の運動神経細胞への投射が重要であると考えられており(Bortoff and Strick, 1993; Bennett and Lemon, 1996),第一次運動野の手領域を損傷すると,この投射が障害を受けるために巧緻動作の回復が難しいと考えられる.

　一方で,運動が神経の機能および構造(シナプス,神経突起,機能地図など)に可塑的な変化をもたらすという報告が多くなされてきた(Greenough *et al.*, 1985; Kleim *et al.*, 1996; Nudo *et al.*, 1996b; Adkins *et al.*, 2006).すなわち,第一次運動野の手領域を損傷した後の運動訓練によって誘発される可塑的な変化が十分に大きければ,リハビリ訓練によって巧緻動作の回復が生じる可能性がある.第一次運動野損傷後のリハビリ訓練の効果を検証するため,第一次運動野の手領域をイボテン酸によって不可逆的に損傷した後,積極的な運動訓練を日々行った群と,運動訓練を行わなかった群の間で手運動の回復過程を比較した研究が行われた(Murata *et al.*, 2008).麻痺手を用いた把握課題を行った運動訓練個体では,損傷約1ヵ月半後に精密把握の回復が見られた.非訓練個体では損傷直後の弛緩麻痺は解消し,手指の動き自体が可能となるが,指間の独立した運動の回復が不十分であった.この結果から,巧緻動作についても運動訓練によって回復しうることが明らかになった.

　それでは,具体的にどのようなリハビリ訓練を行ったら,より効果的に可塑的変化と機能回復が促進するのであろうか?　次項ではモデル動物を用いた研究から提案されたリハビリ訓練法の例を紹介する.

6.3.3　モデル動物が提案する新たなリハビリ訓練法

　上述したように，中枢神経損傷後に障害を受けた上肢を使用しないことを学ぶ学習性不使用という現象が知られている．学習性不使用を克服するために確立されたのが，CI 運動療法（constraint induced movement therapy），すなわち片麻痺患者の非麻痺側肢をミットなどで動かないように拘束することで，日常生活においても麻痺側肢の運動を誘導する運動療法である（Wolf *et al.*, 1989; Taub *et al.*, 1994; Wolf, 2007）．

　CI 運動療法が普及した大きな理由として，主にサルを用いた動物実験により，CI 運動療法が実際に脳損傷後の機能回復を促進すること，また運動野の機能地図を望ましい方向に変化させることが証明されていることがある．すなわち上述したサル第一次運動野損傷モデルでは，運動訓練に加えてケージ内でも麻痺上肢の運動を誘導するために，非麻痺上肢を覆うような袖の付いたジャケットを着用させていた．このような操作を行うと，サルをケージから出さずにケージから麻痺側上肢を伸ばして訓練や機能評価ができるため，実験的な簡便性からのメリットもある．非麻痺上肢を覆う実験的操作を行った場合は，操作を行わない場合と比べて上肢機能の回復と運動機能地図の変化が促進されることが明らかになったことから（Nudo *et al.*, 1996a; Murata *et al.*, 2008），CI 運動療法が患者に対しても同様の効果を持つと考えられる．

　近年，神経系が持つ可塑性に働きかけ，障害を受けた神経機能を回復させることにより脳機能の回復を図る「ニューロリハビリテーション」が注目されているが，脳卒中患者を対象とした大規模な無作為化比較対照試験の結果，CI 運動療法を行った群では対照群と比べて有意な患側上肢機能の改善，日常生活での使用頻度の増加が報告されている（Wolf *et al.*, 2006; Goldstein, 2007; Wolf *et al.*, 2007; Wolf *et al.*, 2008）．

　CI 運動療法は麻痺側上肢の運動をより高頻度に行わせる試みである．上述した活動依存的可塑性を高めるために，高頻度な運動が重要なことは間違いないと考えられる．では，単に運動を高頻度で行うことだけが重要なのだろうか？　神経回路のネットワークを変えるためには，運動の量だけでなく質も大切であると考えられる．健常リザルを用いた実験では，単純な動作（大きな孔からエサをとる）の繰り返しだけでは第一次運動野の機能地図に変化が起こらず，段階的に穴の直径を小さくして最終的に小さな孔からエサ

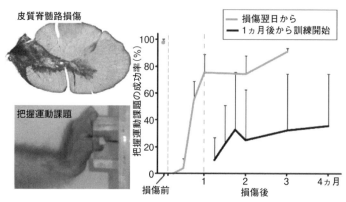

図6.4　皮質脊髄路損傷後の早期リハビリ訓練がもたらす効果（Sugiyama *et al.*, 2013 より改変）

を取る動作を学習した場合に第一次運動野の手指の領域が拡大することが報告されている（Plautz *et al.*, 2000）．これは健常な動物の結果であるが，同様の変化が損傷後にも起きているとすると，課題の難易度設定が効果的なリハビリ訓練には重要であると考えられる．

　中枢神経損傷後にリハビリ訓練を開始するタイミングも，機能回復に影響すると考えられる．ラットを用いた研究では，大脳皮質運動野損傷後直後に麻痺肢を使った運動を過剰に行うと，損傷が拡大することが示された（Humm *et al.*, 1999）．これは，損傷直後は損傷周辺領域で興奮性の神経伝達物質であるグルタミン酸の濃度が高まり，さらに過剰な運動を行うと神経細胞が過剰興奮状態になり，神経細胞自体が死滅してしまうためだと考えられている（Choi *et al.*, 1987; Michaels and Rothman, 1990）．一方で脳損傷直後は神経可塑性に関わる遺伝子発現が損傷周囲で高いという報告があり（Carmichael, 2003; Carmichael *et al.*, 2005），脳損傷直後の運動訓練の是非には議論があった．サル脊髄損傷モデルを用いた実験で，上肢を用いた運動訓練の開始時期と把握機能の回復の関連性を調べた結果，損傷1ヵ月後から把握運動訓練を開始した場合は，損傷の翌日から運動訓練を行った場合よりも，課題成績の回復の程度が低いことが示された（図6.4）（Sugiyama *et al.*, 2013）．この結果は，中枢神経損傷後早期のリハビリ運動訓練は損傷拡大のデメリットを持つものの，高い神経可塑性による機能回復効果がデメリットを上回る可能性

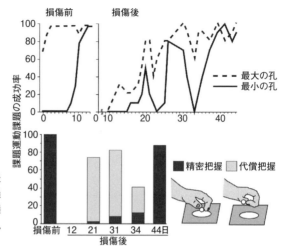

図 6.5　第一次運動野損傷後の把握運動訓練による回復過程で見られる回復の谷と把握方法の変化（Murata *et al.*, 2008 より改変）

を示唆する．注意すべきなのは，この結果は皮質脊髄路損傷後の機能回復に関するもので，それ以外の中枢神経損傷では状況が異なる可能性があることである．より臨床の病態に近い動物モデルでも同様の実験を行い，損傷後早期のリハビリ訓練の優位性を検証する必要がある．

6.3.4　把握戦略の変化と回復の谷

　脳損傷後の機能回復過程は，健常者の運動学習と必ずしも同一でない可能性がある．第一次運動野損傷後，リハビリ訓練による回復過程を詳細に解析した研究の結果，把握運動課題の成功率は，通常の運動学習の過程でみられる単調増加ではなく，一時的な成功率の低下を伴う複雑な変動を示すことが明らかになった（図6.5）．複雑な変動を示す原因を知るための第一段階として，回復の各段階における把握方法を定量的に解析した．損傷前は，すべての試行において精密把握を用いていたが，損傷後数週間経過し一時的に成功率の上昇がみられた時期には，示指の先端と親指の関節付近での代償的な把握が多くみられた．その後成功率は一時的な下降と上昇を示すが，この間精密把握の割合は徐々に上昇した．すなわち損傷後に運動訓練を行った個体では代償的な把握がみられるものの，それが精密把握に置き換わっていくことが示された．このことから，脳損傷後の回復過程においては，成功率が一時

的に低下し，その後に成功率が上昇する「回復の谷」とも呼べる現象が起こ
る時期があり，その背景に選択する行動の切り替わりがあることが推測され
た．臨床的な意味として，リハビリ訓練を行って課題成績の上昇がみられな
い場合でも，把握動作に関しては質的な進展がある場合があり，課題成績の
みでリハビリテーションの進展を判断すべきでないということがいえる．

　脳損傷後の代償的な行動は，他の動物モデルにおいても観察されている．
リスザルを用いた研究では，第一次運動野損傷後の回復過程で孔からエサを
取り出すときに，手首の回内外の動きを使った，損傷前とは異なる代償的な
動きがあることを示した（Friel and Nudo, 1998）．同じくリスザルを用いた
研究で，第一次運動野損傷後の回復過程に一時的な成功率の上昇と下降が報
告されている（Nudo *et al.*, 1996a）．リスザルを用いた研究では成功率の変化
と把握方法の変化の関係は報告されていないが，成功率の変動の背景として
同様に把握方法の変化がある可能性がある．またラットを用いた実験では，
内包周辺領域に脳出血を作成した後のリーチ課題で，損傷前よりも手首の回
内の動きが増えるという，代償的な動きの増加が報告されている（Ishida *et
al.*, 2016）．

6.4　中枢神経損傷後の数理モデル

　本節では，計算論的神経科学の立場から中枢神経損傷と回復に適用可能な
数理モデルを紹介する．

6.4.1　運動制御・学習と機能回復の概要

　脳が運動制御を実現するためには，視覚入力に基づいた運動目標の設定と
目標を実現するための運動軌道の計算，視覚と体性感覚の統合，これら各情
報の視覚座標系と体性感覚座標系間の座標変換，身体ダイナミクスを考慮し
た運動指令の計算と表現，そして運動指令の生成や，運動実行中における視
覚・感覚情報の変化に基づいた実時間における運動指令の修正に関わる機能
が必要である（第3章参照）．そして，運動学習を，軌道やタスクの成否に
かかわる予測誤差を最小化するために，これら計算に関わるパラメータを逐
次修正するメカニズムとして捉える．これらの計算は脳の各部位（異なる基

質や領野）によって担われており，それら部位の損傷により，損傷に特異的
な運動障害を引き起こす（Martin *et al.*, 1996; Rossetti *et al.*, 1998; Smith *et al.*, 2000; Grea *et al.*, 2002; Tseng *et al.*, 2007）．また，一部の計算機能に障害
を受けたとしても，その機能を代替もしくは補償が可能な他の計算によって，
代償的な運動を獲得することが可能である（Izawa *et al.*, 2012）．このような
脳における計算メカニズムと対応した神経機構の冗長性を考慮したとき，中
枢神経損傷による運動機能障害からの回復には，損傷を受けた部位の近傍の
神経ネットワークが，損傷前に持っていた機能を代替するように再組織化さ
れる「純粋な回復（pure recovery）」と，大脳基底核が担う強化学習や小脳
が担う内部モデルの更新など，異なる計算メカニズムを動員することにより
運動障害を保証する「代償（compensation）」の獲得の大きく異なる２つの
メカニズムが存在することがわかる．

　「代償（compensation）」の獲得メカニズムならびに，「純粋な回復（pure recovery）」と「代償（compensation）」の相互作用の理解は，機能回復訓練
の計画にとって極めて重要であるが，いまだ全容が明らかになっていない．
本節では，主に純粋な回復の過程で発生する神経ネットワークの変容をパラ
メータのスローダイナミクスとして捉えることで，機能回復を数理的に理解
する方法について紹介する．

6.4.2　運動指令生成の数理モデル

　脳卒中と機能回復の数理モデルは，複雑な機能回復メカニズムに対して規
範となるモデルを提供し，モデルが含む構造とパラメータの空間において，
機能回復の過程を捉える．先駆的な機能回復モデル化（Goodall *et al.*, 1997; Youn *et al.*, 2008; Reinkensmeyer *et al.*, 2012）の試みは，いずれも，標準的
な神経ネットワークの定式化に基づく．そこでは神経回路の数理モデルを用
いて正常に作動する感覚–運動変換を構築し，この正常モデルに人工的に損
傷を与えることにより脳卒中をモデル化している．感覚入力から運動器官ま
で含めた運動制御系を定式化する段階で，脳の各基質の神経ネットワークの
構造，計算論的機能，神経細胞の発火特性や関わる神経修飾物質の動的性質
などを考慮した深層レイヤーからなる大規模モデルを構築する試みは重要で
あるものの，現時点ではこのようなモデルは確立していない．本節では，機

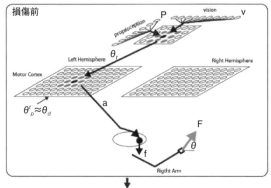

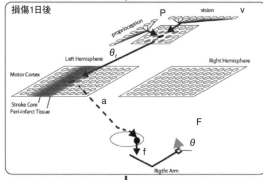

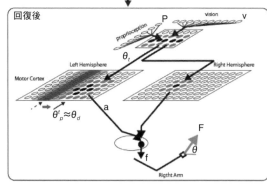

図 6.6　運動制御神経回路モデルの概要

上：損傷前，中：損傷1日後，下：回復後．（上段）視覚情報ならびに体性感覚情報が統合され，運動計画が計算される．これが，運動司令を表現する第一次運動野に対してコマンドを送る．第一次運動野の神経細胞が至適方向に沿って活動し，運動司令を出力する．脊髄の運動ニューロン・介在ニューロンを賦活させ，筋収縮を導き，手先力が生成される．（中段）脳卒中によって，運動司令生成に関わる神経細胞が細胞死に至り，目的の運動司令が出力されなくなる．（下段）脳神経系の再構成によって，拘束周辺細胞における至適方向の変化，感覚運動マップの変化，軸索発芽による神経ネットワークの再構成によって，新たな運動ニューロンへの下降路が形成される．この神経ネットワークの再構成は損傷反対側へも及び，同側の下降路も形成される．

能回復の理解を助ける目的で必要最低限の要素を含みつつ，可能な限り単純なモデルを例示する．

　2次元平面上における上肢到達運動を例として，手先力 F が脊髄運動ニュ

ーロンを支配する皮質の神経細胞の平均発火頻度 a_i によって駆動されると仮定する．ここで添字 i は脊髄運動ニューロンを支配する神経細胞集団のうち i 番目の神経細胞であることを示す．神経活動から運動ニューロンプールまでは重みが一定の投射に支配されるが，単純化のために運動ニューロンプールから筋活動までも包括して m 番目の筋力 f_m と皮質神経細胞を

$$f_m = \sum_i k_i a_i \tag{6.1}$$

とする．すなわち運動に関わる筋力ベクトル $\mathbf{f}$ は投射マトリックス $\mathbf{K}$

$$\mathbf{f} = \mathbf{K}\mathbf{a} \tag{6.2}$$

によって決定され，（ここでは上肢を例に）上肢筋骨格系に関する筋モーメントアーム行列 $\mathbf{G}(\mathbf{q})$ を通じて関節トルクへ変換され，さらに手先と姿勢の関係を表すヤコビ行列 $\mathbf{J}(\mathbf{q})$ によって手先力 $\mathbf{F}$ に変換される（一般にモーメントアーム行列は姿勢 $\mathbf{q}$ の関数である（Burdet et $al.,$ 2013））．まとめて，

$$\mathbf{F} = -(\mathbf{J}^T)^{\#}\mathbf{G}^T\mathbf{K}\mathbf{a} \tag{6.3}$$

が神経-身体の数理モデルである．ただし，＃は一般化逆行列とする．

運動野が含む神経細胞の発火頻度は a_i は運動方向もしくは運動力ベクトルを符号化している（Georgopoulos et $al.,$ 1986; Scott, 2000）．したがって，運動野の神経細胞の機能は運動プラン θ_d を筋空間における運動指令 $\mathbf{f}$ へ変換することである．

$$a_i = g_i(\theta_d) \tag{6.4}$$

実際には運動野の神経細胞の発火特性 g_i は神経ネットワーク，たとえば周辺の細胞間の相互結合（Merchant et $al.,$ 2008）や半球間抑制（Rokni et $al.,$ 2003）に支配される．また，視覚によって捉えた運動目標は，体性感覚と統合され，視覚座標もしくは体性感覚座標における運動プランへ変換されるが，この変換には同様に神経ネットワークの特性に支配される（Deneve et $al.,$ 2001）．しかし，極めて単純化すれば，外部極座標系によって表現された運動プラン θ_d を入力とする運動野神経細胞の特性は，運動プランの空間に至適方向 θ_p^i を中心とする受容野を持つ単峰性の関数として捉えることが可能である（Han et $al.,$ 2008）．たとえば，

$$a_i = b_i \exp\left(-\frac{(\theta_d - \theta_p^i)^2}{2\sigma^2}\right), \tag{6.5}$$

ただし b_i, θ_p^i, σ はそれぞれゲイン，至適方向，幅に関するパラメータである．運動方向は運動野における集団符号化（population coding）によって解読可能であり（Georgopoulos *et al.*, 1986），運動 **m** ベクトルを

$$\mathbf{m} = \sum_i^N w_i\, a_i \tag{6.6}$$

として表現することができる（Tanaka *et al.*, 2009）．ここで運動ベクトルの符号化に関わる神経細胞の数を N とし，w_i は荷重である．

6.4.3　脳梗塞と脳組織の損傷

　脳卒中発症後数時間のうちに，大脳皮質内の虚血は，神経細胞に対する血流と ATP の減少を生じさせ，これが細胞膜内外のイオン濃度の不均衡による神経細胞の膜電位の脱分極を導き，その結果放出される神経伝達物質（グルタミン酸）によって周辺の神経細胞が脱分極を引き起こす連鎖により，興奮毒性と呼ばれる状態になり，これにより神経細胞死が引き起こされる（Lo *et al.*, 2003）．このような不可逆的な損傷を受けている中心に対して周辺部位には，ペナンブラ（penumbra）と呼ばれる，神経発火は発生しないが細胞膜電位は維持されている神経細胞集団が形成されている．

　脳卒中発症後数週間の急性期において，ペナンブラの一部の細胞は細胞死し梗塞化するが，一部は適切な治療によって血流を回復し，梗塞周辺領域（peri-infarct tissue）となる．このとき，脳卒中のモデル（式 (6.6)）では，損傷前の細胞数を N_I としたとき，梗塞巣に含まれる細胞数を N_S とすると，脳卒中による運動障害は細胞死に伴う細胞数の減少（N_I から $N_I - N_S$ へ減少）による運動ベクトルに対する大きさと方向の外乱として現れる．ここで，脳卒中片麻痺に伴う到達運動の軌道の乱れがある特定の方向に特に影響を受けていることから（Beer *et al.*, 2004），脳卒中による運動障害はある特定の至適方向 θ_P^H 周辺のニューロン（$\theta_P^H - \Delta\theta^S \le \theta_P^i \le \theta_P^H + \Delta\theta^S$）を取り除くことでモデル化することができる（Han *et al.*, 2008）．また，ペナンブラを含む梗塞近傍領域を表現するために，梗塞巣領域の近傍（$\Delta\theta_P^H - \Delta\theta^S - \Delta\theta^P \le \theta_P^i \le \theta_P^H - \Delta\theta^S$ または $\theta_P^H + \Delta\theta^S \le \theta_P^i \le \theta_P^H + \Delta\theta^S + \Delta\theta^P$）は，細胞そのものは存在するが重みベクトルをゼロもしくは小さく設定することで表現することができる．

6.4.4 神経修復（neural repair）
(a) 虚血後の敏感期

梗塞のコアが形成されると，炎症からサイトカインが放出され，脳梗塞周辺領域のシナプス伝達を向上させることで，神経ネットワークの再構成に対するトリガーを与える（Turrigiano, 2008; Ekdahl *et al.*, 2009）．この段階（虚血後の敏感期：post-ischemic sensitive period（Zeiler *et al.*, 2016））では，梗塞周辺領域は活性化された状態となり，神経細胞は 0.1 ～ 1 Hz 程度の自発的発火活動と，伴って神経発芽と樹状突起スパインの発生が促される（Carmichael and Chesselet, 2002）．このような梗塞周辺領域の活性化状態は，神経活動の過剰な抑制状態に対して神経活動の恒常性を保つ機能：整調型可塑性（Homeostatic plasticity）の結果であると考えられる（Turrigiano and Nelson, 2004）．ある神経細胞に対する入力は，脳卒中発症前よりも広範囲からの入力を受けるようになり結果として，神経細胞の活動は特定の刺激に対する選択性が失われる（Winship and Murphy, 2008）．運動野に対する入力が特定の運動プラン方向 θ_d が入力されたとき，脳卒中発症前に選択的に活動した神経細胞 i: θ_p^i; θ_d だけではなく，広い範囲の至適方向をもつ神経細胞がリクルートされる．これは，神経細胞集団の受容野の幅 σ の拡大として捉えることが可能である（van Ooyen, 2011）．同時に，発火頻度全体の上昇はゲインとして表現できる．ヒトの場合，この敏感期は梗塞発症後に 2 週間程度続くと考えられる（Krakauer and Carmichael, 2017）．

(b) ヘッブ学習

虚血後の敏感期において，シナプス前電位とシナプス後電位のタイミングが一致する確率が高まると，ヘッブの法則に従ってシナプス可塑性の可能性が高まる（Murphy and Corbett, 2009）．

基本的なヘッブ則を用いて，本節の枠組みにおける運動野の神経活動の変化は以下のように説明できる（Dayan and Abbott, 2001）．

運動野の神経細胞に対する入力を θ_I とする．

$$\theta_I = \mathbf{w} \cdot \mathbf{u} \tag{6.7}$$

このとき

$$\mathbf{u} = B\,(\mathbf{p}, \mathbf{v})$$

ただし，$\mathbf{p}$ は体性感覚入力，$\mathbf{v}$ 視覚入力である．B は視覚空間軸と体性感覚

空間軸に張られた基底関数であり，式 (6.7) は，運動野に対する運動プラン
の入力が視覚-体性感覚統合によって合成されている (Pouget and Snyder,
2000).

　ヘッブの法則は，シナプス前細胞とシナプス後細胞の発火タイミングによ
って，長期増強 (long-term potentiation: LTP) と長期抑圧 (long-term de-
pression: LDP) が引き起こされるシナプス伝達の長期可塑性に関する法則で
ある．基本的な定式化は以下の通りである．

$$\mathbf{w} \rightarrow \mathbf{w} + \varepsilon \cdot \mathbf{Q} \cdot \mathbf{w}, \tag{6.8}$$

ただし $\mathbf{Q} = \langle \mathbf{uu} \rangle$ は，ある一定の時間における入力 $\mathbf{u}$ の相関行列，・は学習
係数である．

　ある特定の運動ターゲット θ_T を繰り返し経験した場合，$\mathbf{w}$ がヘッブ学習
則に従って更新されると，異なる位置のターゲットが呈示されて対応する視
覚入力・体性感覚入力を受けたとしても，すでに運動野ニューロンの細胞群
は θ_T にバイアスされた入力を受けるため，受容野全体が θ_T へ平行移動す
るような変化を示す．これは

$$\theta_p^i \leftarrow \theta_p^i + a_{UL} (\theta_d - \theta_p^i) \cdot y^i \tag{6.9}$$

のように，至適方向におけるヘッブ学習則としても捉えることが可能である
(Han *et al.*, 2008).

6.4.5　軸索発芽

　細胞死に至った神経細胞が回復することはない．しかし，梗塞周辺部位も
しくは，損傷前に梗塞部位と結合関係が存在した脳部位（同側ならびに反対
側の皮質，脳幹，皮質脊髄路）では，梗塞巣の生成がトリガーとなり，細胞
死を免れた損傷を受けていないニューロンの軸索が側枝を形成する発芽
(sprouting) が引き起こされる．形成された新しい神経ネットワークは，訓
練を通じた機能回復へ至る素地となる．

　梗塞が小さい場合には，損傷半球における一次運動野，運動前野などの周
辺部位において発芽が起こり，機能マップの再構成を通じた機能回復へ貢献
する (Carmichael *et al.*, 2001; Overman *et al.*, 2012).

　この軸索発芽による神経ネットワークの形成は，全体として新しい皮質脊
髄路の再構成がなされたと捉えることができる．梗塞発症後に生存する神経

細胞数が $N_H = N_I - N_S$ であるとき，筋 m への出力が

$$f_m^H = \sum_{i=1}^{N_H} g_i(\theta_d - \theta_p^i) \tag{6.10}$$

である．これに対して同側（I: ipsilateral）の梗塞近傍部位および運動前野における軸索発芽は，新しい皮質脊髄路

$$f_m^I = \sum_{i=1}^{N_I} g_i(\theta_d - \theta_p^i) \tag{6.11}$$

の構成要素となる．

　このような軸索発芽によって新たに形成された神経ネットワークは，自発的な組織の修復（tissue repair）を意味しているが，そのものが機能回復との因果関係を示すものではない．訓練を通じた機能回復によって，新しく形成されたネットワークに含まれる各種パラメータを適切に学習することで初めて機能が回復する．

　モデルとの関係でいえば，この新しい神経細胞集団の細胞の発火特性を特徴付ける至適方向 θ_p^i は必ずしも脳卒中により失われた細胞集団の至適方向（$\theta_p^H - \Delta\theta^S \leq \theta_p^i \leq \theta_p^H + \Delta\theta^S$）に含まれることを保証していない．この新しく形成された神経ネットワークが機能的であるためには四肢の使用（Use）に基づいたヘッブ学習による至適方向の更新が適切に行われる必要がある．

　また，梗塞が大きい場合には，損傷半球の反対側の皮質から脊髄路や脳幹へ投射する経路が形成され，運動指令生成の経路が新しく形成される（Carmichael and Chesselet, 2002; Papadopoulos et al., 2002; Wahl et al., 2014）．したがって，式（6.11）とは別に，

$$f_m^C = \sum_{i=1}^{N_C} g_i(\theta_d - \theta_p^i) \tag{6.12}$$

が形成される．同様に，含まれる至適方向は機能回復訓練に基づいた調整が必要である．

6.4.6　ネットワーク間の干渉と学習性不使用

　軸索発芽によって新しく形成されたネットワークを利用し機能回復を導くためにはヘッブ学習に基づいて，神経細胞集団全体が持つ至適方向ベクトル θ_p が，日常生活で使用するすべての運動プランに対応するように適切に配

置される必要がある.

　ここで注意が必要なのは，脳卒中発症後には梗塞近傍部位だけではなく，反対側を含む新しい神経ネットワークと皮質脊髄路を含む中枢神経全体において，神経活動と可塑性が亢進しており，不適切な運動プランの継続的な入力により，ネットワーク全体の至適方向ベクトル $\boldsymbol{\theta}_p$ が損傷機能を代替するようには適切に更新されない可能性があることである.

　学習性不使用は，脳卒中片麻痺患者が，たとえば訓練によって回復する可能性のある麻痺手の使用を行わずに非麻痺手の使用に過剰に依存した結果，麻痺手の機能回復が行われず，その結果さらに非麻痺手の使用に依存するポジティブフィードバックループが形成される現象である（Taub *et al.*, 1993）.また，機能回復訓練の計画には「運用方針（The investment principle）」が重要であり，機能回復訓練の初期に代償的スキルへ過剰に依存した訓練を行った場合，最適スキルの移行に伴う成功率の減少に対する対処もしなくてはならない（Montgomery, 1995）.このようなスキル移行に伴う成功率の減少が「回復の谷」として現れる.

　非麻痺手ならびに補償スキルの過剰な使用（ここでは入力 θ_c）によって，組織の修復によって新しく形成された神経ネットワーク $f_m^I = \sum_{i=1}^{N_I} g_i(\theta_c - \theta_p^i)$ や $f_m^C = \sum_{i=1}^{N_C} g_i(\theta_c - \theta_p^i)$ の至適方向 θ_p^i が，ヘッブ学習則に従って θ_c へバイアスされる.虚血後の敏感期（post-ischemic sensitive period（Zeiler *et al.*, 2016））が終了し，バイアスされた至適方向が固定化された後ではヘッブ学習の学習率が下がり，至適方向を更新するスピードは遅くなる.その結果，ますます麻痺手もしくは最適行動を自発的に選択する機会が減少する.つまり，細胞死を免れた梗塞近傍部位の神経ネットワーク，同側半球に新しく形成された神経ネットワーク，反対側半球に新しく形成された神経ネットワークは，機能回復を担う限られたリソースであり，麻痺手–非麻痺手や補償–最適スキル間においてリソースの奪い合いが生じている状態である.このような限られた神経ネットワークリソースに対するスキル間の競合が，学習性不使用や「回復の谷」の原因となっている可能性が示唆される.

表 6.1　脳卒中発症後のネットワークパラメータのスローダイナミクス

脳卒中発症後からの経過			
数時間	数日	数週間	数ヵ月

虚血による細胞死

梗塞周辺の細胞の損傷

組織の再生

ペナンブラの形成

軸索発芽

神経ネットワーク活動の亢進

感覚運動マップの初期化

感覚運動マップの再構成

神経ネットワークの縮退	基底関数の変化 学習率の変化	新しい神経ネットワークの形成	ネットワークの訓練
$N_l \rightarrow N_l - N_S$	$k \nearrow$　$\epsilon \nearrow$ $\sigma \nearrow$	$f_m^I = \sum_{i=1}^{N_i} g_i(\theta_d - \theta_p^i)$ $f_m^C = \sum_{i=1}^{N_i} g_i(\theta_d - \theta_p^i)$	$\mathbf{W} \rightarrow \mathbf{W} + \epsilon \mathbf{Q} \cdot \mathbf{W}$

虚血による細胞死の影響が拘束周辺へおよび運動指令表現の至適方向空間における欠損領域が形成される．細胞死は神経ネットワークに含まれる細胞数の変化として捉えられる．神経活動の恒常性により，拘束周辺の細胞が過活動状態になり，神経ネットワークのもつ性質（基底関数の形，大きさ，学習率の変化）の変化を導く．その結果，同側・反対側ともに神経ネットワークの再構成が生じ，各ネットワークにおける干渉と協調が生じる．新しい神経ネットワークの荷重ベクトルが学習により最適化されて，運動機能が回復する．このように機能回復は自発的に生じる変化のダイナミクスに対して学習による変化のダイナミクスが相互作用する2自由度系のダイナミクスを形成している．

6.4.7　回復のスローダイナミクス——学習メタパラメータの変化

　脳卒中発症後の自発的な回復（spontaneous recovery）は，脳梗塞巣における細胞死，ペナンブラの形成や梗塞周辺領域の形成，敏感期，軸索発芽がカスケード的に生じる動的変化（スローダイナミクス）が支配的な系である．このスローダイナミクスが素地となり，スキルの使用によるヘッブ学習則によるシナプス結合の更新とそれによって導かれる細胞発火特性の変化（至適方向の変更）が使用依存性学習を生み，機能回復が導かれる．したがって，適切なリハビリテーションスケジュールを組むためには，自発的な回復のスローダイナミクスを適切に捉えた運用方針（Investment Principle）が重要になり，ここで計算論的モデルによる機能回復理解の定量的な予測能力が有効に働く可能性がある．表6.1に脳卒中発症後のモデルパラメータの変化をまとめる．

参考文献

Adkins, D.L., Boychuk, J., Remple, M.S. and Kleim, J.A.: Motor training induces experience-specific patterns of plasticity across motor cortex and spinal cord, *J Appl Physiol* (1985), **101**, 1776-1782, 2006.

Aizawa, H., Inase, M., Mushiake, H., Shima, K. and Tanji, J.: Reorganization of activity in the supplementary motor area associated with motor learning and functional recovery, *Exp Brain Res*, **84**, 668-671, 1991.

Baron, J.C., Yamauchi, H., Fujioka, M. and Endres, M.: Selective neuronal loss in ischemic stroke and cerebrovascular disease, *J Cereb Blood Flow Metab*, **34**, 2-18, 2014.

Beer, R.F., Dewald, J.P., Dawson, M.L. and Rymer, W.Z.: Target-dependent differences between free and constrained arm movements in chronic hemiparesis, *Exp Brain Res*, **156**, 458-470, 2004.

Bennett, K.M. and Lemon, R.N.: Corticomotoneuronal contribution to the fractionation of muscle activity during precision grip in the monkey, *J Neurophysiol*, **75**, 1826-1842, 1996.

Benowitz, L.I. and Routtenberg, A.: GAP-43: an intrinsic determinant of neuronal development and plasticity, *Trends Neurosci*, **20**, 84-91, 1997.

Bortoff, G.A. and Strick, P.L.: Corticospinal terminations in two new-world primates: further evidence that corticomotoneuronal connections provide part of the neural substrate for manual dexterity, *J Neurosci*, **13**, 5105-5118, 1993.

Bresnahan, J.C.: An electron-microscopic analysis of axonal alterations following blunt contusion of the spinal cord of the rhesus monkey (Macaca mulatta), *J Neurol Sci*, **37**, 59-82, 1978.

Burdet, E., Franklin, D.W. and Milner, T.E.: *Human robotics: neuromechanics and motor control.* Cambridge, Massachusetts: The MIT Press, 2013.

Butz, M., Worgotter, F. and van Ooyen, A.: Activity-dependent structural plasticity, *Brain Res Rev*, **60**, 287-305, 2009.

Calautti, C. and Baron, J.C.: Functional neuroimaging studies of motor recovery after stroke in adults: a review, *Stroke*, **34**, 1553-1566, 2003.

Carey, J.R., Kimberley, T.J., Lewis, S.M., Auerbach, E.J., Dorsey, L., Rundquist, P. and Ugurbil, K.: Analysis of fMRI and finger tracking training in subjects with chronic stroke, *Brain*, **125**, 773-788, 2002.

Carlson, M. and Burton, H.: Recovery of tactile function after damage to primary or secondary somatic sensory cortex in infant Macaca mulatta, *J Neurosci*, **8**, 833-859, 1988.

Carmichael, A.R., Johnston, D., Barker, M.C., Bury, R.F., Boyce, J. and Sue-Ling, H.: Gastric emptying after a new, more physiological anti-obesity operation: the Magenstrasse and Mill procedure, *Eur J Nucl Med*, **28**, 1379-1383, 2001.

Carmichael, S.T.: Plasticity of cortical projections after stroke, *Neuroscientist*, **9**, 64-75, 2003.

Carmichael, S.T. and Chesselet, M.F.: Synchronous neuronal activity is a signal for axonal sprouting after cortical lesions in the adult, *J Neurosci*, **22**, 6062-6070, 2002.

Carmichael, S.T., Archibeque, I., Luke, L., Nolan, T., Momiy, J. and Li, S.: Growth-associated gene expression after stroke: evidence for a growth-promoting region in peri-infarct cortex, *Exp Neurol*, **193**, 291–311, 2005.

Choi, D.W., Maulucci-Gedde, M. and Kriegstein, A.R.: Glutamate neurotoxicity in cortical cell culture, *J Neurosci*, **7**, 357–368, 1987.

Courtine, G., Bunge, M.B., Fawcett, J.W., Grossman, R.G., Kaas, J.H., Lemon, R., Maier, I., Martin, J., Nudo, R.J., Ramon-Cueto, A., Rouiller, E.M., Schnell, L., Wannier, T., Schwab, M.E. and Edgerton, V.R.: Can experiments in nonhuman primates expedite the translation of treatments for spinal cord injury in humans?, *Nat Med*, **13**, 561–566, 2007.

Dancause, N., Barbay, S., Frost, S.B., Plautz, E.J., Stowe, A.M., Friel, K.M. and Nudo, R.J.: Ipsilateral connections of the ventral premotor cortex in a new world primate, *J Comp Neurol*, **495**, 374–390, 2006.

Dayan, P. and Abbott, L.F.: *Theoretical neuroscience: computational and mathematical modeling of neural systems*. Cambridge, Mass.: Massachusetts Institute of Technology Press, 2001.

Deneve, S., Latham, P.E. and Pouget, A.: Efficient computation and cue integration with noisy population codes, *Nat Neurosci*, **4**, 826–831, 2001.

Dobkin, B.H., Firestine, A., West, M., Saremi, K. and Woods, R.: Ankle dorsiflexion as an fMRI paradigm to assay motor control for walking during rehabilitation, *Neuroimage*, **23**, 370–381, 2004.

Dum, R.P. and Strick, P.L.: Motor areas in the frontal lobe of the primate, *Physiol Behav*, **77**, 677–682, 2002.

Dunlop, S.A.: Activity-dependent plasticity: implications for recovery after spinal cord injury, *Trends Neurosci*, **31**, 410–418, 2008.

Ekdahl, C.T., Kokaia, Z. and Lindvall, O.: Brain inflammation and adult neurogenesis: the dual role of microglia, *Neuroscience*, **158**, 1021–1029, 2009.

Enzinger, C., Dawes, H., Johansen-Berg, H., Wade, D., Bogdanovic, M., Collett, J., Guy, C., Kischka, U., Ropele, S., Fazekas, F. and Matthews, P.M.: Brain activity changes associated with treadmill training after stroke, *Stroke*, **40**, 2460–2467, 2009.

Erickson, C.A., Gharbawie, O.A. and Whishaw, I.Q.: Attempt-dependent decrease in skilled reaching characterizes the acute postsurgical period following a forelimb motor cortex lesion: an experimental demonstration of learned nonuse in the rat, *Behav Brain Res*, **179**, 208–218, 2007.

Fagg, A.H. and Arbib, M.A.: Modeling parietal-premotor interactions in primate control of grasping, *Neural Netw*, **11**, 1277–1303, 1998.

Friel, K.M. and Nudo, R.J.: Recovery of motor function after focal cortical injury in primates: compensatory movement patterns used during rehabilitative training, *Somatosens Mot Res*, **15**, 173–189, 1998.

Ganguly, K. and Poo, M.M.: Activity-dependent neural plasticity from bench to bedside, *Neuron*, **80**, 729–741, 2013.

Georgopoulos, A.P., Schwartz, A.B. and Kettner, R.E.: Neuronal population coding of movement direction, *Science*, **233**, 1416–1419, 1986.

Goldstein, L.B.: Effect of constraint-induced movement therapy on upper extremity function 3 to 9 months after stroke: the EXCITE trial, *Curr Atheroscler Rep*, **9**, 259-260, 2007.

Goodall, S., Reggia, J.A., Chen, Y., Ruppin, E. and Whitney, C.: A computational model of acute focal cortical lesions, *Stroke*, **28**, 101-109, 1997.

Grea, H., Pisella, L., Rossetti, Y., Desmurget, M., Tilikete, C., Grafton, S., Prablanc, C. and Vighetto, A.: A lesion of the posterior parietal cortex disrupts on-line adjustments during aiming movements, *Neuropsychologia*, **40**, 2471-2480, 2002.

Greenough, W.T., Larson, J.R. and Withers, G.S.: Effects of unilateral and bilateral training in a reaching task on dendritic branching of neurons in the rat motor-sensory forelimb cortex, *Behav Neural Biol*, **44**, 301-314, 1985.

Guldin, W.O. and Markowitsch, H.J.: Epidural kainate, but not ibotenate, produces lesions in local and distant regions of the brain. A comparison of the intracerebral actions of kainic acid and ibotenic acid, *J Neurosci Methods*, **5**, 83-93, 1982.

Han, C.E., Arbib, M.A. and Schweighofer, N.: Stroke rehabilitation reaches a threshold, *PLoS Comput Biol*, **4**, e1000133, 2008.

He, Q., Dent, E.W. and Meiri, K.F.: Modulation of actin filament behavior by GAP-43 (neuromodulin) is dependent on the phosphorylation status of serine 41, the protein kinase C site, *J Neurosci*, **17**, 3515-3524, 1997.

Heffner, H.E. and Heffner, R.S.: Unilateral auditory cortex ablation in macaques results in a contralateral hearing loss, *J Neurophysiol*, **62**, 789-801, 1989.

Heffner, R. and Masterton, B.: Variation in form of the pyramidal tract and its relationship to digital dexterity, *Brain Behav Evol*, **12**, 161-200, 1975.

Heffner, R.S. and Masterton, R.B.: The role of the corticospinal tract in the evolution of human digital dexterity, *Brain Behav Evol*, **23**, 165-183, 1983.

Higo, N., Oishi, T., Yamashita, A., Matsuda, K. and Hayashi, M.: Expression of GAP-43 and SCG10 mRNAs in lateral geniculate nucleus of normal and monocularly deprived macaque monkeys, *J Neurosci*, **20**, 6030-6038, 2000.

Higo, N., Nishimura, Y., Murata, Y., Oishi, T., Yoshino-Saito, K., Takahashi, M., Tsuboi, F. and Isa, T.: Increased expression of the growth-associated protein 43 gene in the sensorimotor cortex of the macaque monkey after lesioning the lateral corticospinal tract, *J Comp Neurol*, **516**, 493-506, 2009.

Humm, J.L., Kozlowski, D.A., Bland, S.T., James, D.C. and Schallert, T.: Use-dependent exaggeration of brain injury: is glutamate involved?, *Exp Neurol*, **157**, 349-358, 1999.

Isa, T., Ohki, Y., Alstermark, B., Pettersson, L.G. and Sasaki, S.: Direct and indirect cortico-motoneuronal pathways and control of hand/arm movements, *Physiology* (Bethesda), **22**, 145-152, 2007.

Ishida, A., Isa, K., Umeda, T., Kobayashi, K., Kobayashi, K., Hida, H. and Isa, T.: Causal link between the cortico-rubral pathway and functional recovery through forced impaired limb use in rats with stroke, *The Journal of Neuroscience*, **36**, 455-467, 2016.

Iwanami, A., Yamane, J., Katoh, H., Nakamura, M., Momoshima, S., Ishii, H., Tanioka, Y., Tamaoki, N., Nomura, T., Toyama, Y. and Okano, H.: Establishment of graded spinal cord injury model in a nonhuman primate: the common marmoset, *J Neurosci Res*, **80**, 172-181, 2005.

Izawa, J., Criscimagna-Hemminger, S.E. and Shadmehr, R.: Cerebellar contributions to reach adaptation and learning sensory consequences of action, *J Neurosci*, **32**, 4230-4239, 2012.

Jones, E.G.: Cortical and subcortical contributions to activity-dependent plasticity in primate somatosensory cortex, *Annu Rev Neurosci*, **23**, 1-37, 2000.

Kaeser, M., Wyss, A.F., Bashir, S., Hamadjida, A., Liu, Y., Bloch, J., Brunet, J.F., Belhaj-Saif, A. and Rouiller, E.M.: Effects of unilateral motor cortex lesion on ipsilesional hand's reach and grasp performance in monkeys: relationship with recovery in the contralesional hand, *J Neurophysiol*, **103**, 1630-1645, 2010.

Kaneko, N. and Sawamoto, K.: Adult neurogenesis and its alteration under pathological conditions, *Neurosci Res*, **63**, 155-164, 2009.

Kleim, J.A., Lussnig, E., Schwarz, E.R., Comery, T.A. and Greenough, W.T.: Synaptogenesis and Fos expression in the motor cortex of the adult rat after motor skill learning, *J Neurosci*, **16**, 4529-4535, 1996.

Komitova, M., Mattsson, B., Johansson, B.B. and Eriksson, P.S.: Enriched environment increases neural stem/progenitor cell proliferation and neurogenesis in the subventricular zone of stroke-lesioned adult rats, *Stroke*, **36**, 1278-1282, 2005.

Kornack, D.R. and Rakic, P.: Cell proliferation without neurogenesis in adult primate neocortex, *Science*, **294**, 2127-2130, 2001.

Krakauer, J.W. and Carmichael, S.T.: *Broken movement: the neurobiology of motor recovery after stroke*. Cambridge, MA: The MIT Press, 2017.

Liepert, J., Hamzei, F. and Weiller, C.: Lesion-induced and training-induced brain reorganization, *Restor Neurol Neurosci*, **22**, 269-277, 2004.

Liu, Y. and Rouiller, E.M.: Mechanisms of recovery of dexterity following unilateral lesion of the sensorimotor cortex in adult monkeys, *Exp Brain Res*, **128**, 149-159, 1999.

Lo, E.H., Dalkara, T. and Moskowitz, M.A.: Mechanisms, challenges and opportunities in stroke, *Nat Rev Neurosci*, **4**, 399-415, 2003.

Ma, Z., Zhang, Y.P., Liu, W., Yan, G., Li, Y., Shields, L.B.E., Walker, M., Chen, K., Huang, W., Kong, M., Lu, Y., Brommer, B., Chen, X., Xu, X.M. and Shields, C.B.: A controlled spinal cord contusion for the rhesus macaque monkey, *Exp Neurol*, **279**, 261-273, 2016.

Martin, T.A., Keating, J.G., Goodkin, H.P., Bastian, A.J. and Thach, W.T.: Throwing while looking through prisms. II. Specificity and storage of multiple gaze-throw calibrations, *Brain*, **119** (Pt 4), 1199-1211, 1996.

Merchant, H., Naselaris, T. and Georgopoulos, A.P.: Dynamic sculpting of directional tuning in the primate motor cortex during three-dimensional reaching, *J Neurosci*, **28**, 9164-9172, 2008.

Michaels, R.L. and Rothman, S.M.: Glutamate neurotoxicity in vitro: antagonist pharmacology and intracellular calcium concentrations, *J Neurosci*, **10**, 283-292, 1990.

Milner, A.D., Ockleford, E.M. and Dewar, W.: Visuo-spatial performance following posterior parietal and lateral frontal lesions in stumptail macaques, *Cortex*, **13**, 350-360,

1977.

Montgomery, J.: *Physical therapy for traumatic brain injury*. New York: Churchill Livingstone, 1995.

Murata, A., Fadiga, L., Fogassi, L., Gallese, V., Raos, V. and Rizzolatti, G.: Object representation in the ventral premotor cortex (area F5) of the monkey, *J Neurophysiol*, **78**, 2226-2230, 1997.

Murata, Y. and Higo, N.: Development and Characterization of a Macaque Model of Focal Internal Capsular Infarcts, *PLoS One*, **11**, e0154752, 2016.

Murata, Y., Higo, N., Oishi, T. and Isa, T.: Increased expression of the growth-associated protein-43 gene after primary motor cortex lesion in macaque monkeys, *Neurosci Res*, **98**, 64-69, 2015a.

Murata, Y., Higo, N., Oishi, T., Yamashita, A., Matsuda, K., Hayashi, M. and Yamane, S.: Effects of motor training on the recovery of manual dexterity after primary motor cortex lesion in macaque monkeys, *J Neurophysiol*, **99**, 773-786, 2008.

Murata, Y., Higo, N., Hayashi, T., Nishimura, Y., Sugiyama, Y., Oishi, T., Tsukada, H., Isa, T. and Onoe, H.: Temporal plasticity involved in recovery from manual dexterity deficit after motor cortex lesion in macaque monkeys, *J Neurosci*, **35**, 84-95, 2015b.

Murphy, T.H. and Corbett, D.: Plasticity during stroke recovery: from synapse to behaviour, *Nat Rev Neurosci*, **10**, 861-872, 2009.

Nagamoto-Combs, K., Morecraft, R.J., Darling, W.G. and Combs, C.K.: Long-term gliosis and molecular changes in the cervical spinal cord of the rhesus monkey after traumatic brain injury, *J Neurotrauma*, **27**, 565-585, 2010.

Nagasaka, K., Takashima, I., Matsuda, K. and Higo, N.: Late-onset hypersensitivity after a lesion in the ventral posterolateral nucleus of the thalamus: A macaque model of central post-stroke pain, *Sci Rep*, **7**, 10316, 2017.

Nemati, S.N., Jabbari, R., Hajinasrollah, M., Zare Mehrjerdi, N., Azizi, H., Hemmesi, K., Moghiminasr, R., Azhdari, Z., Talebi, A., Mohitmafi, S., Vosough Taqi Dizaj, A., Sharifi, G., Baharvand, H., Rezaee, O. and Kiani, S.: Transplantation of adult monkey neural stem cells into a contusion spinal cord injury model in rhesus macaque monkeys, *Cell J*, **16**, 117-130, 2014.

Nishimura, Y., Onoe, H., Morichika, Y., Perfiliev, S., Tsukada, H. and Isa, T.: Time-dependent central compensatory mechanisms of finger dexterity after spinal cord injury, *Science*, **318**, 1150-1155, 2007.

Nudo, R.J. and Milliken, G.W.: Reorganization of movement representations in primary motor cortex following focal ischemic infarcts in adult squirrel monkeys, *J Neurophysiol*, **75**, 2144-2149, 1996.

Nudo, R.J., Wise, B.M., SiFuentes, F. and Milliken, G.W.: Neural substrates for the effects of rehabilitative training on motor recovery after ischemic infarct, *Science*, **272**, 1791-1794, 1996a.

Nudo, R.J., Milliken, G.W., Jenkins, W.M. and Merzenich, M.M.: Use-dependent alterations of movement representations in primary motor cortex of adult squirrel monkeys, *J Neurosci*, **16**, 785-807, 1996b.

Nudo, R.J., Jenkins, W.M., Merzenich, M.M., Prejean, T. and Grenda, R.: Neurophysiological correlates of hand preference in primary motor cortex of adult squirrel monkeys, *J Neurosci*, **12**, 2918-2947, 1992.

Ogden, R. and Franz, S.I.: On cerebral motor control: The recovery from experimentally produced hemiplesia, *Psychobiology*, **1**, 33-47, 1917.

Ohbayashi, M., Picard, N. and Strick, P.L.: Inactivation of the Dorsal Premotor Area Disrupts Internally Generated, But Not Visually Guided, Sequential Movements, *J Neurosci*, **36**, 1971-1976, 2016.

Ongur, D., Ferry, A.T. and Price, J.L.: Architectonic subdivision of the human orbital and medial prefrontal cortex, *J Comp Neurol*, **460**, 425-449, 2003.

Overman, J.J., Clarkson, A.N., Wanner, I.B., Overman, W.T., Eckstein, I., Maguire, J.L., Dinov, I.D., Toga, A.W. and Carmichael, S.T.: A role for ephrin-A5 in axonal sprouting, recovery, and activity-dependent plasticity after stroke, *Proc Natl Acad Sci U S A*, **109**, E2230-2239, 2012.

Papadopoulos, C.M., Tsai, S.Y., Alsbiei, T., O'Brien, T.E., Schwab, M.E. and Kartje, G.L.: Functional recovery and neuroanatomical plasticity following middle cerebral artery occlusion and IN-1 antibody treatment in the adult rat, *Ann Neurol*, **51**, 433-441, 2002.

Passingham, R.E., Perry, V.H. and Wilkinson, F.: The long-term effects of removal of sensorimotor cortex in infant and adult rhesus monkeys, *Brain*, **106**, 675-705., 1983.

Pasternak, T. and Merigan, W.H.: Motion perception following lesions of the superior temporal sulcus in the monkey, *Cereb Cortex*, **4**, 247-259, 1994.

Petrides, M. and Pandya, D.N.: Dorsolateral prefrontal cortex: comparative cytoarchitectonic analysis in the human and the macaque brain and corticocortical connection patterns, *Eur J Neurosci*, **11**, 1011-1036, 1999.

Plautz, E.J., Milliken, G.W. and Nudo, R.J.: Effects of repetitive motor training on movement representations in adult squirrel monkeys: role of use versus learning, *Neurobiol Learn Mem*, **74**, 27-55, 2000.

Pouget, A. and Snyder, L.H.: Computational approaches to sensorimotor transformations, *Nat Neurosci*, **3** Suppl, 1192-1198, 2000.

Puentes, S., Kaido, T., Hanakawa, T., Ichinohe, N., Otsuki, T. and Seki, K.: Internal capsule stroke in the common marmoset, *Neuroscience*, **284**, 400-411, 2015.

Quessy, S., Cote, S.L., Hamadjida, A., Deffeyes, J. and Dancause, N.: Modulatory Effects of the Ipsi and Contralateral Ventral Premotor Cortex (PMv) on the Primary Motor Cortex (M1) Outputs to Intrinsic Hand and Forearm Muscles in Cebus apella, *Cereb Cortex*, **26**, 3905-3920, 2016.

Reinkensmeyer, D.J., Guigon, E. and Maier, M.A.: A computational model of use-dependent motor recovery following a stroke: optimizing corticospinal activations via reinforcement learning can explain residual capacity and other strength recovery dynamics, *Neural Netw*, **29-30**, 60-69, 2012.

Rizzolatti, G. and Luppino, G.: The cortical motor system, *Neuron*, **31**, 889-901, 2001.

Rokni, U., Steinberg, O., Vaadia, E. and Sompolinsky, H.: Cortical representation of bimanual movements, *J Neurosci*, **23**, 11577-11586, 2003.

Rosenzweig, E.S., Brock, J.H., Culbertson, M.D., Lu, P., Moseanko, R., Edgerton, V.R., Havton, L.A. and Tuszynski, M.H.: Extensive spinal decussation and bilateral termination of cervical corticospinal projections in rhesus monkeys, *J Comp Neurol*, **513**, 151-163, 2009.

Rosenzweig, E.S., Courtine, G., Jindrich, D.L., Brock, J.H., Ferguson, A.R., Strand, S.C., Nout, Y.S., Roy, R.R., Miller, D.M., Beattie, M.S., Havton, L.A., Bresnahan, J.C., Edgerton, V.R. and Tuszynski, M.H.: Extensive spontaneous plasticity of corticospinal projections after primate spinal cord injury, *Nat Neurosci*, **13**, 1505-1510, 2010.

Rossetti, Y., Rode, G., Pisella, L., Farne, A., Li, L., Boisson, D. and Perenin, M.T.: Prism adaptation to a rightward optical deviation rehabilitates left hemispatial neglect, *Nature*, **395**, 166-169, 1998.

Rosso, C., Colliot, O., Valabregue, R., Crozier, S., Dormont, D., Lehericy, S. and Samson, Y.: Tissue at risk in the deep middle cerebral artery territory is critical to stroke outcome, *Neuroradiology*, **53**, 763-771, 2011.

Sasaki, E. *et al.*: Generation of transgenic non-human primates with germline transmission, *Nature*, **459**, 523-527, 2009.

Sasaki, S., Isa, T., Pettersson, L.G., Alstermark, B., Naito, K., Yoshimura, K., Seki, K. and Ohki, Y.: Dexterous finger movements in primate without monosynaptic corticomotoneuronal excitation, *J Neurophysiol*, **92**, 3142-3147, 2004.

Schiemanck, S.K., Kwakkel, G., Post, M.W., Kappelle, L.J. and Prevo, A.J.: Impact of internal capsule lesions on outcome of motor hand function at one year post-stroke, *J Rehabil Med*, **40**, 96-101, 2008.

Schmidlin, E., Kaeser, M., Gindrat, A.D., Savidan, J., Chatagny, P., Badoud, S., Hamadjida, A., Beaud, M.L., Wannier, T., Belhaj-Saif, A. and Rouiller, E.M.: Behavioral assessment of manual dexterity in non-human primates, *J Vis Exp*, 2011.

Scott, S.H.: Reply to 'One motor cortex, two different views', *Nat Neurosci*, **3**, 964-965, 2000.

Smith, M.A., Brandt, J. and Shadmehr, R.: Motor disorder in Huntington's disease begins as a dysfunction in error feedback control, *Nature*, **403**, 544-549, 2000.

Sterr, A., Freivogel, S. and Schmalohr, D.: Neurobehavioral aspects of recovery: assessment of the learned nonuse phenomenon in hemiparetic adolescents, *Arch Phys Med Rehabil*, **83**, 1726-1731, 2002.

Strittmatter, S.M., Vartanian, T. and Fishman, M.C.: GAP-43 as a plasticity protein in neuronal form and repair, *J Neurobiol*, **23**, 507-520, 1992.

Sugiyama, Y., Higo, N., Yoshino-Saito, K., Murata, Y., Nishimura, Y., Oishi, T. and Isa, T.: Effects of early versus late rehabilitative training on manual dexterity after corticospinal tract lesion in macaque monkeys, *J Neurophysiol*, **109**, 2853-2865, 2013.

Tanaka, H., Sejnowski, T.J. and Krakauer, J.W.: Adaptation to visuomotor rotation through interaction between posterior parietal and motor cortical areas, *J Neurophysiol*, **102**, 2921-2932, 2009.

Tanji, J.: Sequential organization of multiple movements: involvement of cortical motor areas, *Annu Rev Neurosci*, **24**, 631-651, 2001.

Taub, E., Uswatte, G., Mark, V.W. and Morris, D.M.: The learned nonuse phenomenon: implications for rehabilitation, *Eura Medicophys*, **42**, 241-256, 2006.

Taub, E., Crago, J.E., Burgio, L.D., Groomes, T.E., Cook, E.W., 3rd, DeLuca, S.C. and Miller, N.E.: An operant approach to rehabilitation medicine: overcoming learned nonuse by shaping, *J Exp Anal Behav*, **61**, 281-293, 1994.

Taub, E., Miller, N.E., Novack, T.A., Cook, E.W., 3rd, Fleming, W.C., Nepomuceno, C.S., Connell, J.S. and Crago, J.E.: Technique to improve chronic motor deficit after stroke, *Arch Phys Med Rehabil*, **74**, 347-354, 1993.

Travis, A.M.: Neurological deficiencies after ablation of the precentral motor area in Macaca mulatta, *Brain*, **78**, 155-173, 1955.

Tseng, Y.W., Diedrichsen, J., Krakauer, J.W., Shadmehr, R. and Bastian, A.J.: Sensory prediction errors drive cerebellum-dependent adaptation of reaching, *J Neurophysiol*, **98**, 54-62, 2007.

Turrigiano, G.G.: The self-tuning neuron: synaptic scaling of excitatory synapses, *Cell*, **135**, 422-435, 2008.

Turrigiano, G.G. and Nelson, S.B.: Homeostatic plasticity in the developing nervous system, *Nat Rev Neurosci*, **5**, 97-107, 2004.

van Ooyen, A.: Using theoretical models to analyse neural development, *Nat Rev Neurosci*, **12**, 311-326, 2011.

van Vliet, P., Pelton, T.A., Hollands, K.L., Carey, L. and Wing, A.M.: Neuroscience findings on coordination of reaching to grasp an object: implications for research, *Neurorehabil Neural Repair*, **27**, 622-635, 2013.

Vilensky, J.A. and Gilman, S.: Lesion of the precentral gyrus in nonhuman primates: a pre-medline bibliography, *Int J Primatology*, **23**, 1319-1333, 2002.

Wahl, A.S., Omlor, W., Rubio, J.C., Chen, J.L., Zheng, H., Schroter, A., Gullo, M., Weinmann, O., Kobayashi, K., Helmchen, F., Ommer, B. and Schwab, M.E.: Neuronal repair. Asynchronous therapy restores motor control by rewiring of the rat corticospinal tract after stroke, *Science*, **344**, 1250-1255, 2014.

Ward, N.S., Brown, M.M., Thompson, A.J. and Frackowiak, R.S.: Neural correlates of motor recovery after stroke: a longitudinal fMRI study, *Brain*, **126**, 2476-2496, 2003.

Wenzelburger, R., Kopper, F., Frenzel, A., Stolze, H., Klebe, S., Brossmann, A., Kuhtz-Buschbeck, J., Golge, M., Illert, M. and Deuschl, G.: Hand coordination following capsular stroke, *Brain*, **128**, 64-74, 2005.

Winship, I.R. and Murphy, T.H.: In vivo calcium imaging reveals functional rewiring of single somatosensory neurons after stroke, *J Neurosci*, **28**, 6592-6606, 2008.

Wolf, S.L.: Revisiting constraint-induced movement therapy: are we too smitten with the mitten? Is all nonuse "learned"? and other quandaries, *Phys Ther*, **87**, 1212-1223, 2007.

Wolf, S.L., Lecraw, D.E., Barton, L.A. and Jann, B.B.: Forced use of hemiplegic upper extremities to reverse the effect of learned nonuse among chronic stroke and head-injured patients, *Exp Neurol*, **104**, 125-132, 1989.

Wolf, S.L., Newton, H., Maddy, D., Blanton, S., Zhang, Q., Winstein, C.J., Morris, D.M. and Light, K.: The Excite Trial: relationship of intensity of constraint induced movement therapy to improvement in the wolf motor function test, *Restor Neurol Neurosci*, **25**, 549–562, 2007.

Wolf, S.L., Winstein, C.J., Miller, J.P., Taub, E., Uswatte, G., Morris, D., Giuliani, C., Light, K.E. and Nichols-Larsen, D.: Effect of constraint-induced movement therapy on upper extremity function 3 to 9 months after stroke: the EXCITE randomized clinical trial, *JAMA*, **296**, 2095–2104, 2006.

Wolf, S.L., Winstein, C.J., Miller, J.P., Thompson, P.A., Taub, E., Uswatte, G., Morris, D., Blanton, S., Nichols-Larsen, D. and Clark, P.C.: Retention of upper limb function in stroke survivors who have received constraint-induced movement therapy: the EXCITE randomised trial, *Lancet Neurol*, **7**, 33–40, 2008.

Yamashita, T., Ninomiya, M., Hernandez Acosta, P., Garcia-Verdugo, J.M., Sunabori, T., Sakaguchi, M., Adachi, K., Kojima, T., Hirota, Y., Kawase, T., Araki, N., Abe, K., Okano, H. and Sawamoto, K.: Subventricular zone-derived neuroblasts migrate and differentiate into mature neurons in the post-stroke adult striatum, *J Neurosci*, **26**, 6627–6636, 2006.

Yamazaki, Y., Hikishima, K., Saiki, M., Inada, M., Sasaki, E., Lemon, R.N., Price, C.J., Okano, H. and Iriki, A.: Neural changes in the primate brain correlated with the evolution of complex motor skills, *Sci Rep*, **6**, 31084, 2016.

Yoshino-Saito, K., Nishimura, Y., Oishi, T. and Isa, T.: Quantitative inter-segmental and inter-laminar comparison of corticospinal projections from the forelimb area of the primary motor cortex of macaque monkeys, *Neuroscience*, **171**, 1164–1179, 2010.

Youn, S.W., Kim, J.H., Weon, Y.C., Kim, S.H., Han, M.K. and Bae, H.J.: Perfusion CT of the brain using 40-mm-wide detector and toggling table technique for initial imaging of acute stroke, *AJR Am J Roentgenol*, **191**, W120–126, 2008.

Zeiler, S.R., Hubbard, R., Gibson, E.M., Zheng, T., Ng, K., O'Brien, R. and Krakauer, J.W.: Paradoxical Motor Recovery From a First Stroke After Induction of a Second Stroke: Reopening a Postischemic Sensitive Period, *Neurorehabil Neural Repair*, **30**, 794–800, 2016.

第7章 局所性ジストニア

7.1 身体性システム学におけるジストニア研究

　ジストニア（dystonia）とは病的な不随意運動の一型，あるいはそのような不随意運動を生じる神経疾患・病態を言う．ジストニアにはさまざまなタイプがあるが，特発性ジストニアの多くを占める局所性課題特異性ジストニアでは，長期間の運動訓練や動作の反復に伴って，なんらかの異常が脳内に生じ，使用する身体部位に限定して異常運動が出現する（Furuya and Hanakawa 2016）．即ち，局所性課題特異性ジストニアの原因は脳内身体表現の不調と言える．また，局所性課題特異性ジストニアは，運動学習の基盤である脳内ネットワークに，「不良適応（maladaptation）」あるいは「病的神経可塑性（malplasticity）」が誘導されることが原因と考えられている（図 7.1）．つまり，局所性課題特異性ジストニアとは，日々の運動学習より脳内に生じる短期的な過程（ファストダイナミクスに相当）の反復と，通常は運動技能の向上をもたらす長期的な過程（スローダイナミクスに相当）の間に不適合が発生した状態であるといえる．局所性課題特異性ジストニアの病態におけるファストダイナミクスとスローダイナミクスの関係をモデル化して異常発生点を同定し，リハビリテーションにより介入する手法を開発することは（モデルベーストリハビリテーション），身体性システム学の目的に適う重要な研究テーマである．

　本章では，モデルベーストリハビリテーション開発を行っていくための前提となる知識として，まずジストニアを臨床（7.1 節）と行動計測（7.2 節）から特徴付け，次いで臨床神経生理学的研究（7.3 節）と脳イメージング研究（7.4 節）からジストニアの脳内身体表現異常について考察し，最後に現

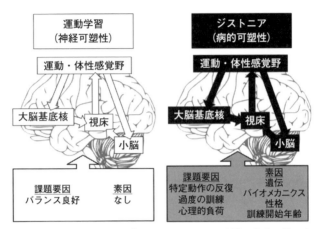

図7.1　運動学習による技能向上とジストニアの病態は表裏一体である

在までに提案されている薬物治療（7.5節）とリハビリテーション法（7.6節）の紹介を行う.

7.1.1　ジストニアとは——定義と臨床的分類

　1911年にドイツの神経内科医であった Hermann Oppenheim が, 幼児期に全身の筋緊張異常と捻転を生じる遺伝性疾患を dystonia musclurom deformans（全身性捻転ジストニア, 現在の DYT1 ジストニア）と名付けたのがジストニアという言葉の語源とされる.“ジス（dys-）”は異常や不全を示す接頭語である.“トニア（-tonia）”は,（筋）緊張を指すトーヌス（tonus）というラテン語に由来する. 1975年の第1回国際ジストニア会議において, 全身性ジストニアに加え, 身体の局所に同様の不随意運動や異常姿勢が生じる眼瞼痙攣（blepharospasm）, 痙性斜頸（spasmodic torticollis）や書痙（writer's cramp）など局所性の病態についても, 同じくジストニアと呼ぶことが提唱された. 現在の定義では,「ジストニアとは持続性または間欠性の筋収縮によるしばしば反復性の異常運動, 異常姿勢または両者を特徴とする運動異常症である. 通常一定のパターンを示し捻転性であるが, 振戦様のこともある. しばしば随意運動に誘発されたり, 随意運動により悪化したりすることがあり, さらに筋活動の overflow を伴う.」とされている（Albanese *et al.* 2013）. ただし視診だけでは診断が難しいことも多く, 行動計測が診断

の一助となる（7.2節）．またoverflowとは，随意運動の正常範囲を逸脱して周囲に広がる過剰な筋収縮のことを言う．

臨床症状と病因を軸とした分類がある（表7.1）．臨床症状による分類は，ジストニアの症状とジストニア以外の神経・全身症状に大別される．ジストニアを臨床的に特徴付ける要因としては，発症年齢，障害される身体部位や時間的パターンがある．

発症年齢は診断上重要である．幼児期（生後から2歳），小児期（3歳から12歳），青年期（13歳から20歳），成人早期（21歳から40歳），成人後期（41歳以上）に分類されている．小児期（2〜6歳）発症の運動発達遅滞を伴うジストニアの多くは脳性麻痺による．DYT1ジストニアの発症年齢は通常20歳以下であり，ドーパ反応性ジストニア（DYT 5）は6歳頃から発症する．

障害される身体部位により，局所性（focal），分節性（segmental），多巣性（multifocal），全身性（generalized）および半身性ジストニア（hemidystonia）に分類される．身体の一部位のみに限局するジストニアを局所性ジストニアと呼び，顔面上部（眼瞼），顔面下部（顎，口周囲，咽頭，舌），頸部，喉頭，四肢などに発症する．連続した2つ以上の部位にジストニアが見られる状態を分節性と呼び，典型例は顔面上部（眼瞼）と顔面下部の両方にジストニアが見られるMeige（メイジュ）症候群である．多巣性とは連続しない2つ以上の部位にジストニアが見られることをいう．全身性ジストニアでは，体幹に加えて少なくとも他の2つ以上の部位にジストニアがみられる．身体の一側のみにみられるジストニアを半身性ジストニアと呼ぶ．

時間的パターンとして，まず症状が固定性（器質性病変に伴うことが多い）か，進行性かによって分類される．さらに，症状が1日のうちほぼ同様であるか（持続性），日内変動があるか否か，動作に伴って出現するか否かも診断上重要である．症状が運動に伴って出現する場合，特定の運動に伴って再現性を持って一定時間出現する場合（動作特異性）と，特定の動作に伴うわけではないが，急激な動作で数十秒から数分程度の短い間誘発される場合（発作性運動誘発性）がある．

ジストニアは，ジストニア症状のみ単独で生じる場合と，他の神経症状と複合する場合がある．現在の定義では，振戦のみが共存する場合は単独ジストニアとしてよい（dystonic tremor）．ミオクローヌス（素早い電撃的な不

表7.1　ジストニアの分類（Albanese *et al.*, 2013）

Axis 1：臨床的特徴による分類	B．他の神経症状や全身障害の有無
1．ジストニア症状の臨床的特徴	・ジストニアを含む運動障害のみの症状
A．発症年齢による分類	・運動障害以外の神経症状や全身障害を合併
・幼児期発症（0-2歳）ジストニア	する
・小児期発症（3-12歳）ジストニア	**Axis 2：病因による分類**
・青年期発症（13-20歳）ジストニア	1．神経病理所見による分類
・成人早期発症（21-40歳）ジストニア	・神経変性の証拠がある場合
・成人後期発症（41歳以上）ジストニア	・局在病変の証拠がある場合（固定性ジストニ
B．身体分布	アのことが多い）
・局所性（focal）ジストニア	・神経変性や局在病変の証拠がない場合
・分節性（segmental）ジストニア	2．分類
・多巣性（multifocal）ジストニア	A．遺伝性（inherited）
・全身性（generalized）ジストニア	・常染色体優性（autosomal dominant）
・半身性ジストニア（hemidystonia）	・常染色体劣性（autosomal recessive）
C．時間パターン	・伴性劣性（X-linked recessive）
a．発症からの経過	・ミトコンドリア遺伝（mitochondrial）
・固定性（static）ジストニア	B．後天性（acquired）
・進行性（progressive）ジストニア	・出生時脳損傷
b．症状の変動性	・感染
・持続性（persistent）ジストニア	・薬剤
・動作特異性（action-specific）ジストニ	・中毒
ア	・血管性
・日内変動性（diurnal）ジストニア	・腫瘍
・発作性（paroxysmal）ジストニア	・外傷
2．ジストニア症状以外の臨床的特徴	・心因性
A．他の運動障害の有無	C．特発性（idiopathic）
・ジストニア単独（isolated dystonia）	・孤発性
・ジストニア複合（combined dystonia）	・家族性

随意運動）やパーキンソニズム（無動・寡動，筋固縮や姿勢反射障害）が共存する場合，複合ジストニアと分類する．運動障害以外の他の神経症状や全身症状が伴うかも重要である．

　以上の分類を前提とした典型的なジストニア症候群として，（1）早期発症の単独ジストニア，（2）成人後期発症の局所あるいは分節性ジストニア，（3）ジストニア・パーキンソニズム，（4）ミオクローヌス・ジストニアが挙げられる．（1）の典型例はDYT1とDYT6であるが，原因が未知の家族例や孤発例も少なくない．（2）の典型例は痙性斜頸，眼瞼痙攣，顎口腔ジストニア，書痙やその他の職業性ジストニアである．（3）はDYT5，DYT3，DYT12に加え，遺伝性パーキンソニズム（PARKIN，PINK1，DJ1関連），ウィルソ

ン病や鉄沈着を伴う神経変性疾患に見られる．（4）は DYT11 で見られ，お
そらく本態性ミオクローヌスと同一の疾患である．

7.1.2 ジストニアの病理と病因

　病因として遺伝性，後天性，特発性が分類されている．遺伝性は遺伝子異
常が同定されているもの，後天性はジストニアを発症する既知の特定病変を
有するもの，特発性は原因の明らかでないものを指す．明らかな病変を伴わ
ないものを一次性ジストニア，伴うものを二次性ジストニアと呼ぶことがあ
る．神経疾患としては珍しく，ジストニアには病変や病理的異常がはっきり
しているものは少ない．しかし，後述するように，臨床神経生理学的に運動
野興奮性や可塑性の異常を計測することが可能であり（7.3 節），神経イメー
ジング研究では，大脳基底核，小脳，大脳皮質，視床や脳幹に軽度の灰白質
萎縮や白質線維結合の異常が存在する可能性が示されている（7.4 節）．

　2017 年現在，遺伝性ジストニアの原因遺伝子は DYT29 まで登録されてい
る（Online Mendelian Inheritance in Man）．日本で報告のある遺伝性ジスト
ニアは，DYT1，DYT5，DYT6，DYT10 などである．遺伝性ジストニアの
代表である DYT1（Oppenheim ジストニア）は，常染色体優性遺伝形式をと
り，小児期から成年期に発症する．神経細胞に発現する膜貫通タンパクであ
る TorsinA をコードする遺伝子（TOR1A）の異常による．四肢から発症し，
全身に広がる全身性捻転ジストニアを生じる．TorsinA の遺伝子改変マウス
は，小脳を含む神経ネットワークの異常を示す．DYT5 は，常染色体優性遺
伝をとるが，女性で症状が目立ち，6 歳頃に下肢のジストニアで発症する．
睡眠による症状の改善に加え，少量のレボドーパによる症状の劇的な改善
（ドーパ反応性ジストニア）が特徴である．ドーパミン合成に関わる酵素で
ある GTP cyclohydrolase 1（GCH1）が原因遺伝子として同定されている．
DYT6 は常染色体優性遺伝形式をとり，転写因子 THAP1 の変異による．小
児期から成年後期まで幅広い発症年齢の報告があり（平均発症年齢は 16 歳），
上肢・頭頸部のジストニアで発症し，全身に広がることが多い．DYT10 は，
常染色体優性遺伝形式をとり，発作性運動誘発性ジスキネジアとして知られ
ていた．発症年齢は小児期から青年期であり，症状は突然の運動により誘発
される数秒から数分の短い発作性ジストニアもしくは舞踏病運動である．

PRRT2（proline-rich transmembrane protein 2）遺伝子の変異による．PRRT2 は主に基底核に発現し神経伝達物質放出に関わるとされている．

　後天性ジストニアは，新生児期の低酸素脳症などによる脳性麻痺や血管性，脳腫瘍，感染，中毒など器質性病変に続発するものをいう．責任病巣については，後節（7.4 節）で詳述するが，大脳基底核病変，脳幹・小脳病変に伴う報告が多い．

　特発性ジストニアのほとんどは，成人後期に発症する局所性ジストニアである．典型例は，痙性斜頚，眼瞼痙攣，顎口腔ジストニア，痙性発声障害（spasmodic dysphonia），そして書痙など職業性ジストニアを含む局所性課題特異性ジストニアである．課題特異性ジストニアは，専門家集団内の発症率が非常に高いことが知られている．たとえば，音楽家の2%がジストニアを発症すると報告されている（Altenmüller *et al.* 2012）．職業性ジストニアには，書字（書痙）や描画（漫画家など），タイピスト，音楽家（musician's dystonia），理容師・美容師や服の仕立業（ハサミ），やスポーツ選手（ゴルフ，テニス，クリケット，ダーツなど）に発症するものが知られている．また，スポーツ選手に発症するイップス（Yips）という病態の少なくとも一部には，アスリートジストニア（athlete's dystonia）が含まれると考えられている．

7.2　行動計測でみる動作異常

　ジストニアの不随意運動を定量的に評価することは，病態の詳細な分類や正確な診断，予後の評価などにおいて，重要な役割を持つ．しかし，局所性課題特異性ジストニアの症状は低速度で容易な動作では顕著に現れず，一定以上の速度と巧緻性が要求される特定の運動中に現れるため，肉眼での正確な評価は容易ではない．さらに，音楽家の手指の局所性ジストニアでは，罹患指のみならず，代償動作を行う指（代償指）も異常な動きや姿勢を示す．そのため罹患指を正確に同定することは極めて困難であり，ボツリヌス毒素を投与する筋の同定などの治療に支障をきたすことがある．このような臨床観察の限界を打破するために，行動計測による局所性ジストニアの動作異常の評価が数多くなされてきた．

7.2.1　筋電図

　筋電図とは，骨格筋の電気活動を侵襲的（針筋電図）あるいは非侵襲的
（表面筋電図）電極を用いて計測し，神経筋機能を評価する技術である．ヒ
トは同じ関節位置のまま筋活動を増減することができるため，動作には現れ
ない筋肉の働きの変化も計測・評価することができる筋電図は，異常な筋収
縮を評価する手段として，臨床現場では古くから用いられてきた．特に，書
痙を中心とした局所性ジストニアの罹患肢において，主動筋と拮抗筋の強い
同時収縮が報告されている（Cohen and Hallett, 1988）．生理的状態において
は，主動筋の活動時には拮抗筋の活動は低下する（相反抑制）ことから，ジ
ストニアに見られる主動筋と拮抗筋の同時収縮は病的と考えられてきた．た
だし，主動筋と拮抗筋の同時収縮の増大がジストニア症状の本態を反映して
いるのか，あるいは随伴所見であるのかについては，いまだ議論の余地があ
る．たとえば，拮抗筋同士の同時収縮による関節スティフネスの増大は，学
習初期などに動作の正確性を高めるための中枢神経系の方略であることが知
られており，拮抗筋の同時収縮が局所性ジストニアによる動作の巧緻性低下
を代償している可能性は否定できない．さらに，音楽家の局所性ジストニア
を調べた近年の研究では，必ずしも同時収縮の異常な増大は観察されていな
い（Ioannou et al., 2016）．

7.2.2　動作分析

　動作分析は，動作や姿勢の異常を客観的に評価するために有用である．局
所性ジストニアの不随意動作や姿勢異常の定量評価には，高速度カメラから
成るモーションキャプチャシステム（Curra et al., 2004），データグローブ
（Adler et al., 2011; Furuya et al., 2015），楽器に内蔵された位置センサー
（Musical Instrument Digital Interface: MIDI）（Jabusch et al., 2004; Furuya
and Altenmüller, 2013a），加速度センサー（Lee et al., 2014b）やペンタブレ
ット（Zeuner et al., 2007）などが用いられてきた．
　書痙患者の手指運動を高速度カメラで計測すると，指同士の動きを独立に
制御する機能（独立運動機能）の低下が観察される（Curra et al., 2004）．手
指の独立運動機能低下は，局所性ジストニアを罹患したピアニストの手指動

作を，データグローブを用いて計測し，主成分分析を用いて解析することでも見出せる（Furuya *et al.*, 2015）．回帰分析を行うと，指の動きの独立性の低下が著しいピアニストほど打鍵タイミングのバラつきが大きいことから，局所性ジストニアによる手指の独立運動機能の低下は，演奏の巧緻性の低下と関連していることが示唆される．また，局所性ジストニアによるピアニストの手指の動作異常は，演奏するテンポが速いほど大きいことが知られている（Furuya and Altenmüller, 2013b）．これは，高速度の動作ほど動作の正確性要求が高いことと関連していると考えられる（Fitts's の法則）．データグローブは，ゴルファーの局所性ジストニアの動作異常評価にも用いられている（Adler *et al.*, 2011）．イップスを訴えているゴルファーは，ゴルフのパッティング課題時に，手首の回内外動作が健常なゴルファーに比べてより強く見られた．しかし，イップスと局所性ジストニアの関連性については未解明な部分が多い．

　楽器演奏における音楽家の局所性ジストニアの定量評価には，電子楽器に内蔵された MIDI センサを用いることができる．MIDI センサはすべての電子鍵盤楽器に内蔵されており，打鍵および離鍵のタイミングや速度に関する情報をデジタル情報として出力する．たとえば，手指の局所性ジストニアを罹患したピアニストに音階を演奏してもらうと，打鍵と離鍵それぞれのタイミングの分散が健常ピアニストよりも大きいことが明らかとなった（Jabusch *et al.*, 2004）．さらに，罹患筋へのボツリヌス毒素の投与により（7.5 節），これらの動作タイミングの異常が低減したことから，局所性ジストニアと動作のタイミング制御の機能失調の関係が示唆された．また，手指の特定の指を最速で連続タッピングし，その他の指を動かさないように随意的に保持する課題を行い，動作の強さやタイミングに関する特徴量に対して主成分分析と機械学習の一種であるサポートベクターマシーンを用いて解析した結果，交差判別による局所性ジストニアの罹患指の判別成績は 90％を超えるなど，行動計測と機械学習を組み合わせた検討も行われている（Furuya and Altenmüller, 2013a）．

　局所性ジストニアに伴う振戦は，加速度センサを用いて評価することが可能である（Lee *et al.*, 2014b）．弦楽器奏者の右腕に加速度センサを取り付け，右手で把持した弓を弦上で動かすボーイング動作の加速度信号に対して周波

数分析を行った結果，局所性ジストニアによる振戦特有の周波数成分が5～6Hz周辺に観察された．また，管楽器奏者など他の楽器奏者の振戦においても，演奏する楽器や発症する身体部位によらず，類似した周波数帯域の症状が観察される．なお，これらの研究が対象とした振戦は，課題特異的に症状が現れる振戦であり，演奏者が専門とする楽器を演奏するときにしか発症しないため，局所性ジストニアと関連した振戦（dystonic tremor）と考えられているが，ジストニアを伴わない振戦との関わりなど，その詳細はいまだ明らかでない．

　ペンタブレットを用いて書痙患者の書字動作や描画研究を分析した結果，書痙患者は健常者に比べて，書字動作のピーク速度の試行間のバラつきが大きいことや，運動時間が長いこと，筆圧が強いことが報告されている（Zeuner et al., 2007）．

7.2.3　力センサ

　書痙患者における把持力の制御異常を調べるため，フォーストランスデューサーを用いた精密把握動作中の発揮力の評価がされている（Nowak et al., 2005）．親指と示指を用いて未知の物体を持ち上げる際，把持力の顕著なオーバーシュートが書痙患者において認められた．しかし，その後数試行を通して，健常者と同様の力発揮特性を示すように変化した．このことから，書痙では力制御におけるフィードフォワード制御機能の異常が示唆されている．また，力を急速に印加したり除圧したりする際，書痙患者は健常者よりも力の増減速度が遅いことが知られており，これも力の制御機能異常を示唆する知見と考えられている（Prodoehl et al., 2006）．

7.2.4　その他の計測

　管楽器奏者に発症する口輪筋や舌の局所性ジストニア，即ちアンブシュア・ジストニアは，動作の計測・評価が困難である．そのため，マイクロフォンを用いて楽器から発音した音響情報を収録し，信号処理を用いて運動機能異常を定量評価する試みがなされている（Lee et al., 2014a）．音響信号の基本周波数（F0）の時系列変化を抽出し，その時間変動（ピッチの揺らぎ）の大きさを評価したところ，アンブシュア・ジストニアを罹患した管楽器奏

者は，健常奏者に比べて，ピッチの揺らぎが大きかった．より詳細な病態の理解や正確な診断のため，近年は，リアルタイム MRI 技術を用いて，口腔内の運動の時間変化を可視化し，アンブシュア・ジストニアの運動機能異常を定量評価する試みも報告されており，従来技術では定量評価の難しかった舌の運動異常を同定するなど，今後期待される新技術である（Iltis *et al.*, 2015）．

7.3　ジストニアの脳内身体表現変容I──臨床神経生理でみる

　ジストニアの発症機序はいまだ不明であるが，円滑な運動遂行上必要な主動筋と拮抗筋の収縮のタイミングを決めている運動サブルーチンの障害，あるいは感覚運動連関の障害などが推測されている．このようなジストニアの脳内身体表現異常をどのように捉えることができるか？　これまでに，これらの障害を同定する臨床神経生理学的試みは数多くなされているが，本節では大脳皮質神経細胞を非侵襲的に刺激できる経頭蓋磁気刺激（transcranial magnetic stimulation: TMS）を用いた方法について概説する．

7.3.1　経頭蓋磁気刺激

　TMS は 1985 年に英国の Barker らが開発した手法であり，刺激コイルに電流を瞬間的に流すことでコイルを貫く磁場を発生させ，それにより頭蓋内に渦電流（誘導電流）を発生させることで神経細胞を非侵襲的に刺激する方法である．刺激の対象は大脳皮質や小脳など脳の表層の神経細胞にとどまらず，特殊なコイルを用いることで脳幹の錐体交叉などを刺激することも可能である．第一次運動野を刺激すれば対応する筋肉に twitch（ピクッとした動き）を誘発でき，その twitch は表面筋電図により運動誘発電位（motor evoked potential: MEP）として容易かつ客観的に測定することが可能であるため，ジストニアを含む運動障害疾患に活発に応用されてきた．刺激手法としては単発刺激，二発刺激，反復刺激などの方法がある．単発刺激では MEP の大きさなどを指標に皮質興奮性の変化を測定できる．二発刺激法では試験刺激に先行して，刺激強度の弱い条件刺激を行うことで MEP を測定し，ある条件下での MEP の抑制・促通をみることで皮質内神経回路についての解

析を行う手法である．一方で反復刺激は，TMS を反復して行うことで，刺激終了後も持続する MEP の変化を誘導する方法であり，シナプス可塑性に類似した長期効果を誘導できる手法である．

7.3.2　ジストニアでの Short interval intracortical inhibition（SICI）

　TMS 二発刺激法では弱い（閾値以下の）条件刺激を先行させると，試験刺激のみのときと比べて条件刺激–試験刺激間隔（interstimulus interval: ISI）が 1 ～ 5 ms で MEP が抑制され（MEP 振幅低下）10 ～ 20 ms では促通（MEP 振幅増大）が起きる．さまざまな先行研究によりこれらの抑制・促通は大脳皮質内で生じていることが示されており，そのためそれぞれ short interval intracortical inhibition（SICI），intracortical facilitation（ICF）と呼ばれている．それぞれ主に関わる神経伝達物質も明らかとなっており，SICI は抑制系神経伝達物質である GABA(γ- アミノ酪酸)-A と，ICF は興奮性のグルタミン酸の機能と関わる（Berardelli *et al*., 2008）．古典的には大脳基底核がジストニアの病態の主座と考えられており（最近では小脳や視床が主座という説もある），その下流の異常として感覚運動皮質の過活動や脱抑制があると考えられてきた．実際，ジストニアでは，上肢局所性ジストニア（Furuya *et al*. 2018 など），眼瞼痙攣，痙性斜頸，ドーパ反応性ジストニア（DYT5），DYT1 の無症候性キャリアなど多くの病態において SICI の抑制の減弱があるという報告があり，皮質内の GABA-A の系を介して脱抑制が起きていると一般的にはいわれている．しかし，詳細に検討すると，ジストニアでは SICI は正常であり，むしろ皮質内神経回路の興奮性の違いにより，見かけ上 SICI が異常に見えているだけである，という主張もある（Hanajima *et al*., 2008）．すなわち SICI に異常があることが直ちに GABA の抑制系異常を意味するわけではなく，TMS により刺激されている細胞集団の興奮性の違い（ジストニアでは SICI のかかりにくい early I-wave が刺激されやすい）を反映している可能性もある．SICI 異常＝GABA 異常と短絡的に考えるべきではない．

7.3.3　反復経頭蓋磁気刺激法による可塑性の誘導

　反復経頭蓋磁気刺激法（repetitive transcranial magnetic stimulation: rTMS）

は，TMS を反復して行うことで，刺激終了後も持続する MEP の変化（増大させる場合は促通）を誘導する手法である．経頭蓋直流電気刺激（transcranial direct current stimulation: tDCS）という手法もあり，まとめて非侵襲的脳刺激法（Non-invasive brain stimulation: NIBS）と総称される．さまざまな手法があるが詳細は Huang ら（2017）を参照されたい．いずれの手法においても，運動学習との相互作用があることや，特に NMDA（N-メチル-D-アスパラギン酸）受容体拮抗薬によりこれらの可塑性が消失することが知られている．運動学習の神経基盤は明らかになっていないが，シナプス可塑性が重要であること，および長期増強や長期抑圧といったシナプス可塑性は NMDA 受容体依存性であることなどから，NIBS による可塑性誘導の神経基盤としてシナプス可塑性に類似したものが想定されている．ジストニアにおいて，可塑性が注目される理由としては，ジストニアの一部では過剰学習による不良適応の関与が示唆されているためである（Furuya and Hanakawa, 2016）．また，NIBS による治療の試みもあり（7.6 節），NIBS はジストニア研究において欠かすことのできないツールである．

7.3.4　ジストニアでの rTMS 誘導可塑性異常

Paired associative stimulation（PAS）という正中神経刺激と TMS を組み合わせた促通手法を用いて，書痙患者では PAS の促通性効果が異常に増強していること，さらに通常短母指外転筋にのみ誘導される可塑性が，書痙患者では小指外転筋にも誘導されることが報告されている．同様の観察は体性感覚野でも認められている（Quartarone et al., 2003; Tamura et al., 2009）．生理的状態では，PAS による可塑性は条件刺激を行った部位（正中神経支配の短母指外転筋）にのみ認められ，尺骨神経支配である小指外転筋には認められない（homotopic な可塑性）．したがって，条件刺激を行っていない小指外転筋でも可塑性誘導が認められるジストニアでは，量的に過剰な可塑性があるだけでなく，可塑性異常が空間的にも（おそらく第一次運動野内で，過剰学習を介して）広がっていると推測できる．

7.3.5　NIBS で誘導される神経可塑性の個人差

rTMS を用いて疾患異常と可塑性の関係を調べた研究は，ジストニアを対

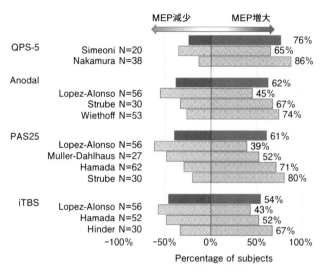

図 7.2 各プロトコールにおける正常者の可塑性ばらつき

運動誘発電位（motor evoked potential: MEP）を増強させるプロトコールにおいて，原著通りに MEP を増大させた正常被験者の割合を示した．左に示したのが各プロトコール（QPS-5, quadro-pulse stimulation at 5 ms interval; Anodal, anodal transcranial direct current stimulation；PAS25, paired associative stimulation at 25 ms interval; iTBS, intermittent theta burst stimulation）と報告者名および被験者数．原著ではいずれの報告も有意に MEP が増大すると報告されているが，多数例での検討では，MEP 増大を示す被験者は 43〜86% とばらつきがあり，MEP がむしろ抑制される被験者も多く存在する．

象とするものに限らず多数ある．ところが近年，NIBS による可塑性誘導は，正常者においても非常に大きな反応のばらつき（個人差）があることが明らかになった．可塑性誘導のばらつきについては，従来から正常者少数例の検討はあったものの，あまり注目されてこなかった．ところが theta burst stimulation（TBS）という広く使われている TMS による可塑性誘導方法について，52 名の正常者で個人差を検討したところ，原著通りの期待される可塑性は約 50% での被験者にしか誘導できなかった（Hamada *et al.*, 2013）．このような個人差は TBS に限らず，PAS，tDCS，quadropulse stimulation（QPS）などその他の NIBS 全般の可塑性誘導プロトコールで明らかになっている（Huang *et al.*, 2017; 図 7.2）．このばらつきの要因として，年齢，コルチゾールレベル，遺伝子多型，日々の活動性，施行直前の筋活動，皮質内神経回路の個人差などの多数の要因がありうると報告されているが，どの要

因がもっとも重要なのか？　事前に可塑性誘導を予測できるか？　という点
については，いまだに不明な点が多い．またこのようなばらつきの存在のた
め，過去に報告された疾患での TMS 指標の異常について，本当に疾患に関
連した異常であるのか？　そもそもばらつきをみているにすぎないのか？
（過去の報告は被験者数＝10 程度とサンプル数が少ないものが大半であるた
め個人差の影響は大きいはず）といった点についても，結論が出ていないの
が現状である．

7.3.6　まとめ

　臨床神経生理学的視点から，特に TMS に焦点を当てて，ジストニアで報
告されている異常を概説した．また NIBS 研究の現状の問題点についても簡
単にふれた．特に NIBS による可塑性誘導のばらつきを克服することは，ジ
ストニアの脳内身体表現異常を臨床神経生理学的に解明するためにも重要で
あると思われる．

7.4　ジストニアの脳内身体表現変容 II ——イメージングでみる

　コンピューター断層像（CT）や磁気共鳴画像（MRI）は，ジストニア診
断における器質性病変の除外，病態生理の理解や外科手術における評価など
に重要な役割を果たす．また，機能的 MRI（fMRI）や放射性トレーサーを
用いたポジトロン断層像（PET）による機能イメージングは，ジストニアの
病態解明に欠かすことができない技術になっている．ジストニアの病態に関
わる脳領域は，大脳皮質の運動関連領野と体性感覚関連領野，大脳基底核，
視床，小脳，脳幹である．これら多様な領域の病変が共通の症状を呈してく
ることから，領域間の結合あるいは複数の領域にまたがるネットワークの異
常が病態の中心である可能性も高い．特に，基底核-視床-大脳皮質ネットワ
ークおよび小脳-視床-大脳皮質ネットワークが注目されている．また，これ
らの領域は多かれ少なかれ体部位局在を持ち，運動学習とも関わりが深いこ
とから，脳内身体表現との密接な関わりが想定されている（7.1 節）．ここで
は，最近の複数のレビュー論文に基づき（Niethammer *et al.* 2011; Neychev
et al. 2011; Zoons *et al.* 2011; Lehéricy *et al.* 2013; Stoessl *et al.* 2014），ジス

トニアに伴う脳内身体表現の異常を領域別に紹介する．引用文献数の制約から，個別研究の引用は行わない．

7.4.1 大脳皮質運動・体性感覚関連領野

　ここで扱う大脳皮質運動・体性感覚関連領野には，中心前回の第一次運動野と中心後回の第一次体性感覚野以外に，上前頭回内側面の補足運動野，上・中前頭回外側面の背側運動前野，中・下前頭回外側面の腹側運動前野が含まれる．運動関連領野の器質性病変にジストニアが伴うことは稀であるが，頭頂葉脳卒中の急性期には84％でジストニアが見られるという報告は興味深い．

　Voxel-based morphometry（VBM）解析は，MRI による脳構造画像の自動分割（灰白質，白質，脳脊髄液など）により，灰白質容積などを半定量化してボクセル（3 次元処理された MRI の基本単位）ごとに比較する技術である．局所性ジストニアの VBM 解析では，第一次運動野や第一次体性感覚野の灰白質容積の増加が示されている．

　課題 fMRI・PET では，被験者がなんらかの課題を行っている間の脳血流・酸素代謝変化を測定し，課題条件間で比較する．この手法は，課題特異性ジストニアの病態を解明するために多く用いられている．一方，課題 fMRI・PET による病態研究の限界の1つは，観察された脳活動がジストニアの原因に関わるのか，あるいはジストニアの出現によって二次的に引き起こされているのかを判別することが難しいことである．また，脳活動がジストニアの原因に関わるのだとしても，ジストニアを発症する素因に関係するのか，症状と関係するのかを決めることも難しい．そのためか，運動課題を用いた多くの fMRI・PET 研究が報告されているものの，必ずしも研究間で結果が一致するわけではない．課題中にジストニア症状が出現した場合，多くの研究では第一次運動野・体性感覚野は過剰活動を示している．一方，ジストニア症状に直接関わりのない運動課題を課した場合，第一次運動野・体性感覚野は活動の低下を示すことがある．

　運動課題 fMRI・PET の解釈上の複雑な問題を解決する1つのアプローチとして，口笛課題による脳活動を，眼瞼痙攣群と Meige 症候群（7.1.1 項を参照）の間で比較した研究がある．どちらも顔面上部には症状があるが，顔

面下部の症状は Meige 症候群にしかない．結果，どちらの群も両側の第一次体性感覚野と補足運動野後部の過剰活動を示したが，Meige 症候群だけが第一次運動野の顔面下部領域と腹側運動前野の活動低下を示した．つまり，ジストニアの素因は運動・体性感覚関連領野の過剰活動と関係し，症状のある身体部位に相当する運動・体性感覚関連領野は活動の低下を示すのかもしれない．

　感覚トリック（体性感覚刺激がジストニア症状を改善させる現象）など体性感覚入力がジストニア症状に及ぼす影響については，興味深い点が多い．この点については，体性感覚を用いた課題 fMRI から興味深い知見が得られている．異なる指に与えた振動刺激の分別を行わせると，書痙患者では異なる指刺激による脳活動領域のオーバラップが見られ，体性感覚表象の異常が示唆される．

7.4.2　大脳基底核

　大脳基底核はジストニアの病態に深く関わる．一側の大脳基底核病変により半身性ジストニアが生じることは 1985 年の Marsden らの報告以来よく知られている．MRI 構造画像の VBM 解析は，種々の局所性ジストニアにおける両側被殻の灰白質容積の変化を示している．その多くでは，被殻灰白質容積は増加している．また，PET による局所性ジストニアの安静時グルコース代謝の検討でも，被殻の代謝亢進を示す報告が多い．被殻のグルコース代謝亢進は，後述するネットワーク異常に見られる遺伝性ジストニアにおける代謝異常パターンとも一致する．

　種々の課題を用いた fMRI の報告も多くある．課題中の基底核活動は亢進あるいは正常という報告が多いが，低下という報告も存在する．

　PET あるいはシングルフォトン断層像（SPECT）によるドーパミン作動性神経の評価でもジストニアにおける基底核異常を示す報告がある．シナプス前神経端末の評価であるドーパミントランスポーターは正常と報告されている．ドーパミン D2/3 受容体検討では，局所性ジストニア症状と反対側の D2/3 受容体が増加しているという報告と，両側で低下しているという報告が混在している．ドーパ反応性ジストニア（DYT5）では，ドーパミン D2/3 受容体が増加していると報告されている．

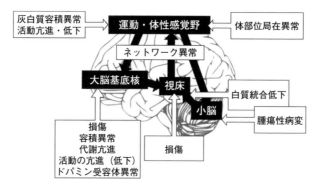

図 7.3　ジストニアの病態モデル

イメージングにより，運動・体性感覚野，大脳基底核，小脳，視床およびこれらの領域を結ぶネットワークのさまざまな異常が示されている．これらすべての領域はさまざまな程度の体部位局在を持つことから，ジストニアは脳内身体表現の異常に伴う疾患である可能性が高い．

7.4.3　小脳

つい最近まで，小脳はジストニアの責任病変とは考えられていなかったが，近年，小脳とジストニアの病態を結びつけるイメージング研究の報告が増えている．ただし，腫瘍など小脳の局在病変に伴ってジストニアが発症し，腫瘍の切除で症状が消失することがあることは以前から知られていた．DTY1 または DYT6 遺伝子変異の保有者では，上小脳脚付近に白質統合の低下が見られる．さらに症状の有無にかかわらず，小脳-視床-運動野の結合性が低下していることが，拡散強調 MRI によるトラクトグラフィーを用いて示されている．そして，この回路の結合性の低下の程度は，運動関連皮質の過剰活動の程度と相関する．この結果は，小脳-視床-運動野の結合性の異常と運動関連皮質の脱抑制が関連することを示唆する．

7.4.4　視床

視床病変に伴うジストニアは，視床内の損傷部位によって症状が異なることが示唆されている．基底核からの入力を受ける部位の損傷は捻転性の要素が強く，小脳からの入力を受ける部位は振戦（dystonic tremor）やミオクローヌスの要素が強い．

7.4.5　脳幹・脊髄

　脳幹病変により頭頸部のジストニアを生じることが報告されている．黒質から線条体へのドーパミン作動性神経の投射の障害と小脳遠心路の障害のいずれかが病態として想定されている．また脊髄病変により頸部ジストニアが生じることが報告されている．

7.4.6　神経ネットワークの異常

　安静時糖代謝 PET 画像の主成分分析により，遺伝性ジストニアのネットワーク異常が報告されている．DYT1 のキャリアでは，被殻後部から淡蒼球，小脳，補足運動野の代謝亢進パターンが見出されている．一方，DYT6 のキャリアでは，被殻後部，小脳，脳幹上部から視床にかけての糖代謝低下パターンが示されている．また，課題時脳血流を PET で測定した研究においてもネットワーク異常が示されている．まず，健常者のリーチング課題中の脳血流データの解析から運動関連ネットワークを抽出し，その活動スコアを算出する．そして，運動を伴わない視聴覚課題中の運動関連ネットワークの活動スコアを，症状を有する DYT1 キャリア，症状を有さない DYT1 キャリア，症状を有する DYT6 キャリア，特発性ジストニアと健常対照群の間で比較したところ，活動スコアはいずれの患者群においても健常対照群よりも有意に大きな値をとった．この結果は，運動関連ネットワークの脱抑制がジストニアの素因と関わることを示す．

　古典的には，基底核と小脳は運動野と独立した回路を形成すると考えられてきた．しかし，基底核と小脳には視床を介した直接の連絡があることが明らかになっている（Hoshi *et al.*, 2005）．基底核と小脳それぞれにジストニアの病態との関連を示す証拠が積み重なってきていることから，基底核と小脳が形成する神経回路の接続点に発生する異常がジストニアの病態の本質ではないか，という指摘もある．

7.4.7　まとめ

　イメージング研究の進歩により，ジストニアの病態は大脳運動・体性感覚関連領野，大脳基底核，視床，小脳を結ぶネットワークの異常と関わることが明らかになってきた（図 7.3）．今後の重要な課題は，課題の反復や訓練で

発症する課題特異性ジストニアのメカニズムとこれらのネットワーク異常の関係の解明である（図 7.1）.

7.5　ボツリヌス毒素などによるジストニアの治療

局所性ジストニアの治療としては，薬物療法が長年施されてきたが，この10 年ほどでボツリヌス毒素治療の有効性が確立したため，もはや薬物療法はファーストチョイスとは考えられていない．わが国では初めてのジストニア診療ガイドラインが日本神経学会により作成され，ジストニアの日常診療における大きな指針となる．以下，治療について一般的な内容を概説する.

7.5.1　薬物療法

ジストニアに対する薬物療法は，例外を除き有効性が低く一時的に有効であったとしても効果の減弱・増量が必要になる場合が多いこと，そして副作用が問題となることから有用性は低い．ただしドーパ反応性ジストニア（DYT5）におけるレボドーパのように確実に効果が認められる場合もある．若年発症ジストニアでは最初にレボドーパを試みることを推奨する意見もある.

抗コリン作用を持つトリヘキシフェニジル治療のメタ解析では，若年（30歳未満）の分節性・全身性ジストニアに対する高用量のトリヘキシフェニジルのみ有効性が確認された（Balash and Giladi, 2004）．ほかに抗不整脈薬であるリドカインの経口誘導体のメキシチレンの大量投与が，眼瞼痙攣・痙性斜頸・全身性ジストニアに対して高い有効率を示したという報告もある（Ohara *et al.*, 1998; Lucetti *et al.*, 2000）．また近年では不眠症に用いられるGABA-A 受容体アゴニストであるゾルピデムや，新規抗てんかん薬であるレベチラセタムが有効であるという症例報告，クロザピン，テトラベナジンなども有効であったとする報告があるが，いずれも少数例での検討にとどまり，評価は定まっていない.

7.5.2　ボツリヌス毒素の筋肉注射

神経筋接合部に作用するボツリヌス毒素の筋肉注射は，ジストニアによる

過剰な筋収縮を抑える対症療法である．現在，局所性ジストニアでは第一選択である．わが国で承認されているボツリヌス毒素の適応症は片側顔面痙攣，眼瞼痙攣，痙性斜頸，上下肢痙縮だが，海外では公的な適応承認の有無にかかわらず，痙攣性発声障害を含む喉頭ジストニアや，口・下顎ジストニア，書痙を含む上肢ジストニア，下肢ジストニアなどに広く使用されている．また，広範囲のジストニアでもボツリヌス治療を行うことがある．ボツリヌス毒素を用いた治療を行うためには所定の講習を受講することで基本的な知識・技術を習得し，治療資格を得る必要があるが，実際にどのように施行するのがよいかについては，日本神経治療学会からガイドラインが発行されている（www.jsnt.gr.jp/guideline/img/botulinum.pdf，さらに米国神経学会からも2016年に治療ガイドラインが発表されているので参照されたい（Simpson *et al.*, 2016））．一方でボツリヌス毒素治療の問題は，高価であること，治療を数ヵ月単位で繰り返す必要があることである．

7.5.3　外科治療

　ボツリヌス毒素治療は有効性が高いが，効果の維持には数ヵ月ごとに治療を繰り返す必要がある．また満足のいく改善が得られないこともある．こうしたなか，脳深部刺激を中心とした定位脳手術がある種の全身性ジストニア（DYT1）に対して劇的な効果があることがわかり注目を浴びた．その後の検討では，小児期発症の一次性全身性ジストニアでは孤発性であっても高い効果が期待できるとされている．また成人発症が主体の痙性斜頸でも淡蒼球内節に対する脳深部刺激が有効である場合がある．さらに痙性斜頸では選択的末梢神経遮断術が行われることがある．書痙においては，淡蒼球内節よりも視床をターゲットとすることが一般的である．定位脳手術の方法としては，脳深部刺激を行う場合と破壊術を行う場合があるが，それぞれ利点と欠点があるため，症例ごとに慎重に適応を決定しているのが一般的である．

7.5.4　その他の治療法

　海外ではバクロフェン髄注療法（intrathecal baclofen therapy）が用いられることがある．ただしわが国では，バクロフェン髄注療法の適応は脳脊髄疾患に由来する重度の痙性麻痺であり，ジストニアに対しての適応はない．

また鍼治療や理学療法も行われているが評価は定まっていないといえる．特に理学療法については，ジストニア罹患部位の単純な筋力訓練は症状を増悪させることが多い．心理療法や認知行動療法も用いられることがある．

7.6　ジストニアのリハビリテーション

　リハビリテーションは非侵襲で副作用のリスクが低いため，ジストニア患者からのニーズは高い．しかし，即効性が低く，介入効果が小さいため，多くの場合，他の治療と複合して行われるのが現状である．これまで効果が報告されているリハビリテーションとして，CI（Constraint Induced）療法，感覚訓練や可塑性を誘導する非侵襲脳刺激法（NIBS）が挙げられる．

　CI療法は，主に手指の局所性ジストニアに対して，単一もしくは複数の指を副木や自具で固定した状態で，楽器演奏等の運動課題を繰り返し行うリハビリテーションである．その結果，ジストニアを罹患したピアニストやギタリストの手指の巧緻運動機能の改善が報告されている（Candia et al., 1999, Candia et al., 2002）．さらに，局所性ジストニアに伴う，体性感覚野の手指の機能局在の異常が，CI療法により正常化することも知られている（Candia et al., 2003）．しかし，訓練時間が長時間に及び，毎日実施する必要があるなど患者への負担が少なくないため，実際の臨床ではあまり用いられていない．

　局所性ジストニアは固有受容器の感覚機能異常を伴う（Avanzino and Fiorio, 2014）．そのため，これまでさまざまな感覚訓練が行われてきた．点字を指先で識別する感覚訓練を書痙患者が数週間に亘り行った結果，書字動作における運動機能異常の改善や触覚の空間弁別知覚能力の改善が認められた（Zeuner et al., 2002）．これは感覚機能の向上が症状の改善と関連していることを示唆している．また，書痙患者に親指と示指の筋にランダムなタイミングで非同期の電気刺激を印可したところ，描画動作の正確性の向上と，各指の第一次運動野の体部位表現面積の縮小が認められた（Schabrun et al., 2009）．局所性ジストニアは，異なる指への同期した感覚入力を継続して印可することが発症の引き金になると考えられているため，非同期刺激の入力が感覚運動機能の異常な可塑的変化の正常化に寄与したと考えられている．さらに，局所性ジストニアを罹患したピアニストの罹患筋に80 Hz程度の振

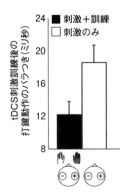

図7.4　鏡像動作中の両側運動野 tDCS による打鍵動作の改善

動刺激を印可した結果, ピアノ演奏中の打鍵タイミングの向上が認められた (Rosenkranz *et al.*, 2009). TMS による測定では, 局所性ジストニアで見られる罹患指と他の指の機能抑制(周辺抑制)の低下が, 筋への振動刺激により改善したことから, 周辺抑制の正常化が手指の巧緻運動機能の改善と関連していると考えられている.

　上肢ジストニアでは, 罹患手と対側の大脳皮質運動野の皮質内興奮・抑制の異常が見られる(7.3節). その正常化を意図して, 反復経頭蓋磁気刺激 (rTMS)や経頭蓋直流電気刺激(tDCS)を用いた研究がなされてきた. tDCS は rTMS に比べて, 安価でリスクが少ないために注目を集めており, 音楽家の局所性ジストニアや書痙に対する研究も精力的に行われている. 罹患手対側の大脳皮質運動野上に抑制性の陽極を, その対側の眼窩に促通性の陰極を置いた研究では, 音楽家の局所性ジストニア(Buttkus *et al.*, 2011) および書痙(Benninger *et al.*, 2011)のいずれにおいても, 症状は改善しなかった. しかし, tDCS の陽極を罹患手対側の運動野上に, 陰極を罹患手と同側の運動野に置いたうえで, 両手指の鏡像動作を行うリハビリテーション中に tDCS を印可すると, 手指の局所性ジストニアを罹患した音楽家の巧緻運動機能の向上が認められた(Furuya *et al.*, 2014)(図7.4). 先行研究は安静時に電気刺激を患側にのみ印可したのに対し, 当該研究は両手運動中に両側に刺激を印可したため, 機能回復が見られたと考えられる. 近年は, 両側 tDCS と感覚機能訓練を組み合わせるなど(Rosset-Llobet *et al.*, 2014), 非侵襲脳刺激と行動介入を組み合わせたニューロリハビリテーションが提案され

つつある．局所性ジストニアでは小脳の機能異常が注目されていることから，小脳に tDCS を印可した研究もあるが，いまだ一定の結果は得られていない（Sadnicka *et al.*, 2014, Bradnam *et al.*, 2015）．今後は介入による脳神経機能変化を評価することにより，当該介入の神経生理学機序を明らかにすることが，介入効果の向上に不可欠である．

参考文献

Adler, C.H., Crews D., Kahol, K., Santello, M., Noble, B. and Hentz, J.G., et al.: Are the yips a task-specific dystonia or "golfer's cramp"? *Mov Disord*, **26**(11): 1993-1996, 2011.

Albanese, A., Bhatia, K., Bressman, S.B., Delong, M.R., Fahn, S., Fung, V.S., Hallett, M., Jankovic, J., Jinnah, H.A., Klein, C., Lang, A.E., Mink, J.W. and Teler, J.K.: Phenomenology and classification of dystonia: a consensus update. *Mov Disord*, **28**, 863-873, 2013.

Altenmüller, E., Baur, V., Hofmann, A., Lim, V.K. and Jabusch, H.C.: Musician's cramp as manifestation of maladaptive brain plasticity: arguments from instrumental differences. *Ann NY Acad Sci*, **1252**, 259-265, 2012.

Avanzino, L. and Fiorio, M.: Proprioceptive dysfunction in focal dystonia: from experimental evidence to rehabilitation strategies. *Frontiers in human neuroscience*, **8**, 1000, 2014.

Balash, Y. and Giladi, N.: Efficacy of pharmacological treatment of dystonia: evidence-based review including metaanalysis of the effect of botulinum toxin and other cure options. *Eur J Neurol*, **11**, 361-370, 2004.

Benninger, D.H., Lomarev, M., Lopez, G., Pal, N., Luckenbaugh, D.A. and Hallett, M.: Transcranial direct current stimulation for the treatment of focal hand dystonia. *Mov Disord*, **26**(9): 1698-1702, 2011.

Berardelli, A., Abbruzzese, G., Chen, R., Orth, M., Ridding, M.C., Stinear, C., Suppa, A., Trompetto, C. and Thompson, P.D.: Consensus paper on short-interval intracortical inhibition and other transcranial magnetic stimulation intracortical paradigms in movement disorders. *Brain Stimul*, **1**(3): 183-191. 2008.

Bradnam, L.V., Graetz, L.J., McDonnell, M.N. and Ridding, M.C.: Anodal transcranial direct current stimulation to the cerebellum improves handwriting and cyclic drawing kinematics in focal hand dystonia. *Frontiers in human neuroscience*, **9**, 286, 2015.

Buttkus, F., Baur, V., Jabusch, H.C., de la Cruz Gomez-Pellin M., Paulus, W., Nitsche, M.A. et al.: Single-session tDCS-supported retraining does not improve fine motor control in musician's dystonia. *Restor Neurol Neurosci*, **29**(2), 85-90, 2011.

Candia, V., Elbert, T., Altenmuller, E., Rau, H., Schafer, T. and Taub, E.: Constraint-induced movement therapy for focal hand dystonia in musicians. *Lancet*, **353**(9146), 42. 1999.

Candia, V., Schafer, T., Taub, E., Rau, H., Altenmuller, E. and Rockstroh, B. et al.: Sensory motor retuning: a behavioral treatment for focal hand dystonia of pianists and guitarists. *Arch Phys Med Rehabil*, **83**(10): 1342-1348, 2002.

Candia, V., Wienbruch, C., Elbert, T., Rockstroh, B. and Ray, W.: Effective behavioral treatment of focal hand dystonia in musicians alters somatosensory cortical organization. *Proc Natl Acad Sci USA*, **100**(13): 7942-7946, 2003.

Cohen, L.G. and Hallett, M.: Hand cramps: clinical features and electromyographic patterns in a focal dystonia. *Neurology*, **38**(7): 1005-1012, 1988.

Curra, A., Agostino, R., Dinapoli, L., Bagnato, S., Manfredi, M. and Berardelli, A.: Impairment of individual finger movements in patients with hand dystonia. *Mov Disord*, **19**(11), 1351-1357, 2004.

Furuya, S. and Hanakawa, T.: A curse of motor expertise: focal task-specific dystonia as manifestation of maladaptive changes in body representations. *Neurosci Res*, **104**, 112-119, 2016.

Furuya, S. and Altenmüller, E.: Finger-specific loss of independent control of movements in musicians with focal dystonia. *Neuroscience*, **247C**, 152-163, 2013a.

Furuya, S. and Altenmüller, E.: Flexibility of movement organization in piano performance. *Frontiers in human neuroscience*, **7**, 173, 2013b.

Furuya, S. and Hanakawa, T.: The curse of motor expertise: Use-dependent focal dystonia as a manifestation of maladaptive changes in body representation. *Neurosci Res*, **104**, 112-119, 2016.

Furuya, S., Nitsche, M.A., Paulus, W. and Altenmüller, E.: Surmounting retraining limits in musicians' dystonia by transcranial stimulation. *Ann Neurol.*, **75**(5), 700-707, 2014.

Furuya, S., Tominaga, K., Miyazaki, F. and Altenmüller, E.: Losing dexterity: patterns of impaired coordination of finger movements in musician's dystonia. *Scientific Reports*, **5**, 13360, 2015.

Furuya, S., Uehara, K., Sakamoto, T. and Hanakawa, T.: Aberrant cortical excitability reflects the loss of hand dexterity in musician's dystonia. *J Physiol*, 2018 doi: 10.1113/JP275813. [Epub ahead of print]

Hamada, M., Murase, N., Hasan, A., Balaratnam, M. and Rothwell, J.C.: The role of interneuron networks in driving human motor cortical plasticity. *Cereb Cortex*, **23**(7), 1593-1605, 2013.

Hanajima, R., Okabe, S., Terao, Y., Furubayashi, T., Arai, N., Inomata-Terada, S., Hamada, M., Yugeta, A. and Ugawa, Y.: Difference in intracortical inhibition of the motor cortex between cortical myoclonus and focal hand dystonia. *Clin Neurophysiol*, **119**(6), 1400-1407, 2008.

Hoshi, E., Tremblay, L., Féger, J., Carras, P.L. and Strick, P.L: The cerebellum communicates with the basal ganglia. *Nat Neurosci*, **8**(11), 1491-1493, 2005.

Huang, Y.Z., Lu, M.K., Antal, A., Classen, J., Nitsche, M., Ziemann, U., Ridding, M., Hamada, M., Ugawa, Y., Jaberzadeh, S., Suppa, A., Paulus, W. and Rothwell, J.: Plasticity induced by non-invasive transcranial brain stimulation: A position paper. *Clin Neurophysiol*, **128**(11), 2318-2329, 2017.

Iltis, P.W., Frahm, J., Voit, D., Joseph, A., Schoonderwaldt, E. and Altenmuller, E.: Divergent oral cavity motor strategies between healthy elite and dystonic horn players. *Journal of clinical movement disorders*, **2**, 15, 2015.

Ioannou, C.I., Furuya, S. and Altenmuller, E.: The impact of stress on motor performance in skilled musicians suffering from focal dystonia: Physiological and psychological characteristics. *Neuropsychologia*, **85**, 226-236, 2016.

Jabusch, H.C., Vauth, H. and Altenmüller, E.: Quantification of focal dystonia in pianists using scale analysis. *Mov Disord*, **19**(2), 171-180, 2004.

Lee, A., Furuya, S., Morise, M., Iltis, P. and Altenmuller, E.: Quantification of instability of tone production in embouchure dystonia. *Parkinsonism & related disorders*, **20**(11), 1161-1164, 2014a.

Lee, A., Tominaga, K., Furuya, S., Miyazaki, F. and Altenmuller, E.: Coherence of coactivation and acceleration in task-specific primary bowing tremor. *Journal of neural transmission*, **121**(7), 739-742, 2014b.

Lehéricy, S., Tijssen, M.A., Vidailhet, M., Kaji, R. and Meunier, S.: The anatomical basis of dystonia: current view using neuroimaging. *Mov Disord*, **28**(7): 944-957, 2013.

Lucetti, C., Nuti, A. and Gambaccini, G. et al.: Mexiletine in the treatment of torticollis and generalized dystonia. *Clin Neuropharmacol*, **23**, 186-189, 2000.

Neychev, V.K., Gross, R.E., Lehéricy, S., Hess, E.J., Jinnah, H.A.: The functional neuroanatomy of dystonia. *Neurobiol Dis*, **42**(2), 185-201, 2011.

Niethammer, M., Carbon, M., Argyelan, M. and Eidelberg, D.: Hereditary dystonia as a neurodevelopmental circuit disorder: Evidence from neuroimaging. *Neurobiol Dis* **42**(2), 202-209, 2011.

Nowak, D.A., Rosenkranz, K., Topka, H. and Rothwell, J.: Disturbances of grip force behaviour in focal hand dystonia: evidence for a generalised impairment of sensory-motor integration? *J Neurol Neurosurg Psychiatry*, **76**(7), 953-959, 2005.

Ohara, S., Hayashi, R. and Momoi, H. et al.: Mexiletine in the treatment of spasmodic torticollis. *Mov Disord*, **13**: 934-940, 1998.

大澤美貴雄・目崎高広・宮城　愛・梶　龍兒・中村雄作：日本神経治療学会治療指針作成委員会 日本神経治療学会　標準的神経治療　ボツリヌス治療. 神経治療学, **30**(4), 471-494, 2013.

Prodoehl, J., MacKinnon, C.D., Comella, C.L. and Corcos, D.M.: Rate of force production and relaxation is impaired in patients with focal hand dystonia. *Parkinsonism & related disorders*, **12**(6), 363-371. 2006.

Quartarone, A., Bagnato, S., Rizzo, V., Siebner, H.R., Dattola, V., Scalfari, A., Morgante, F., Battaglia, F., Romano, M. and Girlanda, P.: Abnormal associative plasticity of the human motor cortex in writer's cramp. *Brain*, **126**(Pt 12), 2586-2596, 2003.

Rosenkranz, K., Butler, K., Williamon, A. and Rothwell, J.C.: Regaining motor control in musician's dystonia by restoring sensorimotor organization. *J Neurosci*, **29**(46), 14627-14636, 2009.

Rosset-Llobet, J., Fabregas-Molas, S. and Pascual-Leone, A.: Transcranial direct current stimulation improves neurorehabilitation of task-specific dystonia: a pilot study. *Med Probl Perform Art*, **29**(1), 16-18, 2014.

Sadnicka, A., Hamada, M., Bhatia, K.P., Rothwell, J.C. and Edwards, M.J.: Cerebellar stimulation fails to modulate motor cortex plasticity in writing dystonia. *Mov Disord*, **29**(10),

1304-1307, 2014.

Schabrun, S.M., Stinear, C.M., Byblow, W.D. and Ridding, M.C.: Normalizing motor cortex representations in focal hand dystonia. *Cereb Cortex*, **19**(9), 1968-1977, 2009.

Simpson, D.M., Hallett, M., Ashman, E.J., Comella, C.L., Green, M.W., Gronseth, G.S., Armstrong, M.J., Gloss, D., Potrebic, S., Jankovic, J., Karp, B.P., Naumann, M., So, Y.T. and Yablon, S.A.: Practice guideline update summary: Botulinum neurotoxin for the treatment of blepharospasm, cervical dystonia, adult spasticity, and headache: Report of the Guideline Development Subcommittee of the American Academy of Neurology. *Neurology*, **86**(19), 1818-1826, 2016.

Stoessl, A.J., Lehéricy, S. and Strafella, A.P.: Imaging insights into basal ganglia function, Parkinson's disease, and dystonia. *Lancet*, **384**(9942), 532-544, 2014.

Tamura, Y., Ueki, Y., Lin, P., Vorbach, S., Mima, T., Kakigi, R. and Hallett, M.: Disordered plasticity in the primary somatosensory cortex in focal hand dystonia. *Brain*, **132**(Pt 3), 749-755, 2009.

Zeuner, K.E., Bara-Jimenez, W., Noguchi, P.S., Goldstein, S.R., Dambrosia, J.M. and Hallett, M.: Sensory training for patients with focal hand dystonia. *Ann Neurol.*, **51**(5): 593-598, 2002.

Zeuner, K.E., Peller, M., Knutzen, A., Holler, I., Munchau, A. and Hallett, M., et al.: How to assess motor impairment in writer's cramp. *Mov Disord*, **22**(8), 1102-1109, 2007.

Zoons, E., Booij, J., Nederveen, A.J., Dijk, J.M. and Tijssen, M.A. : Structural, functional and molecular imaging of the brain in primary focal dystonia--a review. *Neuroimage*, **56**(3): 1011-1020, 2011.

索 引

244   索 引

執筆者および分担一覧

編者

太田　順	東京大学人工物工学研究センター教授	序章
内藤栄一	情報通信研究機構脳情報通信融合研究センター	2.1, 2.4〜2.6 節
芳賀信彦	東京大学大学院医学系研究科	第 1 章

執筆者（五十音順）

青井伸也	京都大学大学院工学研究科講師	4.3 節
井澤　淳	筑波大学システム情報系准教授	3.1, 6.4 節
大脇　大	東北大学大学院工学研究科助教	5.2 節
関　和彦	国立精神・神経医療研究センター神経研究所部長	2.2, 2.3 節
高草木薫	旭川医科大学医学部脳機能医工学研究センター教授	4.1 節
千葉龍介	旭川医科大学医学部脳機能医工学研究センター准教授	4.2 節
花川　隆	国立精神・神経医療研究センター先進脳画像研究部長	7.1, 7.4 節
濱田　雅	東京大学医学部附属病院助教	7.3, 7.5 節
肥後範行	産業技術総合研究所人間情報研究部門	6.1〜6.3 節
舩戸徹郎	電気通信大学大学院情報理工学研究科准教授	3.2, 5.3 節
古屋晋一	ソニーコンピュータサイエンス研究所リサーチャー	7.2, 7.6 節
村田　弓	産業技術総合研究所人間情報研究部門	6.1〜6.3 節
四津有人	茨城県立医療大学医科学センター准教授	5.1 節

編者紹介

太田　順
東京大学人工物工学研究センター教授，博士（工学）
1987 年東京大学工学部卒業，東京大学大学院工学系研究科准教授などを経て，現職．
著書『人工物工学入門』（共編，東京大学出版会，2015）など

内藤栄一
情報通信研究機構脳情報通信融合研究センター研究マネージャー，大阪大学大学院生命機能研究科招へい教授，博士（人間・環境学）
1991 年京都大学教育学部卒業，京都大学大学院人間・環境学研究科助手などを経て，現職．
著書『最新運動と脳 改訂版』（共著，サイエンス社，2010）など

芳賀信彦
東京大学大学院医学系研究科教授，博士（医学）
1987 年東京大学医学部卒業，1994 年静岡県立こども病院整形外科科長などを経て，現職．
著書：『臨床につながる整形外科学』（編集，医歯薬出版，2016）など

身体性システムとリハビリテーションの科学1
運動制御

2018 年 11 月 15 日　初　版

［検印廃止］

編　者　太田　順・内藤栄一・芳賀信彦
　　　　おおた　じゅん　ないとうえいいち　は が のぶひこ

発行所　一般財団法人　東京大学出版会

代表者　吉見俊哉
153-0041 東京都目黒区駒場4-5-29
http://www.utp.or.jp/
電話 03-6407-1069　Fax 03-6407-1991
振替 00160-6-59964

組　版　有限会社プログレス
印刷所　株式会社ヒライ
製本所　牧製本印刷株式会社

©2018 Jun Ota, *et al.*
ISBN 978-4-13-064401-3　Printed in Japan

目でみる脳卒中リハビリテーション
　　　　　　　　　　　　　　　　上田　敏　著/A4変型判/80頁/3,400円
目でみるリハビリテーション医学［第2版］
　　　　　　　　　　　　　　　　上田　敏　著/A4変型判/116頁/3,800円

シリーズ脳科学　［全6巻］　甘利俊一　監修

　1　脳の計算論　　　　　　　　　　深井朋樹　編/A5判/288頁/3,600円

　2　認識と行動の脳科学　　　　　　田中啓治　編/A5判/288頁/3,200円

　3　言語と思考を生む脳　　　　　　入來篤史　編/A5判/232頁/3,200円

　4　脳の発生と発達　　　　　　　　岡本　仁　編/A5判/288頁/3,200円

　5　分子・細胞・シナプスからみる脳
　　　　　　　　　　　　　　　　古市貞一　編/A5判/304頁/3,200円

　6　精神の脳科学　　　　　　　　　加藤忠史　編/A5判/296頁/3,200円

　　　　　　　　ここに表示された価格は本体価格です．御購入の
　　　　　　　　際には消費税が加算されますので御了承下さい．